白袍之下

原 著 [英] Clare Gerada

合 著 [英] Zaid Al-Najjar

主 审 尹 梅

主 译 瞿 平 董国忠

医生心灵的
观察与照护

科学普及出版社
·北京·

图书在版编目（CIP）数据

白袍之下：医生心灵的观察与照护 /（英）克莱尔·杰拉达 (Clare Gerada),（英）扎迪·纳吉尔 (Zaid Al-Najjar) 原著；瞿平，董国忠主译 . — 北京：科学普及出版社，2023.9

书名原文：BENEATH THE WHITE COAT：Doctors, Their Minds and Mental Health

ISBN 978-7-110-10568-9

Ⅰ . ①白… Ⅱ . ①克… ②扎… ③瞿… ④董… Ⅲ . ①医药卫生人员—职业安全卫生—研究 Ⅳ . ① R192

中国国家版本馆 CIP 数据核字 (2023) 第 051501 号

著作权合同登记号：01-2022-6674

策划编辑	宗俊琳　郭仕薪
责任编辑	延　锦
文字编辑	弥子雯
装帧设计	佳木水轩
责任印制	李晓霖

出　　版	科学普及出版社
发　　行	中国科学技术出版社有限公司发行部
地　　址	北京市海淀区中关村南大街 16 号
邮　　编	100081
发行电话	010-62173865
传　　真	010-62179148
网　　址	http://www.cspbooks.com.cn

开　　本	710mm×1000mm　1/16
字　　数	323 千字
印　　张	24
版　　次	2023 年 9 月第 1 版
印　　次	2023 年 9 月第 1 次印刷
印　　刷	北京盛通印刷股份有限公司
书　　号	ISBN 978-7-110-10568-9/R·903
定　　价	118.00 元

版权声明

译者名单

主　审　尹　梅

主　译　瞿　平　　董国忠

副主译　孙志楠　　曲丽娟　　李继光　　吴锦辉

译　者（以姓氏汉语拼音为序）

董春早　　董国忠　　胡博越　　李继光

曲丽娟　　瞿　平　　孙志楠　　王　彧

王子颖慧　吴锦辉

内容提要

　　我们很难想象，患者的生死有时会掌握在"精神病人"的手里，但根据相关机构的调查研究，不少救人的医生，自己就有精神心理疾病。工作强度大、肩负重任，导致他们 24 小时处于紧张或焦虑状态，久而久之自然容易罹患精神疾病。

　　本书对当前医护人员的常见心理问题进行了全面深入的探讨，旁征博引，立足于大量真实案例的分析和讲述，并提出了实际有效的解决方案，便于医护人员自我诊疗。

　　如今，医护人员面临的压力来源越来越广，压力程度日趋增长。究其根源，既有重要的外部因素，包括医院工作环境复杂、情境变化剧烈、社会舆论影响等，也有关键的内部因素，如导致负面情绪的驱动因素、对患者痛苦的共情和被迫做出的牺牲等。

　　为此，需要政策制定者、医院管理者、媒体及社会各界共同关注，在各方支持下，营造健康良好的医院环境，帮助医护人员顺利成长。此外，还要引导医生学会识别自身的心理问题，并主动寻求帮助和引导。

　　本书可作为医学生、医生、护士和其他相关从业者的实用专业指南，对普通读者来说亦是一部带有温度的医学人文读物。

中文版序

医学令人向往，从医之路却是既阻且长。

救死扶伤是每位白袍医者的天职，这要求他们在患者面前必须保持冷静和理智。但不可忽略的是他们首先也是一群普通人。一直以来，医生都是高压群体：门诊、手术、病历；考核、职称、值班、科研、收入、个人福祉、医患矛盾……这万千琐事中的任何一件都可能令他们脆弱疲惫的神经瞬间崩断。因为职业的特殊性，医生的心理非常容易受到干扰和伤害。医生的精神健康，从来都不只是"个人调节"的问题，而更多是与机构、行业及社会问题同源。

据《中国国民心理健康发展报告》一书统计，有 27.7% 的医务工作者可能存在抑郁倾向，其中有超过 10% 的医生存在较高的抑郁风险。但在现实中，这个高风险群体却常常处于"隐身"状态。我的一位大学同学就身处这一风险群体，她常常利用自己的医学专业背景悄悄地"为自己治疗"。她不想也不敢让医院的领导和同事知道自己的"病情"，害怕同事们用异样的眼光看待自己，担心领导会降低对她专业能力的评价——对她而言，那将导致她失去晋升的机会和发展的平台。

当我第一次读到英国执业医师健康服务项目医疗部主任克莱尔·杰拉达主编的 *BENEATH THE WHITE COAT: Doctors, Their Minds and Mental Health* 时，立刻被书中描述的故事所吸引。无论是作者超乎寻常的构思，还是她为完成作品访谈数千名患病医生的经历，都让我震撼不已；这些故事仿佛就发生在我们熟悉的某家医院、某个科室、某位医生的身上。医者时时在患者的生死旋转门里领悟生命无常，如若没有对生命的敬畏，又如何能践行救死扶伤的职业之责？杰拉达在情感表达上，惜墨如金，往往只有一两句话。这或许是出于作者严谨的职业表达习惯，但她 40 年来对待行医、对待患者的敬畏之心，足以令人感叹到其职业素养的颇丰造诣，这让我对她充满了敬意。

医生的精神健康是个普世问题，书中所展现的每一个故事，都是医生们的亲身经历，而故事中的主角在医疗工作中所遇到的问题，可能就是我们曾经经历过或正在体验的困局，阅读这本书，我们将能聆听到医生群体心灵深处的真实声音。

哈尔滨医科大学图书馆馆长
哈尔滨医科大学人文社会科学学院院长 尹　梅

译者前言

　　本书原版由劳特利奇（Routledge）出版社于 2021 年出版。全书共分四篇 27 章，围绕着为罹患精神疾病的医生提供心理健康服务这一主题，各章自成体系，从医生的养成、医生和他们的疾病、当医生成为患者、违规行为等方面阐述了医生的成长过程和让他们面临更高精神疾病风险的潜在因素，描述了医生所患疾病的类型和表现，探讨了患病医生作为特殊群体是如何接受治疗以及很难接受帮助的原因，揭示了医生在面对投诉时所要遵守的规则与对监管流程的理解等。

　　翻译这样一部著作，对译者来说是一个不小的挑战。公共卫生事件频发时常挑动着我们的神经，但想到千千万万的医者正为了打赢这场无声的战役而拼尽全力，我们也应倍加努力，让更多的人了解这些为芸芸众生倾注所有的守卫者的故事，为他们带去一份慰藉与温暖。

　　衷心感谢出版社编辑们的辛勤工作。正是他们的积极推进，才让本书顺利与广大读者见面。

瞿　平　董国忠

原书前言

怀着一种使命感，我终于完成了本书的撰写。因为我需要试着去理解，为什么无论是在医学界还是主流媒体的报道中、会议上或学术文献的讨论中，似乎都面临着医学领域内的精神疾病危机。一项又一项的调查发现，医生群体中存在高度的职业倦怠、抑郁甚至自杀行为的倾向。许多人甚至在职业生涯刚刚开始时就想着离开，还有许多人在正式退休的前几年就将听诊器束之高阁，不再积极作为。

作为"医生的医生"，我或许比大多数人更能理解这种绝望。2008年，我获得了英国国家医疗服务体系（National Health Service）的第一个也是唯一一个为医生提供精神健康服务的项目支持。自此，我开启了为患有精神疾病的医生提供服务的重要旅程。经过多年的发展，这种服务已经从伦敦扩展到英格兰各地，每年约有 180 000 名医生来到执业医师健康服务中心，在严格保密的基础上进行咨询，并有约 3000 名医生最终接受了治疗。这个中心的成立缘于年轻的精神科医生达克莎·埃姆森（Daksha Emson）的自杀。她杀死了自己 3 个月大的孩子后自杀了。与其他患有精神疾病的医生一样，她与她所负责的患者的疾病没有区别。大多数接受咨询和诊疗的人都表现出抑郁、焦虑以及与创伤后应激障碍高度相似的症状。一些人还有物质使用障碍的问题，少数人与达克莎相近，有着双相情感障碍或其他精神疾病的问题。尽管具体比例可能有所不同，但医生最常见的病症与折磨普通人群的病症相同——抑郁和焦虑。

患病医生的不同之处在于他们如何、何时及为什么（更常见的情况是，为什么不）去接受治疗。他们经常迟到、处于危机中或酒后驾车。可悲的是，对于一些人，尤其是患有物质使用障碍的麻醉师来说，出现问题的第一个迹象便是他们意外死亡或自杀。达克莎及其女儿去世后的调查突显了医生在获得医疗照护方面（尤其是精神疾病）面临的问题。我目睹过许多人在接受他们可能需要的帮助时呈现出的羞耻感。我当然明白他们的顾虑——如果承认患有精神疾病的事实将影响他们的职业生涯。同时，他们更不愿意面对同事给自己治疗时的尴尬。

当然，医生们很难接受帮助还存在其他原因，如医生所接受的专业训练、他们的社会角色、医学界不成文的职业潜规则，特别是医生不应该有身体不适的这种看法，都会增加他们患病的风险。这种情况早在他们进入医学院之前就开始了，而自身的经历让我对此有了更深的体会。不管是健康还是疾病，我的生活都与我所描写的那些人紧密联系在一起。我们拥有共同的愿景，即无论过去、现在还是未来，都对医学全身心投入。对于我和许多同事来说，成为一名医生不仅意味着我们所做的事情，更意味着我们会成为怎样的人、选择怎样的人生。

此生中，我最难忘的时刻均与医学有关。进入大学、医学院和医院，通过期末考试，被授予"医生"头衔；获得全科医师合作伙伴关系，并获得为患病医生提供精神健康服务的项目。每一天的支持、治疗、诊断、见证，以及仅仅作为一名医生，都让我感到深深的满足和谦卑。我想，也许正是这种对医学的认同感使我很难成为一名患者——真正地或象征性地拿走我的外科手术服和听诊器，并换上病号服。医生应该把患者放在第一位，为了患者的需要牺牲自己的需要，让患者成为他们首先关心的对象。生活中，没有人愿意生病。但对医生而言，问题在于他们不舒服的时候也会去上班，而不是请假。我的经历也证明了的确如此。在我经历医患角色互换时，我遭遇了来自个人、职业和机构的羞耻感。虽然因自行车被撞倒引发脚部骨折，但我还是选择去上班。尽管很痛，我还是完成了夜间出诊，完全没想过自己可以申请早点回家。哪怕在我的职业生涯中不可避免地遇到心理健康问题时，我也一直回避他人的治疗与帮助；宁愿默默忍受，也不愿接受自己像患者那样脆弱。社会将医生置于至高无上的地位，而医学文化也强化了这种拔高之态。另外，传统的"生物－医学"医患关系模式也将医生置于一种权威和无所不知的地位。因此，包括我在内的一些医生认为自己是不可战胜的"超人"的心态不足为奇。值得欣慰的是，现在这种情况正在改变。相较于前辈，新一代的医生对于自己的弱点有着更全面和清醒的认识。

长期以来，医生们都过得并不快乐。书中我引用了 20 世纪初一位俄罗斯医生对自己的描述。他觉得自己的工作令人无法忍受，并谈到在公立医院工作对他和同事的精神健康造成了损害（自己负责的患者中有10% 的人死亡）。无论以往还是当下，让医生不快乐的主要情感原因是羞耻感和遭受的污名，显然他们的精神是脆弱的，亟须帮助。然而，我终究是普通人。多年来的经历，让我逐渐从权威的、强势的医生变成了为脆弱的患者。对于大多数医生来说，这是一个巨大的转变，我从个人和专业的角度讨论过。我希望通过我建立的服务项目，使这种发生在医生身上的转变更为容易。我的服务能够感受到医生在试图成为患者时所面临的源于自我施加的障碍；一些是由于人们不希望表现出弱点的文化心理导致的，另一些是因为所受职业监管中存在的问题带来的。专门为医生量身定制的精神健康服务少之又少；但如果有，就能确保罹患精神疾病的医生获得显著的疗效。同时，我将我的服务与处于观察期的北美模式进行比较，并提供了数据分析的结果。

即使在医学界，也有一些人比其他人更痛苦。尽管存在研究匮乏和标准不明确等不足（这些不足使得进行任何有意义的比较都可能造成更大的麻烦），我仍然试图通过比较不同专业的数据及其风险获得有用的信息，并根据我现在照护的 11 000 多名不同专业医生的经验提出了自己的观点。

在书中，我用一章专门探讨了在海外取得住院医师资格的同行（国际医学毕业生）所面临的问题。这些医生与我的父亲一样，来这里寻找新鲜感，寻求更好的生活，为他们所在的国家做出贡献，并且绝大多数人能够发展得很好。但我们也知道，他们当中有相当一部分人会受到歧视，并且以超过平均线的比例成为监管和就业制裁的对象。

医学生的精神疾病发病率一直很高。既然本书是关于医生的，如果不包含关于未来职业为医生的人群，就会留下很大的空白。

多年来，我还照护过违反职业规范的医生。当然，患有精神疾病的医生与受到监管或纪律管制的医生之间存在明显的重叠。在我服务的医生中，约有 10% 受到监管，主要分为两大类：一是酗酒或吸毒；二是有酒后驾车的违法行为，或在工作中偷药被抓，或因不当行为引起监管机构的注意而寻求帮助。我看到很多医生在被教育的过程中，因接受长时间的纪律管制而变得抑郁。更加不幸的是，对于那些接到投诉的医生来说，自杀成为一种如影随形的风险。但令人意想不到的是，很少有医生了解医学总会的任何信息，所以我在书中加入了关于监管流程基本知识的内容，还提供了如何有效应对调查的实用建议。

过去几十年来，我的经历印证了绝大多数医生不仅需要在工作中生存，而且更需要成长和发展。我充分利用自身的内在资源，即有意识的应对和无意识的自我防御机制。这可能与"心理弹性"有关，这种能力是一个复杂的概念，并被越来越多地用来指责个人"没有应对"的能力，而非指责医疗体系的不安全性。

虽然本书主要是为医生而写，但我希望所涉及的主题能够适用于整个医疗行业中的任何群体，比如心理医生、护士、治疗师和社会工作者。因为许多问题都具有一致性——害怕承认自己的脆弱、成为职业监管的对象、缺乏对个人隐私的保护。而我，希望无论你在哪个医疗专业或领域工作，都能从书中获益。

本书的版税将捐赠给"患难医生"（Doctors in Distress，网址：https://doctors-in-distress.org.uk/about-us/）这一注册慈善机构［慈善机构注册号：*England & Wales (1184953) Scotland (SC049715)*］，旨在支持所有医学相关专业人员，以期减少他们因精神疾病带来的羞愧和无助，防止那些全心照护患者的人堕入无尽的黑暗，给予那些用技能、坚守、热情守护我们生命健康的人无尽的爱与希望。

—— Clare Gerada

（王彧　译）

致　谢

　　本书的写作过程令我感受到前所未有的乐趣，因为它让我回顾反思了 10 多年前开启的执业医师健康服务事业。此前我从未考虑过为医疗从业者提供心理健康服务，但考虑到我在心理健康、医疗法律和照护吸毒者方面做过的工作，我认为这非常值得尝试。在参加了一次规模很大的相关面试之后，我一度认为自己不可能获得这份为医疗从业者提供心理健康服务的允诺，于是我删除了电脑上所有有关执业医师健康计划的资料。庆幸的是，我的上述悲观预测并没有变成现实。因此，我要感谢罗斯玛丽·菲尔德（Rosemary Field）和阿拉斯泰尔·斯科特兰（Alastair Scotland）等肩负着领导这项服务艰巨任务的人。露西·华纳（Lucy Warner）和简·布莱克（Jane Black）从项目最初几周紧张的动员工作开始便参与进来，没有他们的工作，一切都难以顺利开展。我还要感谢投身于这项事业中的 200 多名员工，他们践行着简·布莱克所呼吁的"初心"，即一种真正关心患者、铭记他们需求并把他们放在首位的信念。

　　当然，在写作本书时，我还与数千名参加过这项服务的医生取得了联系。感谢所有有勇气和信心站出来寻求帮助的人，感谢患者小组给予的帮助和指导，感谢丧亲小组成员给予的智慧——你们是非常了不起的一群人，即使在极度悲痛的时候，你们也依然愿意向他人伸出援助之手。

　　感谢莫里斯·尼特桑（Morris Nitsun）多年来对我的大力支持；感谢我的儿子亚历克斯（Alex）和本（Ben）的耐心和爱；感谢 35 年来风雨陪伴的爱人西蒙·韦塞利（Simon Wessely），他坚如磐石的爱给了我无尽的鼓励和灵感。

（王彧　译）

目　录

第二篇　医生和他们的疾病

第四篇　违规行为

第一篇

医生的养成

工作量攀升，收入缩减

竞争的环境

疲劳

职业焦虑

疏离感

睡眠不足

长时间工作

考试繁多

偿还助学贷款

自主性弱化

值班频繁

医疗商品化

行业规则和要求愈发严苛

第 1 章　医生角色与医疗行业

Clare Gerada　著　　孙志楠　译

> 请接受我的辞呈。我不想加入任何社团，不想成为其成员。
>
> —— 喜剧演员格劳乔·马克斯（Groucho Marx）

要成为一名医生不仅需要学习大量疾病诊疗知识，还必须要学习沿袭数千年的职业规则、习俗和惯例。入学伊始，医学生就必须了解这些规则，唯有如此，才能成为所选择的群体或团队中的一员，这一群体即为"医疗行业"。学习的方式不囿于正式的讲座、查房或导师授课，在这些学习方式之外，也存在非正式的、隐性的、不成文的课程。学校要求学生注意言行举止和着装规范；重要的是，还要学习并接受无私奉献这一原则。学生在很大程度上对其浑然不觉，在此过程中，对于如何扮演"医生"的角色也并不知晓。

"您是做什么的？"这是人们初次见面介绍时常遇到的问题，旨在了解我们做何种工作，这对身份认同至关重要。对于医生而言，其身份是显而易见的，无论作为医生个体（医者本人）还是群体（医疗行业），将二者结合起来，就造就了一个完整意义上的专业人士——医生。医生与其职业紧密交织，即便丧失工作能力，他们仍会使用"医生"这个称呼。正如一位患者所说，"医生是一种身份，而非一项工作"。尽管这一身份有助于确保医生完成本职工作，但当医生意欲寻求帮助时，这一身份也会形成巨大的障碍。

本章旨在讨论医生个体和群体身份的形成。后续章将从各个角度对此概念加以解译，并揭示这些因素与医生工作能力及罹患精神疾病间的关系。

医生角色

医疗行业是最受尊敬、最有声望的行业之一，跨越悠久的历史和灿烂的文化，医生始终拥有较高的社会地位。尽管目前医生工作困难重重，但学生们仍然争相申请学医，努力争取入学资格。在录取之前，学生们已经被反复灌输"医生"的含义，而这将贯穿整个学习生涯。在这段时间里，学生会被打磨成为一名专业的医生。在这一过程中，会发生两个转变。第一个转变是医生的自我意识，这是他们的核心身份。"医生角色"一词最初是由北美医生罗伯特·克里茨曼（Robert Klitzman）在其著作《当医生成为患者》中使用的[1]，后来在亚历克斯·威斯利（Alex Wessely）的著作《为什么医生变成了瘾君子和患者》中将这一概念进一步延伸[2]。威斯利指出，医疗行业与医生个体的融合，就构成了一个独立的医生角色。医生角色是由多种身份构成的，这些身份随社会环境的变化而变化，并由我们生活的环境和所属的群体（家庭、工作及更广泛的文化社会群体）所决定。

例如，我之所以成为一名医生，很大程度上是缘于已故的父亲，他是一名全科医生。与 20 世纪 60 年代的许多医生一样，父亲来自异国他乡，在并不景气的英国国家医疗服务体系工作。我们家就是手术室；晚上的客厅在白天就成为候诊室；而餐厅兼作诊疗室。我学会了蹑手蹑脚上楼，从阳台上俯瞰；患儿的母亲体态丰腴，戴着帽子，怀中的婴儿啼哭不休，这一切现在回忆起来依然栩栩如生。家里每个房间都充斥着医疗用具：医学课本、专业杂志、医疗设备、病例记录，甚至还有一副完整的人体骨骼标本。在一次长途汽车旅行中，父亲讲述了他在尼日利亚的经历，使这一旅程饶有趣味。他在英国殖民地公职机构工作了很长一段时间，担任卫生官员。他在我年幼的时候，就带我去家访。作为医生的女儿，在独特视角下，我看到了贫穷、剥削和社会不公带来的影响。

尽管没有接受过正规医疗培训，我还是成了一名"准医生"，朋友们会来找我咨询健康问题。父亲作为当地小有名气的全科医生，得到了患者和当地社区的尊重，就如同对牧师的尊重一样，我也因此备受瞩目。我接触的患者越多，就越想与他们保持一定的距离，我的感受和行为都发生了变化。尽管潜意识里我把自己定义为"医生的女儿"，但是慢慢地我的个人身份开始和医生身份重合。我接电话时态度权威，不再使用本名，而是称自己为"杰拉达（Gerada）医生的女儿"。这说明了我对医生角色有了充分认知，并形成了特定的价值观。作为医生的女儿，我能够为患者保守秘密，以及遵章行事。最后，或许也是最有趣的一点，就是我学会了贡献家里的私人空间。

在进入医学院之前，或隐或显的，我认为自己与众不同，同龄人亦如此。医学院对医学生的这种"特殊"气质并不加以干涉。在长期繁重而明确的训练中，医学生与其他医生和患者建立了特定的关系，形成了独特的行为规范和叙事准则，我们的身份得以塑造，最终转变为一名医生。我们学习医生特有的谈话方式、穿特殊服装（作为医学生时穿的是短款白袍，取得行医资格后穿长款白袍）、佩戴听诊器（通常显眼地挂在脖子上），这一切让这种特殊气质更加凸显。在医学院期间，学生能够掌握划分的艺术，可以在认知上对生活的不同方面进行划分。长期的训练和大量的知识会促进"自我身份"的"科学化"，形成了专属身份，医生就成为一个集知识性、确定性和权威性为一体的人。一旦人们获得行医资格，得到医生的称呼之后，转变就得以完成。所有这些外在符号都标志着这个人是一名医生，但看不见的、内在的感觉（权力、权威、不可战胜）在身份认同中也同样重要。医生角色的认知，即"我是谁"的概念就在以上种种基础上逐渐形成。

医生和其他人一样，在不同的时间和环境下其身份也有所冲突：在单位和在家时、在与家人或患者交往时，作为医生或患者时，身份各有不同。然而，核心的"医生角色"尤为显眼并无处不在。医生向外界展示的就是这种自我身份，也正是这一身份指导他们成就职业生涯。医生角色无处不在，意味着工作和生活的平衡被打乱：尽管工作结束后走出医院或诊室大门，医生却难以抛开其工作身份，他们会发现除了"医生"的身份外，很难再建立其他身份。在社交活动中这种情况更加常见，医生如雷达一样能在人群中精确定位同行，并倾向于与彼此相互为伴。我的生活和工作在同一个地区，即使关门闭户，也难以与"全科医生"的角色分离，我的朋友及孩子的朋友一直以来都是我的"常客"，会经常向我寻求治疗建议。其实我并不希望医生在任何时候、任何地方都扮演职业角色，不喜欢随时接受朋友、家人或陌生人的召唤，并无时无刻不挺身相助。如此一来，要时刻保持医生的身份，人们会要求医生扮演乐善好施的角色。因此，随着时间的推移，个人身份和医生职业身份变得难以区分。我无法将医生角色从我自身抽离出来，亦如艺术家不能丢掉创造力，然而这二者密不可分。在工作中，这种医生角色会使医生默默承受痛苦和承受内疚、恐惧和绝望等情绪。

对医生角色的清醒认知使医生有能力应对工作中常见的死亡、绝望和伤残。然而，这种角色认知可能经常难以把握，特别是在失去良好的工作环境或同伴支持的情况下，会抑制同理心，使人同情心缺失。本书中的各项例证说明了医生由于与其照护角色交织过于紧密，无法从事其他任何活动，从而对心理健康产生消极影响。

《幸运者：一位乡村医生的故事》一书，是医生角色的积极和消极作用的真实写照。1967 年，作者约翰·伯杰（John Berger）刻画了全科医生约翰·萨索尔（John Sassall）的形象。萨索尔是迪恩森林（Forest of Dean）的乡村医生，伯杰陪他进行寻访和手术，对其生活和工作做了隐秘记录。萨索尔这一形象体现了医生这个职业的所有优点，他是一个圣洁的人，"知识广博……瘦削……村民和护林人都把他视为自己的家人 [3]。"

像许多医生一样，萨索尔用工作来定义自己。当长期陪同行医的助手去世后，他没有找新伙伴，而是对患者进行重新梳理，独自经营诊所。伯杰在书中描述了萨索尔即便在夜晚也希望被叫醒出诊。他无法忍受自己身为医生，却整日无所事事。简而言之，萨索尔是个工作狂，除了医生职业身份之外，无法担起其他任何身份。他的患者显然是受益者，因为能随时得到医疗服务。他是大家心目中完美家庭医生的缩影，但这必然会产生一定的后果。萨索尔的抑郁症定期发作并影响工作，但却未寻求专业治疗。相反，正如伯杰所述，萨索尔需要这样的工作。他通过"治愈他人以治愈自己"，成为经典的"带伤的治疗者"形象，他忍受伤痛去医治患者，却没有解决自己的心理问题。作为人们眼中的"全能医生"，萨索尔无法保护患者，无法治愈不治之症，他认为这是巨大的失败。于是，当妻子去世后，在诸事重压之下，他最终选择结束自己的生命。

医疗行业（医疗行业中的个体）

成为一名医生意味着人际关系网络的日渐狭窄，无论是在医疗机构之间还是在机构内部。因此，便产生了第二个转变，即转向医生的群体身份。

妮娜及时抵达讲座地点，剧院座位爆满。在场的几乎都是医生，大家期待着一位曾得过重大奖项的杰出教授做主题演讲。发表演讲之前，教授得知在500名听众中，一个名为妮娜的女孩刚刚获得行医资格。虽然这里是展现他荣耀的主场，但他希望与这位年轻女子一同分享，他向所有人宣布了妮娜的成绩。观众都起立鼓掌欢呼，她融入了这一群体。

在这一花絮中，妮娜完成了获得行医资格所需的仪式，并加入了医生这一群体[4]。这一仪式把生活的改变与社会阶层的角色转换联系在一起，从而将个体与社会相结合。医生的职业历程会经历以下3个阶段：第一，分离仪式，即医学生与非医学生的分离；第二，转变仪式，即汲取生物医学知识、学习技能、端正态度及建立价值观等；第三，结合仪式，借以宣誓希波克拉底誓言、佩戴医生胸牌及穿着独特制服的形式实现。

同样，这个过程是伴随着医生角色的建立而逐渐产生的，并在后续的学习、行医经历中不断加以强化。他们倾尽时光在封闭式医疗机构这一有限空间里生活、工作、磨炼、娱乐、学习甚至相爱（很多医生在此找到终身伴侣）。依照加拿大社会学家欧文·戈夫曼（Erving Goffman）的定义，这种机构长期与外界隔绝，人们在此过着封闭的生活[5]。过去的精神卫生机构、监狱和寄宿学校是此种机构的典型代表。这些机构的物理封闭空间将"他们"和"我们"（护士和患者、囚犯和狱警、教师和学生）区分开来。这一差异通过加入仪式、服装和语言等因素进一步强化。正如人类学家西蒙·辛克莱（Simon Sinclair）所指，从物理角度而言，医疗机构对医生的限制并不大，但这一机构限制了人们的观念和认知，医生在这里投入了大量时间[6]。在医疗机构中，学生被视为"群体"中的一员，个体培训在群体中开展。此外，机构内的例行常规是由自上而下的制度强加的，有正式和非正式两种形式，并由领导（领导机构）强制执行，而不考虑对于学生和行业而言是否为最佳方案。

辛克莱在伦敦大学学院医学院（University College London Medical School，我就读的学校）进行了为期一年的研究，对医学生和刚刚获得行医资格的医生展开调查，并在《培养医生：一种制度上的学徒训练》一书中发布了调查结果。

医学生需要参加无休止的考试才能获得资格，成为这个机构的专业成员，他们封闭于这一机构（医疗行业），这犹如避难所的围墙一样把世俗世界隔绝在外。

我更希望将这种封闭式医疗机构善意地描述为医疗行业，这样会少一些控制性的意味。

在医学院和后续的工作中，我一直身处这一行业，她将我包容其中。十几岁随父行医的时候，我就学会了行业规则。例如，如何对所见所闻保密、在公共场合注意行为举止，以及如何表现自信。我为他人保守秘密，包括好友及其家人。这一群体将我与过去、现在甚至未来联系在一起，让我对医生这个职业的意义有了特别的理解。医学院校最终把医生培养出来，他们彰显了医学教育带来的巨大力量，主要表现在医生的言语、行为、写作和交往方式上，这能使医生完成本职工作，满足患者所需，但同时也给医生及其家人带来了极大的压力。对于许多医生来说，工作取代了家庭。当医生完全投入到医疗行业中，一系列严格的行业等级制度、职业行为、职业责任、文化、规范和长期建立起来的价值观都在不断强化这一群体。这个"群体"当然不是单一的实体，而是一个由各不相同又相互联系的群体组成的矩阵，并随时间的变化而变化，包括我自己所在的各个团队：解剖团队、医疗公司、治疗小组、医疗工会、专业团体和全科医生合作伙伴等。然而，共同的医疗背景又将每个群体联系在一起，通过诸如群体规则、服装（手术服、白袍、办公制服）和仪式来强化群体的凝聚力。

医生及其工作

由于医生在受训期间身份发生了转变，因此，工作便成为身份的核心。

理查德（Richard）是一所大型教学医院的资深外科主任医师。虽然医院采取了特殊措施，但仍未能达到预期门诊量，出现了严重的财政赤字。这家医院几乎完全由临时医生管理。作为科室主任，理查德为自己不能满足患者的需求而感到内疚。为了解决这个问题，他主动承担休假同事的工作，让患者直接拨打他的私人手机号码，提前上班（早上 6 点），并延长工作时间（晚上 10 点）。他每天驾车通勤 1 小时，这在无形中延长了工作时间。他因此而变得易怒、焦虑，只有喝酒才能入睡。工作量增加的同时，他的情绪也在急剧恶化。

在一次医疗事故模拟中，他出现了轻生的念头，因此前来问诊。事情是这样的，在上班的路上他的车撞进了中央隔离带。所幸由于安全气囊的作用，他身上只有几处割伤和擦伤，其他并无大碍。他向合伙人承认了自杀意图，之后联系了我所在的服务中心。和《幸运者》的主角约翰·萨索尔一样，理查德觉得（并已付诸行动）自己有责任凭借一己之力解决医院的问题，并亲自去处理这些麻烦。第一次问诊时，他说，"我还能做很多工作，想借此证明自己没有问题，然而我也深知这是自欺欺人。"

医生的身份与工作关联紧密，勤奋（带病工作）比怠工问题更大。勤奋体现了工作在医生角色中的核心地位。正如理查德一样，医生会在身体不适时坚持工作，并努力履行自己的职责，这在一定程度上是由于不工作会让人感觉羞耻，同时医生不想由于缺勤而让同事失望。医生加班治疗更多患者，即便生病也要努力工作，这一想法在医疗行业越来越根深蒂固。这种反应类似于奇幻思维或躁狂防御，正如一位患病医生所说，"我想只要我努力工作，就不会生病，所以我上班的时间越来越早，看的患者越来越多。但最后，我在上班的路上出了车祸，一切都毁了。"其实不仅只有医生会带病工作，教师和警察这些职业也同样如此。

缺勤，特别是长期缺勤，会对身心健康产生负面影响，也不利于职业和财务稳定。不工作，尤其是在被迫放弃工作的情况下，会导致医疗行业的人群严重的情绪低落、抑郁甚至自杀。失业和被停职的医生在行业中最为孤立，患重度心理疾病的风险增高。他们不工作就会对自己过度指责，将自己描述为失败者，过度在意他人的负面看法。这无疑会使医生产生对医疗行业的疏离感，进而造成更深的挫败感，并质疑自我价值，这就变成了一个循环。戈夫曼（Goffman）模型表明，正是由于医疗行业种种规则的存在，最终导致了医生个性的丧失、异化、未来定位缺失和习得性无助的出现；对于医生来说，脱离医疗体制才会获得更多的个人体验，这证明了在医疗体制内医生角色内化程度之深。

贝琳达·布鲁尔（Belinda Brewer）医生在记录自身抑郁症时说道：

"身为医生却不能工作，被剥夺的不仅仅是健康。因为这不仅是一份工作，从深层次上说，医生的角色与我们自身的一切都是息息相关的[7]。"

对于医生来说，"医生角色"使医生全力投入工作，却阻碍了对自身健康的照护，正如一位患病医生所说：

"在过去的三个月里，我进入了满负荷的工作状态，因为只有工作才能让我感受到幸福。我加班、熬夜，这样才让我觉得有目标、有意义。工作是我的支柱，我认为，'既然我还能工作，那我一定没有患病'。"

当艾米·威尔逊（Amy Wilson）还是一名医学生时，曾对医生患病情况做过研究[8]。医生们谈到，当医生角色罹患疾病、陷入困境时，会在随之而来的剧烈情绪波动与专业知识之间挣扎以寻求平衡；他们想完全转变为患者的身份是很难的。在其中会产生无休止的自我否认、自我谴责，内心产生羞耻感、担忧职业声誉、怀疑自身能力等，这些现象极为普遍，本书将着力解决这些问题，并在第 2 章医生精神疾病的历史背景中加以讨论。艾米·威尔逊的研究及相关学术文献表明，在医生中存在这样一条不成文的规定，即医生带病也应该工作，要对自身痛苦置之度外，并希望其他同事也一样，正如一名医生所总结的那样，"除非不能下床，否则我就算爬也要爬去工作。"

如果医生不接受患病事实，会导致一系列异常：否认自身弱点、隐瞒健康状况，试图向外界表现一切正常的状态。即使婚姻破裂、友谊终结、兴趣减退，医生们通常还是会继续"维持"工作状态，坚守职业角色，并将其视为生活中最重要的领域，因为他们在这一领域有着最大的影响力和控制力，这种充分认可无法从其他领域获得。医生普遍认为所遇到的最大困难就是其医生身份不被认可。

精神病学家马克斯·亨德森（Max Henderson）及其同事对因身心健康问题而长期请假的医生进行了采访[9]。采访凸显了医生工作身份的重要性和脱离岗位的空虚感。生病离岗导致了医生角色的根本改变，他们将其视为医生角色的"羞耻和孤立"。当身体状况不能胜任工作时，医生往往会责备自己。反过来，还会进一步伤害自尊，形成一个恶性循环，即医生需要通过努力工作来提高自尊，但却根本没有能力正常工作。他们将自己视为失败者，对自身角色认知产生改变，而来自同事的负面看法又强化了这一点。一旦身体不适，生病的医生会觉得被排除在医疗行业之外。自我污名化指的就是人们接受并内化外部的社会污名，导致自尊和自我能力的丧失[10-12]。总的来说，作为医生如果不能工作，会形成强烈的挫败感，最终便会导致这一情绪不断加深。当然，并非所有的医生都如此。一些医生必要时可以接受患者的角色，寻求并遵从他人的建议，成为模范患者。然而，可悲的是，在我对一万多名精神疾病医生的护理监管过程中，发现他们大多数都很难接受患病事实，讳疾忌医，直到陷入困境时才会寻求帮助。

结论

我希望这一开篇能够阐释为什么医生很难接受自己作为患者的角色，这不仅涉及生病后能否预约就诊的实际层面，更是关乎作为一名医生的核心意义。医生对自身医疗角色根深蒂固的依恋，以及医疗行业内的种种规则，都使医生难以正视自身的脆弱性。后续篇章中会选取更多主题加以探讨。

参考文献

[1] Klitzman R. *When Doctors Become Patients*. Oxford University Press, 2008.

[2] Wessely A, Gerada C. When doctors need treatment: an anthropological approach to why doctors make bad patients. *BMJ* 2013; **347**: f6644. Available from: www.bmj.com/content/347/bmj.f6644

[3] Berger J, Mohr J. *A Fortunate Man*. New York: Vintage, 1995.

[4] Van Gennep A. *The Rites of Passage*. London: Routledge and Kegan Paul, 1960.

[5] Goffman E. *Asylums; Essays on the Social Situation of Mental Patients and Other Inmates*. Garden City: Anchor Books, 1961.

[6] Sinclair S. *Making Doctors*. Oxford: Berg, 1997.

[7] Brewer B. Depression has many faces. In: Jones P. *Doctors as Patients*. Oxford: Radcliffe Publishing, 2005, pp. 11–13.

[8] Wilson A. The art of medicine. Physician narratives of illness. *Lancet* 2019; **394**: 20–21.

[9] Henderson M, Brooks SK, del Busso L, *et al*. Shame! Self-stigmatisation as an obstacle to sick doctors returning to work: a qualitative study. *BMJ Open* 2012; 2: e001776. doi: 10.1136/bmjopen-2012–001776.

[10] Watson A, Corrigan P, Larson J, Sells M. Self-stigma in people with mental illness. *Schizophr Bull* 2006; **33**(6): 1312–18.

[11] Ritsher J, Otilingam P, Grajales M. Internalized stigma of mental illness: psychometric properties of a new measure. *Psychiatry Research* 2003; **121**(1): 31–49.

[12] Schomerus G, Matschinger H, Angermeyer M. The stigma of psychiatric treatment and help-seeking intentions for depression. *Eur Arch Psychiatry Clin Neurosci* 2009; **259**(5): 298–306.

第 2 章　医生精神疾病的历史背景

Amy Wilson　著　　孙志楠　译

新世纪的英雄医生

现代医学的种种挑战（工作时间过长、工作担责和医疗文化的不宽容）由来已久[1]。虽然环境和社会发生了变化，但在整个历史发展进程中，对医生心理健康和疾病的关注从未间断。在 19 世纪和 20 世纪初期，医疗行业的处境与现在不尽相同，作为以男性为主体的低收入职业，在当时精神疾病污名化的社会里，见证了科学和技术的崛起[2]。伴随着维多利亚时代的沉默冷静，人们强制压抑情感，即使面对逆境，也因此而毫发无损；医学的坚忍本质也在这一时期得以形成。然而，医生的不满和幻灭情绪最终在 1869 年爆发，一位医生悲叹道：

"无论是过去还是现在，医学都是博学之人最希望从事的行业，但却最受鄙视"，并建议大学生"不要学医"[3]。

维肯蒂·维雷萨耶夫（Vikenty Veresaeff）医生在回忆录《一个医生的自白》中讲述了他在事业上苦苦挣扎的经历[4]。尽管此书广受媒体和公众好评，但医学同行却对其表示强烈愤慨。他们对这种向公众揭露自我伤疤的行为不以为然[3]。这种同行抵制表明，在 20 世纪初，像维雷萨耶夫医生一样能揭露行业顽疾的人为数甚少。当时人们认为，回忆录本应该用于歌功颂德、弘扬英雄主义的。但即便在当时的回忆录中，隐含的冲突似乎也慢慢浮出水面。弗朗西斯·高尔顿（Francis Galton）在

1908 年的回忆录《一生的回忆》中记录了无休无止、令人紧张、使人精疲力竭的工作 [5]。以优生学而闻名的高尔顿也曾在剑桥大学攻读医学。他在书中简要地谈及了自己的病情。

> 到了第 3 年，我的身体完全垮掉了，不得不休学回家。脉搏断断续续，大脑出现了多种症状，令人担忧。头脑中似乎有一个磨盘在不断运转，我无法驱除令人困扰的念头；有时几乎无法读书……无法专注学习，这使我发疯……我曾经情绪不稳，作息不规律，工作千头万绪，给自己造成了严重伤害 [6]。

这种感觉很强烈，让我变得情绪化，但书中只谈了只言片语。高尔顿强调，超负荷工作会导致大脑出现症状，产生"令人困扰的念头"。"头脑中似乎有一个磨盘在不断运转"，这一比喻很清晰形象，尽管他的表述很简短，却表明作者记忆深刻。

在这一时期，医务人员和工作之间的矛盾首次成为研究对象，这让人们对医疗行业的压力有了更深入的了解。麦金太尔（McIntire）指出，最早的医学社会学文献出版于 1894 年、1902 年和 1909 年 [6-8]。

> 医生们的劳动……巨大的自我牺牲，其谦逊和勇气光耀历史，远超战争中的英雄。

沃巴斯（Warbasse）详述了这种牺牲和勇敢，映射了当时的医疗界只关注行业总体，而忽视了孤立无援的个体和种种内在问题 [8]。这些评论首次对医疗行业持批判态度，指出过度奉献及完美主义可能会导致孤立感的产生。此时最早的医生自杀率报告得以出现。1897 年发表的一篇社论称，医疗行业幸福感很低 [9][巧合的是，同年迪尔凯姆（Durkheim）

出版了开创性著作《自杀论》[10]]。

这篇题为《医生的自杀》的社论指出：

医生的不满情绪有特殊原因，人们对医生过于强求……行医所带来的回报很少，短期加班和假期额外工作都没有任何补偿……医生要承担许多伦理和道德上的重负，却得不到任何坚定的支持[9]。

尽管承认医疗行业对医生的要求过于苛刻，但医生还是强烈反对自曝其短。在世纪之交，忽视医生面临的挑战及随后几十年医学社会学的不断衰退，这两点都预示着医疗从业者脆弱性问题难以解决。

地位提高，冲突加剧

1903—1947 年，鲜有文章涉及医生的健康状况[11-14]。但在这一时期，医学和社会都发生了重大变化。生物医学模式完全融入医疗实践中，1948 年英国建立了国家医疗服务体系（National Health Service，NHS），美国的医疗服务体系也在此时私有化。无论在政治还是科学领域，医疗行业都赢得了很高的声望，为心怀抱负的医生提供了一个可以蓬勃发展的平台。西格蒙德·弗洛伊德（Sigmund Freud）的发展理论指出，精神疾病在人群中普遍存在。据此，自杀学转向以个体为研究对象，同时，精神病学和精神分析学出现，标志着精神卫生保健初具雏形。

医生自杀的问题愈加难以解决。医疗行业如何才能稳固其成功地位，维护其全新形象呢？如果自杀是由个人因素造成的，那么有自杀倾向的医生是如何达到职业标准的？据克诺夫（Knopf）在《纽约医学杂志》上的报道，医疗行业在"所有行业中自杀人数最多"，然而高自杀率背后的可悲之处在于"人们认为这些亲手毁灭自己的异类注定不能取得事业的成功"[14]。

1947 年，安彻森（Anchersen）首次对医生的精神健康状况进行了深入分析。其论文《麻醉剂成瘾预后研究》深刻揭露了美国和英国医生药物成瘾的高患病率[15]，医生自杀现象再次凸显成为亟待解决的问题。迪索尔（DeSole）、森格（Singer）和阿伦森（Aronson）公布了医生自杀率报告。

1950 年，与美国 25—59 岁的所有其他职业白种人男性相比，医生的自杀率为 1.11∶1。

在英国，医生的自杀率约是所有男性自杀率的 2.25 倍[16]。作者就其原因进行了剖析，认为统计数据"没有反映出医疗服务社会化背景下的新型社会关系"[16]。虽然社会背景也许是自杀的诱因，但这种解释却将自杀原因归咎于"社会转型及随之而来的压力"。作者随后概述了医生自杀的其他因素，与 20 世纪初的情况类似，包括：巨大的压力、工作超负荷和角色压力。然而，他们的结论最终认为医生自己难辞其咎，指出有些人不具有应对压力的能力。另一篇发表在《英国医学杂志》的论文将医生自杀归因于"恶劣的工作环境"及"知识分子难以承受重压"[17]。同样，还有一种假设认为医生缺乏心理弹性。虽然这些论文旨在着手解决医生自杀问题（及相关的工作负荷和压力问题），但文章提出医生需要更加坚强并且具备心理弹性，这一观点使主题弱化。

20 世纪 50 年代，医生对行业的不满情绪和种种工作压力广泛存在，透过医生们的经历我们能深刻体会到这一点。1950 年，一位医生在《柳叶刀》中写道："在一个以'近亲繁殖'为荣耀的行业中，人们却不鼓励孩子追随父辈脚步[18]。"平纳（Pinner）的《当医生变成患者》出版于

1952 年，这是首部由医生撰写的疾病叙事著作。其中对焦虑的描写很有启发性。一位外科医生写道，当他看到别人额头上的黑斑时：

我不敢开口询问，心中极为恐慌，怕别人知道我的病情，我就会被贴上精神病的标签。但我决定赌一把，我佯装漫不经心的样子……那人全然觉察不到我内心的恐慌，回答道："今天是圣灰星期三[19]。"（译者注：圣灰星期三，亦称大斋首日或灰日，因为当天教会举行涂灰礼，把去年的棕枝烧成灰，在崇拜仪式中涂在教友的额头上，作为悔改的象征）

他还回忆曾看到一名医学生的抑郁症治疗记录：

我偶然发现了一份医学生的就医表格，我知道他的名字。他就在这里隐藏自己，逐渐从严重的抑郁情绪中恢复过来……回想起他正常的样子，难以名状的不安和恐惧又出现了……我感到口干舌燥，大汗淋漓[19]。

这些叙述揭示了医生和普通人群同样都会罹患精神疾病的事实，清晰再现了医生个体经受的痛苦乃至整个行业感受到的强烈耻辱。《自杀学通讯》中讲述了一名医生自杀后，其妻子寻找不到任何丈夫的同事支持的故事。

（他的同事们）难以相信他们所认识的医生就是家里的那个样子。过去两年我一直在乞求帮助，让他住院治疗以防自杀，但没有人相信我[20]。

文章概述了医生患病的主要表现，其在当今的医生中也很常见——

包括对精神疾病的天生恐惧、认为精神疾病会终结自己的职业生涯、无法寻求帮助、隐瞒患病及治疗经历[21]。

情绪不稳、病态、不受欢迎的医生

20世纪50年代，精神疾病、自杀和对行业不满等现象变得错综复杂。1960—1975年，有关医生心理健康的文献研究激增。随后几十年的研究都将原因归咎于医生本人和对医生支持的缺失。这一时期的文献将患有精神疾病的医生视为病态，不适合从事医疗工作。研究同时证实，医生"婚姻关系更容易出现问题，经常出现吸毒、酗酒问题，需要寻求心理治疗"[22]。这一时期的研究人员指出，只有经历过童年动荡，并且青少年时期适应能力差的医生才存在职业风险和压力[22]。另外，许多研究排斥精神科医生，认为他们只是凭潜意识来解决问题，并且目睹了患者相继自杀，最后自己也选择自尽，这表现了自身专业能力不足。随着女性开始进入医疗行业，她们也在接受审视——女性从业者被描述为具有强迫性、竞争性、只顾婚姻[23]。这些研究虽然认识到了工作压力及其引发的焦虑，但精神疾病的原因最终却被归结为医生自尊和人格的丧失[24]。

1972年，医生药物成瘾和自杀的现象受到关注。同年，在英国的一家医院，一名患有精神分裂症的医生杀死了3名儿童，这一事件更增加了医疗行业和公众对医生罹患精神疾病的关注[25]，多家精神病学期刊和《柳叶刀》都发表了评论。英国医学总会（General Medical Council，GMC）和英国医学会（British Medical Association，BMA）提出两项提案：成立精神健康专家组及委员会，其有权暂停罹患精神疾病医生的工作，并由医学院院长评估学生的精神状况（经鉴定合格后方能颁发执业资格证）[25]。1973年，美国医学协会（American Medical

Association，AMA）发表了一篇文章，承诺提供完善护理服务的同时也确定了医生精神疾病的范围[26]。报告列出了各州正在实施的项目，强调"医生"有义务将患病同事上报，并提供了向各州纪律委员会上报的途径[23]。

对现代读者而言，将患有精神疾病的医生视为不可救药、病态、不受欢迎的观点是令人震惊的。精神疾病污名化，并将原因归咎于患病医生个人，这种观点在医学界已根深蒂固。医疗行业的地位和影响力不断攀升，会不惜一切代价维持这一态势。虽然医生意欲支持患病同事，但又害怕引起其他同事的担心，这令他们左右为难。很多情况下，他们反复辩解道："医生不上报患病同事是因为不想毁掉别人的职业生涯"[27]。但与此同时，研究也在强调这样一种观点，即这些人不值得帮助，他们不适合这一行业，且注定要失败。

罹患精神疾病的医生都承认自己无路可走，从他们当时的记录中就可以看出（越来越多的医生将其明确化）[21]。对于亟须帮助的人而言，这会导致不良后果。许多患病医生无法寻求帮助，不得不继续行医，直到精神崩溃为止。人们就此对一些案例展开调查，许多接受调查的人最终也选择了自杀，悲剧屡屡发生。

这名医生已被上报至当地医学协会，患病医生保护委员会对其展开调查。但最终这名医生因抑郁症发作而选择自尽[27]。

对于设法寻求帮助的人来说，他们难以摆脱孤立感和羞辱感。一位医生在对成瘾症的描述中说道：

最后，治疗师问我怎么样了，我泪流满面，内疚和绝望奔涌而出。我是个医生，现在却因吸毒而住院。你会让你的母亲、妻子或妹妹找我这样的医生看病吗？我是个医生，我心里比谁都更清楚[28]！

他们的性格问题也很突出：

我是医院里唯一一个化学依赖患者，精神科医生不知道如何进行治疗。他们说我有性格障碍，我太紧张了，我必须学会轻松生活。

一位从事精神病学的医生同事说，酗酒人群中有 10% 患有抑郁症，有 90% 性格不健全，我并不赞同[29]。

上述引文清晰表明了 20 世纪 70 年代人们对罹患精神疾病医生的态度及这种态度引发的后果。虽然治疗方法随之出现，但其同样伴随着耻辱和指责，一如上述文献所示。尽管如此，对于患病医生来说，同伴支持是至关重要的，包括来自同事的信任，甚至来自同样患病或有成瘾问题医生的支持：

二人对酗酒问题有很深的了解，因为他们当时也正在接受戒酒治疗。他们表达了善意、同情和理解，让我相信自我价值，并引导我康复[28]。

重新审视医学挑战

在 20 世纪的最后 25 年里，医学界要求改革医学理念。整个 20 世纪 80 年代，住院医师每周的工作时间超过 100 小时，周末要随叫随到，包括从周五上午到周一下午也要连续工作。在研究医生的生活方式和压力的文献中，已经开始思考影响医生心理健康的其他因素。如同 20 世纪早期，大多数的研究会聚焦来自于医学院校和实习的压力。在这一点上，人们认为是医疗行业的文化造成了医生的性格缺陷和不良行为，例如，

"睡眠不足、争强好胜、长期 24 小时无休止工作导致婚姻关系紧张或破裂——这些压力重重叠加，最终造成了焦虑和不安 [30]。"

在医生精神疾病和自杀案例中，性格诱发因素如今被视为是可干预因素，不应该被医疗行业排斥 [31]。与 20 世纪初不同的是，医生在此时可以公开承认和讨论不满情绪。1981 年，一项针对不列颠哥伦比亚省（British Columbia）医生的调查显示，有半数人表示他们不会像 10 年前那样推崇医疗行业 [32]。

医生不切实际的理想开始破灭，医护人员的不满和罹患精神疾病的问题迟迟难以解决。1989 年，皮洛夫斯基（Pilowski）和奥沙利文（O'Sullivan）在《英国医学杂志》上发表文章，对一项健康研究做出回应，他们指出，不论年龄和性别，很多人都后悔成为医生。文章对现有的研究进行了回顾，并为患病医生提供咨询方案：

尽管这项服务具有一定价值，但也许还不够。包括真正的职业改革在内的其他措施也十分必要 [33]。

这是文献研究发展史上一次质的飞跃，这篇文章不仅分析了现有方案的有效性，更要求重新评估工作文化。不可否认，后续还需要完善预防和管理措施。在 20 世纪 90 年代，英国和美国首次实施了重大改革以确保患病医生的健康，包括为医学生提供咨询和出台指导方案以改善国家医疗服务体系从业人员的健康 [34, 35]。

20 世纪 90 年代，医学教育中的"隐性课程"研究受到关注，探索医疗行业和医疗机构的习得规则和惯例 [36]。研究过程暴露出一些更具挑战性的医学文化问题，如等级制度的建立和同行间的羞辱和竞争 [36, 37]。医学院校的学生甚至被要求坦然接受不敬和羞辱，这是等级制度的一部分。接着，医学文化研究进一步深入，开始分析健康医生与患病医生背后的不同文化。汤普森（Thompson）等做了一项有趣的研究，即全科医生的文化对他们自身健康的影响，得出了富有见地的结果。他们观察到医生中存在以下现象：否认患病事实、将患精神疾病视为软弱的表现、担忧泄露病情和不愿接受治疗，而在医学院校和医院中的观点解释了其行为，"没人能容忍你的疾病，你必须无条件地努力工作[38]。"

从来自不同专科的医生身上都可以窥见这种文化。在有关现代精神疾病的叙述中，自我污名化依然存在——这与 20 世纪 80 年代甚至 50 年代的说法如出一辙。在彼得·琼斯（Petre Jones）2007 年出版的《医生即患者》一书中，一位医生这样描述：

> 精神疾病很常见，医生和其他人一样脆弱。但是，让他们"承认"患病（如同犯罪一样）是有一些禁忌的，容易使他们受到伤害……患者和同事还会相信我吗？我还会相信自己吗？因此，医生对疾病保持沉默，整个医疗体系也成为同谋，这一切导致了悲剧后果[39]。

尽管整个世纪都在不断挑战医疗行业观念，但医疗文化的普遍问题自始至终难以撼动。尽管当代罹患精神疾病的医生开始对污名化提出挑战，并对医生的脆弱性和周围的禁忌进行了更多的反思，但内在问题仍然存在。上面的引述提出了两个鲜明的主题："患者和同事还会相信我吗？""我还会相信自己吗？"这将对自我的态度与来自整个行业的态度相对照，构成了整个世纪医疗行业精神疾病问题的两个主要方面。虽然很难确定精神疾病的病因，但至少我们可以说，医疗从业人员一直承受着来自个人身份、价值观、信仰及工作环境的压力。

否认病情、污名化和失败感，一个世纪以来，医生们对所患疾病如此描述，这也是本书的主题。多数案例中，医疗行业强化了这种自我伤害化的观念，这是医疗文化对英雄主义历史的夸张反映。很好理解，我引用帕梅拉·怀布尔（Pamela Wible）的《2016年医生自杀信件回复》来说明这一点：

> 医生对彼此是如此残忍，我们为何要这么残忍[40]？

即便是现在，医生也表示在患病后难以寻求帮助，这些人几乎得不到同事和院方的支持。此外，许多罹患精神疾病的医生都谈到曾受到他人侮辱，被认为不称职、制造麻烦、不适合这个职业[21]。

结论

今天，人们较以往更容易接受医生罹患精神疾病和自杀这一事实。虽然难以确定精神疾病和自杀的统计数字是否仍在增长，但显而易见，医生一直在苦苦挣扎。整个行业面临着人才流失与人才招募问题，越来越多的年轻医生拒绝接受压力，而资深医生则希望尽早退休[41]。幸运的是，一些医生得到了同事的支持。精神病学家琳达·加斯克（Linda Gask）在2015年的《抑郁症回忆录》中描述了康复道路上的一个转折点。

> "当觉得自己比患者还痛苦时，你会怎么做？"
> "寻求帮助。"
> "到哪里寻求帮助？"
> "交给我吧，"她说，"我会安排的[42]。"

提供帮助对患病医生而言意义非凡，欲言又止也许是最善意的理解。在医生的精神疾病中，人们不禁想要追查责任和原因。甚至医生们自己也在寻找病因（如肿瘤、病毒或寄生虫），并将其去除。在 20 世纪，人们曾尝试在个人和环境两大因素中确定精神疾病的潜在原因，但答案一直悬而未决。事实上，解决问题的关键在于我们的交往方式，我们要对彼此负责。虽然医生罹患精神疾病的根本原因是复杂的，造成了他们身上出现的诸多问题，但医疗行业最大的缺点就在于难以坦然接受自身的弱点。

致谢

此项研究得益于克里斯·米勒德（Chris Millard）和伊恩·萨伯罗（Ian Sabroe）的指导，感谢他们在本书创作中的贡献。两位专家参与撰写并分享其学术见解，同时也对我的写作方向给予充分信任。

参考文献

[1] Kinman G, Teoh K. What could make a difference to the mental health of UK doctors? A review of the research evidence [Internet]. 2018. Available from: http://eprints.bbk.ac.uk/24540.

[2] Porter R. *Blood and Guts: A Short History of Medicine*. London: Penguin Books, 2002.

[3] Beauchamp DE, Starr P. The social transformation of American medicine: the rise of a sovereign profession and the making of a vast industry. *Polit Sci Q* 1983; **98**.

[4] Veresaeff V. *Confessions of a Physician*, 1st edn. London: Grant Richards, 1904.

[5] Galton F. *Memories of My Life*. London: Methuen & Co, 1908.

[6] Blackwell E. *Essays in Medical Sociology*. London: E Bell, 1902.

[7] McIntire C. The importance of the study of medical sociology. Bull Am Acad Med 1894; **19**: 425–34.

[8] Warbasse J. *Medical Sociology*. New York: Appleton & Co, 1909.

[9] Suicide among physicians. *Med Surg Report* 1897; **76**: 271–3.

[10] Durkheim E. *Suicide: a Study in Sociology*. New York: The Free Press, 1897 [1951].

[11] JAMA. Suicide of physicians and the reasons. *JAMA* 1903; **41**(4): 263–4.

[12] Emerson H, Hughes H. Death rates of male white physicians in the United States, by age and cause. *Am J Public Health* 1926; **16**: 1088–93.

[13] Dublin L, Spiegelman M. The longevity and mortality of American physicians. *JAMA* 1947; **134**: 1211–5.

[14] Knopf A. Suicide among American physicians-its causes and suggestions for prevention. *New York Med J* 1923; **118**: 84–7.

[15] Anchersen P. On the prognosis of narcomania (euphomania) (to clarify some problems of narcomania). *Acta Psychiatr Scand* 1947; **22**: 153–93.

[16] DeSole DE, Singer P, Aronson S. Suicide and role strain among physicians. *Int J Soc Psychiatry* 1969; **15**(4): 294–301.

[17] Sponar J, Pivec L, Sormova Z. Suicide among doctors. *BMJ* 1964; **1**(5386): 789–90.

[18] Batten L. Letter to Lancet. *Lancet* 1950; 780.

[19] Pinner M. *When Doctors are Patients*, 1st edn. New York: WW Norton & Co, 1952.

[20] Blachly P, Dishner B, Roduner G. Suicide by physicians. *Bull Suicidol* 1968; **4**: 1–18.

[21] Wilson A, Millard C, Sabroe I. Physician narratives of illness. *Lancet* 2019; **394**(10192): 20–1.

[22] Vaillant GE, Sobowale NC, McArthur N. Some psychologic vulnerabilities of physicians. *N Engl J Med* 1972; **287**(8): 372–5.

[23] Legha RK. A history of physician suicide in America. *J Med Humanit* 2012; **33**(4): 219–44.

[24] A' Brook MF, Hailstone JD, McLaughlan I. Psychiatric illness in the medical profession. *Br J Psychiatry* 1967; **113**(502): 1013–23.

[25] Murray R. Psychiatric illness in doctors. *Lancet* 1974; **1**(7868): 1211–3.

[26] Council of Mental Health. The sick physician: impairment by psychiatric disorders, including alcoholism and drug dependence. *JAMA* 1973; **223**(6): 684–8.

[27] Pekkanen J. *Doctors Talk About Themselves*. New York: Dell Pub Co, 1988.

[28] Gehring WR. *Rx for Addiction*. Michigan: Zondervan Publishing House, 1985.

[29] Spiro H, Mandell H. *When Doctors get Sick*. New York: Plenum Publishing Corporation, 1987.

[30] Preven D. Physician suicide. *Hillside J Psychiatry* 1981; 1(1): 61–70.

[31] AMA Council on Scientific Affairs. Physician mortality and suicide: results and implications of the AMA-APA Pilot Study. *Conn Med* 1986; **50**(1): 37–43.

[32] Zuger A. Dissatisfaction with medical practice. *New Engl J Med* 2004; **350**(1): 69–75. Available from: www.uft-a.com/PDF/NEJMPhysician Dissatisfaction1–03.pdf.

[33] Pilowski L, O'sullivan G. Mental illness in doctors. *BMJ* 1989; **298**(6669): 269–70.

[34] Hays L, Cheever T, Patel P. Medical student suicide, 1989–1994. *Am J Psychiatry* 1996; **153**(4): 553–5.

[35] Williams S, Michie S, Pattani S. *Improving the Health of the NHS Workforce*. London: Nuffield Trust, 1998.

[36] Lempp H. Papers. The hidden curriculum in undergraduate medical education: qualitative study of medical students' perceptions of teaching. *BMJ* 2004; **329**: 770.

[37] Sinclair S. Making Doctors. *An Institutional Apprenticeship*. Oxford: Berg Publishers, **1997**.

[38] Thompson WT, Cupples ME, Sibbett CH, Skan DI, Bradley T. Challenge of culture, conscience, and contract to general practitioners' care of their own health: a qualitative study. *BMJ* 2001; **323**(7315): 728–31.

[39] Jones P (ed). *Doctors as Patients*, 1st edn. Oxon: Radcliffe Publishing Ltd, 2005.

[40] Wible P. *Physician Suicide Letters Answered*. Pamela Wible; 2016.

[41] Read C. Driving retention by supporting doctors [Internet]. *HSJ* March 2019. Available from: www.hsj.co.uk/workforce/driving-retention-by-supporting-doctors/7024583.article.

[42] Gask L. *The Other Side of Silence: A Psychiatrist's Memoir of Depression*. Chichester: Summersdale Publishers, 2015.

第3章 为何医学变得如此艰难、医生罹患精神疾病的风险更高

Clare Gerada 著　　孙志楠 译

虽然精神疾病在医生中已颇为常见，但医生的痛苦与失望程度之深却令人担忧。对于非医疗行业人士而言，很难理解医生为何幸福感缺失，即使我与患病医生有工作接触，但其痛苦程度及精神疾病的高患病率还是让我震惊。在某种程度上，拥有医学背景并不能让医生免于精神疾病的困扰，也不能防止创伤事件的发生。然而，考虑到医生有许多保护性因素（报酬丰厚、良好的社交网络、社会地位高、经济稳定、工作灵活），人们通常认为，医生的精神疾病发病率应该比一般人群低得多，而并非如研究所示的那么惊人。

医生幸福感缺失的原因很复杂，一些因素与工作本身有关（特别是目睹患者的痛苦所带来的情感折磨）；另一些则来自医生本身；还有一些是更广泛的社会政治因素，这些因素可引起医生社会地位的变化。我认为，美国的阿比盖尔·佐格（Abigail Zuge）关于医生压力因素的分析最为合理[1]。由于其以美国视角分析，因此所提及的压力因素并不适用于英国，如管理式医疗和医疗危机等。其他因素，如由于工作时间捉襟见肘、病患监护任务不断加码，医生无法如当初所学的那样精心照顾患者，这在世界各地普遍存在。

医疗工作中的情绪劳动

要理解医生痛苦的根源，最好的方法是了解其工作本身。《英国医学杂志》前任编辑理查德·史密斯（Richard Smith）曾写过一篇题为《为

什么医生如此不幸》的评论文章，其结论是医生不仅工作量过大，而且缺乏足够支持[2]。这一观点是正确的，但最大的风险因素来自工作本身。医疗行业如同一个苛刻的监督者，在智力、体力和情感上都对医生提出了极高要求。

医生的痛苦之源并非是社交不足或长期值班（尽管这些因素确实增加了压力），医学之难也不在于大量知识的记忆（毕竟，律师为了胜任工作也必须学习大量知识），医学真正的挑战在于必须面对人类的痛苦及随之引发的各种情绪。

社会学家哈罗德·洛夫（Harold Lief）和蕾妮·福克斯（Renée Fox）写道，医学是：

探查病因、检查病情、实施手术；应对患者的恐惧、愤怒、无助和绝望；处理紧急情况；接受医学在治疗慢性病或不治之症方面存在的局限性；面对死亡本身[3]。

以上种种问题都异常艰难，然而，最棘手的问题在于，我们不仅要投身于患者护理（有人说是护士承担了这方面大部分的工作），还要直面更隐蔽的情感问题。

与人打交道是一件复杂的事情，会让人感到深深的满足，但同时也会带来心理上的痛苦。患者带着过去、带着期待、带着信任和愿望来到诊室，其各自的情绪和行为也随之而来——快乐、悲伤、震惊、恐惧、攻击、担忧及其他种种。在这一刻，我们走近患者，倾听他们分享最私密的问题，我们调动所有感官，密切关注患者的需求。医生必须创造一个完全属于患者的空间，而达到忘我的状态，即使只有短短几分钟的时间。40年以来，我仍然敬畏于一个陌生人是如何能在见到我的几秒钟内，就愿意讲出他们思想和身体中最私密的部分，即使对最亲近的人而言这些话语也是难以启齿的。

患者所提供的信息很少有助于准确的诊断，他们只会描述一些无法区分的症状（如"全身疼痛""感觉怪怪的""不舒服"），我们需要像侦探一样，把这些症状慢慢地拼凑成一个完整的诊断。然而患者的症状并不像教科书那样典型。我记得有个患者在陈述病情时说，他只有经过某条街道时才会流泪。结果是因为每当路过此处，他都会因想念故去的老友而伤心哭泣。患者的个人选择也可能与我们的行医理念并不一致。一位名为乔治娜（Georgina）的患者拒绝了所有针对其癌症的常规治疗，只接受草药治疗，多年来我目睹她的病情不断恶化。我唯一能做的就是等待她的转变，但我没能等到这一天，最终患者英年早逝。日复一日，年复一年，看着患者的痛苦经历和挣扎，医生也会深受影响。即使现在，当我笔耕至此，仍仿佛能看到患者的面庞，听到他们的声音，哪怕其中有些早已谢世已久。每当散步遛狗、去超市购物或路过患者旧居时，我仿佛能看到他们的灵魂，许多患者仍然在我脑海中栩栩如生。

患者的情绪、医生的情感都聚集于这一方小小的诊室。患者常常会在我们心中激起强烈的情感；而这种情感，我们只能去理解，不能去回应。这些情感并非直接源于患者本身，而是由于医生过去的痛苦经历在与患者接触的过程中被间接唤醒。例如，一名医生早年失去母亲，就可能对刚刚失去双亲的患者过度同情；如果一名女患者唤起了医生对自己母亲的回忆，则医生也会对其倍加同情。这在精神分析文献中通常被称为移情和反移情。这两种情况可能发生在任何医生和患者的互动中，在心理治疗等医患关系更紧密的情况下极易发生。如果没有安全的空间去思考患者给自己带来的情绪影响，这些情绪就会"依附"在医生身上，由其独自承受。

患者也会激起医生强烈的负面情绪，不是因为他们唤醒了我们过去的记忆，而是因为患者本身可能令人生厌、难以相处或表现粗鲁。例如，患者处于醉酒状态、有暴力倾向、提出无理要求或做出不可理喻的事情。如果没有同行的坚定支持，没有足够的安全感，没有做好自我情绪管理，我们就会心怀负面情绪，感到内疚，尽管没有人愿意承认这一点。

很少有工作要求人们去不断迎合别人的需求，然而，结束一天的工作后，医生的情绪仍然会留在诊室或病房里走不出来。无论我们的感受如何，无论经历了多么艰难的时刻，无论忍受了多少创伤，也无论有多少生活的悲伤在前方等待，在诊室里，我们都必须始终心系患者，关注患者需求，做到客观并且专业。记得母亲去世的那天，我不得不坚持出诊，将工作临时转交他人为时已晚，其实更主要的原因是我难以面对现实，而非院方的管理问题。尽管我悲痛欲绝，但必须把注意力集中在患者身上，必须把他们放在第一位。这就是我所理解的工作中的"情绪劳动"，这个术语最早由美国社会学家阿莉·霍克希尔德（Arlie Hochschild）使用[4]。情绪劳动是指管理或抑制个人情感，以免影响对他人的关照和付出。医生工作所伴随的情绪劳动，使医生成为精神疾病高风险人群。当服务员工作一天诸事不顺，却要面带微笑地询问顾客："今天过得好吗？"这一场景正如医生所面对的患者或环境，虽然内心的恐惧或厌恶促使我们意欲退缩，却仍然要使自己保持镇静。表面上，情绪劳动意味着从业人员控制或改变情绪反应，从而使观察者（此处指患者）无法识别出他的真实感受。人的表达和感觉之间的不匹配会导致认知失调——如果差距太大，还会导致内疚、焦虑、抑郁和倦怠[5]。如何调节与患者的情感交流，如何处理行为与现实之间的不协调，这都是难题，尤其是当医生没有时间停下来与同行共同反思时，这一问题会尤为突显。

医生工作的本质是努力满足患者的要求并处理患者带来的情绪痛苦。患者将恐惧无意识地"转嫁"给医生，减少了自己的恐惧（用精神分析的术语来说，就是"情绪投射"）。在医疗行业，患者的情绪投射能够得到充分回应，因为医生都有精心照料患者的期望。患者在最脆弱的时候去找医生，希望医生能抑制其对死亡的恐惧。有些人甚至希望医生阻止死亡的来临，尽管这难以实现。在工作中，我经常看到患者对医生及医疗抱有不切实际的幻想，企盼他们具有神奇的力量。例如，当患者身患绝症，濒临死亡时，亲属在最后一刻才拨打急救电话，要求把至亲从床榻带到医院，以期给他"最后的机会"，可数小时后，结果等来的却是亲人在医院离世。在查理·加德（Charlie Gard）的案例中，一名婴儿患有罕见而严重的遗传疾病，无法治愈。父母将医院告上了高等法院，要求获得允许把孩子带到国外，接受实验性干预，但这一实验仅在老鼠身上做过。就连教皇和美国前总统特朗普也深切关注此事。人们相信死亡可以永远被推迟，即使这些人已身患绝症。当然，虽然有时难以言说，但死亡终究是无法避免的，这也是医疗行业的阴影。虽然医疗服务通常是为了拯救和延长生命，但死亡的幽灵从未远离[6]，因此，大多数医院都设有太平间。我相信，正是这种对医学的期待与现实之间的不匹配，引发了医生的职业倦怠；还有医生面对痛苦时的绝望，最终导致抑郁症的发生。拒绝承认死亡的现象广泛存在。

精神分析学家伊莎贝尔·孟席斯·利思（Isabel Menzies Lyth）曾在20世纪50年代对护理专业的学生开展研究。她指出，当社会出现难以解决的问题时，会将相关焦虑转嫁给医院、疗养院和监狱等机构，从而为自己开脱[7]。余下的焦虑就表现为对承担这些苦差事的人群进行美化或诋毁。因此，并不意外，卫生部门领导者会把对医疗行业生死存亡的恐惧转嫁到全科医疗行业，所以这一行业既是国家医疗服务体系的救世主也是替罪羊。这也许可以说明为什么儿科医生尽管到目前为止堪称是卫生系统的宠儿，却受到越来越多的辱骂、投诉和起诉。医学使患有慢性病和疑难病的儿童得以存活，而父母却将养育患儿的情绪投射到儿科医生身上，医生必须接受并面对这些痛苦的情绪投射。从心理上讲，为他人承担情绪上的痛苦很难，然而却鲜有人提及。因此，一直以来，我们工作一直存在阴暗面，每天都会目睹此类事件的发生。我们在某一点上总会使患者失望，要学会接受这一事实，医学的精髓就在于学会接受这种失败。我们需要支持、心理督导和足够的空间来深入洞察自己的情绪。然而可悲的是，所有这些需要在现代医疗系统中都是严重缺失的。

社会经济因素

我自幼就相信医学是一门以科学为基础的艺术，精准的临床诊断基于良好的人际关系与科学知识。书本知识无法帮助我们有效应对每位患者的特殊情况。学会在医学的科学性和艺术性之间取得合理平衡并不容易，如果不能做到这一点，焦虑便会产生。

在世界各地，医生都面临着医疗危机，现实要求医生时刻关注疾病而不是患者，关注科学而不是关爱。早在 1927 年，哈佛大学教授弗朗西斯·皮博迪（Francis Peabody）就发现了这一点。

资深医疗从业者批评年轻医生学习了大量关于疾病的机制，但是关于护理实践却参与很少——或者更坦率地讲，他们太"科学化"，不知道如何照顾患者[8]。

近一个世纪后，随着医学沦为测量、监测和生产力的数字游戏，这一关怀的艺术面临着更大的压力。现在医生们很少有机会践行其护理技能，一直受到市场或外部力量的干扰。这否定了患者的独特性和医生的创造力。在关于全科医生的文章中，老年医学专家史蒂夫·伊尔利夫（Steve Illife）谈到了随着医学角色的改变而产生的失调。

这项技能原本关注医患关系的独特性，如今却转向大规模制造业，专注于患者的接待量[9]。

英国皇家全科医师学院（Royal College of General Practitioners）前院长爱奥那·希斯（Iona Heath）回忆道，1974年开始职业生涯时，她认为服务公众意味着可以做一些善事。随着市场经济的转型，却体验到了痛苦和沮丧，对医学职业的追求已经变成了"卑鄙"的行为[10]。这些人所表达的是职业理想的丧失，也是医生与患者之间特有关系的丧失，我并不完全同意他们的言论。提供个性化的医疗服务越来越困难，但我认为正是这种不惜代价为其抗争的精神才是医生的痛苦所在。当今的医生与伊尔利夫和希斯时代的医生一样无私、有爱心、心怀忠诚，只是需要付出更多努力才能实现期望的目标。

行医之路变得愈发艰难，因为医疗机构内部原有的能够防御医生精神问题的保护性因素已经消失。哈罗德·埃利斯（Harold Ellis）是一名外科医生，在1948年取得行医资格（他是我学生时代的老师），他描述了自己积极进取的工作经历。尽管需要随叫随到，但工作仍然给他留下了美好回忆，"我们互相熟悉……这是一个充满快乐和兄弟之情的集体[11]。"那一代医生是以第一人称做的讲述，谈到了他们所在的集体及来自同事的坚定支持。我也感同身受。同事之间的相伴是无价的，不仅提供了学习的机会，也能得到支持和归属感。我所在的医院有一个医生社交中心，并配有餐厅，我们可以在那里吃饭，分享故事，而不用担心患者听到。我觉得自己不仅是治疗小组的一员，也是医院的一员。然而在今天，人与人之间、个人与机构之间却普遍缺乏这种联系。

几十年来，人们对待医生的方式也发生了变化。在埃利斯那个年代，医生每天早上醒来时，早餐都由服务员送到房间；皮鞋前一晚就有人帮忙擦亮；其他医生则在社交中心有免费住宿、享受三餐、洗衣服务及客房清洁服务[11]。而现在的医生甚至连挂外套的钩子都没有，更不用提吃上热饭、有房间休息。轮休不合理、缺乏人手、不断值班，以及对医生的照护缺失，随之而来的是医生丧失了归属感，没有院方的关怀，感觉自己更像漂泊不定的工人，而不是住院医师。现在的医生培养方式已经变得分散，不能将医生更好地团结在一起，有各自为战的风险，他们只能各自保护好自己的心理防线。

随着慢性疾病患者寿命的延长，患者和医生之间无形的等级正在迅速消失；随着谷歌搜索及网络沟通越来越便利，医生不再是患者获取医疗信息的独家渠道。在《医学面貌的改变》一书中，英国医学会和来自世界各地的参与者研究了影响医生健康和精神面貌的因素，同时也聚焦医生传统角色和地位的改变所导致的心理健康问题[12]，在其中探讨了我们熟悉的主题：医生得不到持续的照护；医疗保健行业市场化的不良后果；职业精神本质的改变及高强度的工作负荷。而另一个困扰国家医疗服务体系的主要因素是无休止的重组，这也在困扰其他国家的医疗体系。

幸福感缺失的不仅仅只有医生，许多其他从业者，包括法律和教育从业者，都受迫于机构结构的束缚，导致自主权和地位的丧失，得不到尊重。1982年，社会学家保罗·斯塔尔（Paul Starr）写道，20世纪，医学是"一个例外，艰苦卓绝地支撑着已日渐衰落的独特行业传统……"但现在，这一例外也可能会被迫服从于管理规则[13]。他的开创性著作谈到了医疗权威的增长（超过了宗教权威），部分原因是医生掌握的知识越来越多。权威意味着拥有特殊的地位和权力，医生一直是这种地位和权力的享有者，直到近代技术革命后，知识分享才更加平等。

个人因素

除了社会政治因素和行业现实原因之外，医生本身也有罹患精神疾病的风险因素[14]。医学院校遴选过程很严格，必须满足苛刻的入学条件，需要成绩优异并要参加高难度面试。有志于此的人需要表现出决心、智慧和在压力下努力工作的能力；必须善于沟通，志愿奉献医疗事业。大学临床能力倾向测试（University Clinical Aptitude Test，UCAT）是英国医学院校用来评估学生是否适合从医的入学测试。根据学生的特质来评估受试者，包括语言测试、量化分析和抽象推理、决策制订和情景判断等手段。如今，不同于我当年的入学条件，现在的医学生成绩必须突出。而能突破重重关口的学生都具备共同特质，人们认为这些特质是培养优秀医生的基础，包括耐心、无私、担当和品德高尚。当面临压力和工作挑战时，不能表现出软弱或优柔寡断，必须以他人为先。然而这些令人生畏的特质可能会被夸大，导致医生对自己或同事的错误越来越不宽容，追求完美，永远感觉自身"不够好"。学者珍妮·弗斯·科岑斯（Jenny Firth Cozens）的研究指出，医生的工作难度大，又需要大量情感投入，这就导致面对压力时会进行过度的自我批评[15]。一些医疗从业者使用了不合理的应对策略，如情感疏离，而不是去积极应对压力，这会增加他们的心理困扰[16]。其他常见的心理问题包括责任感过强、希望取悦他人、对无法控制的事情感到内疚、自我怀疑和强迫症[17]。

完美主义是医生最普遍的性格特质之一。完美主义者追求完美无缺，为自己和他人设定极高的标准，导致其会越发陷于自我批评的境地[18, 19]。医疗行业对错误的容忍度不断降低，人们认为团队中有完美主义者存在，是一件积极并且值得肯定的事情。因此寻求"完美医生"是医生、患者和卫生系统之间的共同追求。这体现在当前的"零自杀"方案、无止境地提高医疗质量，以及杜绝所谓的"绝不事件"（指必须杜绝的灾难性错误，如手术中错误截肢）等方面。在整个工业化国家，年轻人面临比他们的父母更加艰难的社会和经济环境，一生中都在面对压力以期功成名就[20]。当今的医学生很清楚，他们一直在接受审视。他们的每项工作都会被评分，这将决定其最终的分数，这还会对年轻医生的培训岗位、科研补助及职位晋升产生影响。这一切使他们努力追求完美已成为新常态[21]。

完美主义者的行为（更加努力、延长工作时间、更加积极主动）与倦怠感、抑郁症和焦虑症的增加成正相关，这些影响甚至超出了工作范围。研究显示，完美主义对医生非但没有任何益处，反而对工作有害，甚至会对工作之外的生活产生影响，进而造成严重的精神疾病[22]。

27 岁的夏洛特（Charlotte）是一名优秀的实习医生，无论在学业上，还是在体育和音乐方面都是佼佼者。当她的弟弟突然离世，面对这种艰难痛苦的境遇时，她仍然专注于学业，不想碰触自己的丧亲之痛。她顺利从医学院毕业，并获多项荣誉。她批评同事不像她一样努力工作。在一次培训中，她发现自己变得越来越焦虑，害怕犯错，总是反复检查自己的工作，甚至在休息日也依然如此，以确保诊断没有对患者造成伤害。一天，一位患者在她值班期间意外死亡。她将责任归咎于自己，尽管同事及案件审查都证明了她的清白。但从此以后，她愈发恐惧，害怕犯错，每次值班都提前 2 小时到岗。为了专注于工作，她甚至和伴侣分手。最终她感觉难以忍受这种恐惧，吞服了大量药物，被室友发现。

我所在的心理服务中心出现了数百个"夏洛特"，和其他医生一样，他们把"完美"的需要内化了，因为其早在进入医学院之前就已经被灌输这一点，在随后的培训期间被强化。医生及医疗文化都推崇这种典范，在这种文化中，犯了错误的人会受到惩罚。在医学院校，人们努力学习可以取得预期的成绩，但取得行医资格后，即便努力也不能保证一定会取得成就。医生所要求的完美在医疗行业中是无法实现的，而且这种对完美的要求会对医生造成不利影响[22]。

在《上帝之家》一书中，塞缪尔·舍姆（Samuel Shem）讲述了一名年轻医生在美国医院的实习经历，一名高年资住院医师（绰号为胖子）给年轻医生上了重要的一课，教他如何应对失眠和夜间不断接诊的状况：

"胖子"说，关键就是要承认你的工作是个糟糕的差事，你无法逃脱，那就想方设法把它完成，既然我们本身很出色，而且在这么好的地方实习，那么你做到这种程度就已经很棒了，并且无与伦比[23]。

"胖子"教给实习医生一个重要的应对机制，那就是不用追求完美，接受"足够好即可"，也许这是我们都要认真学习的一课。了解我们能力的极限，或许是应对医疗这一终生事业问题的最好解药。

学医的选择受到有意识和无意识动机的影响，任何选择都如此。所谓有意识的动机，最合情理的原因是此人擅长科学，希望从事一项有趣的职业来帮助他人。抑或是来自父母的压力促使一些人学医，希望实现父母未竟的事业，不过当孩子发现择业错误时就会产生问题。同样，无意识的动机也很重要，它能预测一些人更容易罹患精神疾病的原因。虽然无意识的动机往往是推测性的，但有证据表明，对童年创伤进行补偿是一个重要因素[24-26]。这就是我选择学医的根本原因，即出于对身为全科医生的父亲的敬佩。在我年岁尚幼时，父亲就离开了家，我努力培养对医学的热爱，以及这一选择带给我的一切，这意味着我可以更"合理地"和他在一起，这对我很重要。出于对医学的兴趣，我可以去看他的手术，和他一起随访，还可以一起谈论如何做一名医生。我对他的依恋与日俱增，我相信他也如此。我觉得自己"很特别"，因此，不出意料，我也成了一名医生，继而成为全科医生。

医疗职业可以赋予我们知识和技能，以解决曾经的情感困扰，并通过给予他人关怀和照料来弥补自己的缺憾。这些都是学医的良好动机，但是有证据表明，正是由于这些动机，当特定的临床经历唤起学生之前的情绪困扰时，他们更有可能出现心理问题 [27]。潜意识中想要治愈所爱之人的愿望未能如愿，就会变成执着的动力，驱使其照顾更多人、变得愈加无私地努力工作。这就是"带伤的治疗者"行为，如果不对此加以控制，创伤就很难得到修复和愈合；相反，若他们意欲治疗不治之症，却反复失败，这又会驱动相关情绪，驱使他们投身于不可能完成的任务。然而这并不意味着他们不适合行医。我的事业曾经蒸蒸日上，我希望对患者而言，我一直是个好医生。当我们能坦然面对童年时期的情感困扰，并意识到自身的脆弱性之后，我们就更有能力去同情和关心他人 [28]。弗斯·科岑斯（Firth Cozens）的研究证实了这一点 [29]，她发现，在学生时期和行医初期有抑郁经历的医学生往往比同龄人更富有同情心，更具有自我批判意识，而所有这些都是医生应该具备的品质。

结论

本章讨论了医生罹患精神疾病的三大风险因素，即工作中的情绪劳动、医生的个体因素（特别是完美主义）及更广泛的社会政治因素。根除这些因素绝非易事，因为其中一些因素数千年来已在医生身上和社会环境中固化。尽管面临种种困难，但是我们要铭记，大多数医生在工作中会茁壮成长。与人交往、从事一份能对他人产生影响的职业，这本身就能让人收获满满，成就感油然而生。一天工作结束后的喜悦、满足和成就感可以使人情绪饱满、精神焕发，充满热情地面对新的一天。

参考文献

[1] Zuger A. Dissatisfaction with medical practice. *N Engl J Med* 2004; **350**: 1.

[2] Smith R. Why are doctors so unhappy? *BMJ* 2001; **322**: 1073–4.

[3] Lief HI, Fox RC. Training for 'detached concern' in medical students. In: HI Lief, VI Lief, NR Lief (eds). *The Psychological Basis of Medical Practice*. New York: Harper

& Row, 1963, p. 13.

[4] Hochschild AR. *The Managed Heart: Commercialization of Human Feeling*. Berkeley: University of California Press, 1983.

[5] Schwenk T, Gold K. Physician burnout-a serious symptom, but of what? *JAMA* 2018; **320**(11): 1109.

[6] Nitsun M. *Beyond the Antigroup: Survival and Transformation*. London: Routledge, 2015.

[7] Menzies Lyth I. *Containing Anxiety in Institutions*. London: Free Assoc. Books, 1992, p. 209.

[8] Peabody FW. *The Care of the Patient*. 1927; **88**: 877–82.

[9] Illife S (2008). *From General Practice to Primary Care. The Industrialisation of Family Medicine*. Oxford: Oxford University Press, 2008, pp. 2–3.

[10] Heath I. *Love's Labours Lost: Why Society is Straitjacketing its Professionals and How We Might Release Them*. Presentation at The Royal Society of Edinburgh Michael Shea Memorial Lecture; organised in partnership with the International Futures Forum, 2012.

[11] White C. Feature, Junior Doctors Was there ever a golden age for junior doctors? *BMJ* 2016; **354**: i3662. https://doi.org/10.1136/bmj.i3662 (published 6 July 2016).

[12] British Medical Association. *The Changing Face of Medicine and the Role of Doctors in the Future*. Presidential project, 2017.

[13] Starr P. *The Social Transformation of American Medicine: The Rise of a Sovereign Profession and the Making of a Vast Industry*. USA: BasicBooks, a division of HarperCollins Publishers, 1982.

[14] Brooks S, Gerada C, Chalder T. The specific needs of doctors with mental health problems: qualitative analysis of doctor-patients' experiences with the Practitioner Health Programme. *J Mental Health* 2017; **26**(2): 161–6. DOI: 10.1080/09638237.2016.1244712.

[15] Firth-Cozens J. Predicting stress in general practitioners: 10 year follow up postal survey. *BMJ* 1997; **315**: 34–5.

[16] Tattersall AJ, Bennett P, Pugh S. Stress and coping in hospital doctors. *Stress Medicine* 1999; **15**: 109–13.

[17] Vaillant GE, Sobowale NC, McArthur C. Some psychological vulnerabilities of physicians. *N Engl J Med* 1972; **287**: 372–5.

[18] McManus IC, Keeling A, Paice E. Stress, burnout and doctors' attitudes to work are determined by personality and learning style: a twelve-year longitudinal study of UK medical graduates. *BMC Med* 2004; 2: 29.

[19] Brewin CR, Firth C. Dependency and self-criticism as predictors of depression in young doctors. *J Occup Health Psychol* 1997; **2**: 242–6.

[20] MORI. Global Trends Survey [Internet]. 2014. Available from: www.ipsos.com/ sites/default/files/publication/1970–01/ipsos-mori-global-trends-2014.pdf.

[21] Curran T, Hill A. Perfectionism is increasing over time: A meta-analysis of birth cohort differences from 1989 to 2016. *Psychol Bull* 2019; **145**(4): 410–29.

[22] Swider B, Breidenthal A, Bujold Steed L. *The Pros and Cons of Perfectionism, According to Research* [Internet]. Harvard Business Review. 2018 [cited 28 September 2019]. Available from: https://hbr.org/2018/12/the-pros-and-cons-of-perfectionism-according-to-research.

[23] Shen S. *The House of God*. London: Black Swan, 1985, p. 75.

[24] Johnson WDK. Predispositon to emotional distress and psychiatric illness amongst doctors: The role of unconscious and experiential factors. *Br J Med Psychol* 1991; **64**: 317–29.

[25] King E, Steenson C, Shannon C, Mulholland C. Prevalence rates of childhood trauma in medical students: a systematic review. *BMC Med Educ* 2017; **17**(1): 159.

[26] Bowlby J. The making and breaking of affectional bonds. *Br J Psychiatry* 1977; **130**(3): 201–10.

[27] Sacks MH, Frosch WA, Kesselman M, Parker L. Psychiatric problems in third year medical students. *Am J Psychiatry* 1980; **137**: 822–5.

[28] Zigmond D. Physician heal thyself: the paradox of the wounded healer. *Br J Holistic Med* 1984; **1**: 63–71.

[29] Firth-Cozens J. Emotional distress in junior house officers. *BMJ* 1987; **295**: 1177–80.

第 4 章 精神疾病正在不断攀升

Clare Gerada 著　　孙志楠 译

研究文献中的观点普遍认为，医生罹患精神疾病的现象在过去并不存在，只是现代社会的产物。但在本书第 2 章，艾米·威尔逊（Amy·Wilson）的真实案例中记录了不同年代医生的患病经历，这证明医生早已不堪精神疾病的困扰。医生维肯蒂·维雷萨耶夫（Vikenty Veresaeff）在其回忆录《一个医生的自白》中作了第一手记录，描述了医生的痛苦[1]。艾米·威尔逊指出这本书值得深入研读。此书出版于 1904 年，当时出现的许多问题也是当今医生处境的写照。从踏入医学院校门伊始到取得行医资格后的 10 年左右时间，维雷萨耶夫一直致力于此书的创作，书名中提到的"自白"讲述了医学"力量"的脆弱和公众对医疗行业的信任。这本书以悲伤的语调记录了作者的受训及工作经历。和当代许多大学生一样，开始踏入行业时他异常兴奋，但很快各种经历让他变得消沉和沮丧。他写道，"如果得知了真相，外行人可能会失去对医疗及从其业人员的信心。"事实上，维雷萨耶夫已经丧失帮助患者的信心，并将医学描述成一系列令人恐惧、紧张和焦虑的场景：患者病情突然恶化、人们深陷不治之症的痛苦、患者苦苦挣扎寻求宽慰，还有那些濒临死亡的患者，以及难以避免的医疗事故。

他谈到了当时的恐惧，当他还是临床专业一年级学生时，就在"研究活人的痛苦"。他抱怨其中的压力，抱怨医生群体独有的幻灭感，也抱怨同事抑郁症和自杀的高患病率，有 10% 的人选择自尽。他把自己和同事面临的种种问题归咎于以下几点：患者对"医生权力"不切实际的期望、微薄的工资和不良的工作环境、投诉和起诉风气，以及持续的工作负荷。他甚至提到了"贬损医生的廉价小报"。在过去一个世纪里，这些现象没有丝毫改变。虽然他没有使用"职业倦怠"这个词（约 70 年后该词才得以启用），但他确实显示出了职业倦怠的许多特征，并在文献中首次对其症状进行描述：

有时候，当你陷入沮丧时，头脑中只有一个念头——背对所有人，远离令人疯狂的人群，感受自由与平静，哪怕只是片刻 [2]。

在 20 世纪初，人们通常会忽视并否认医生的痛苦。例如，《英国医学杂志》的一篇评论抨击道，"我们看到一名苏联医生在众目睽睽之下洗脏内衣，其行径令人生厌，而他却竭尽哗众取宠之事来吸引人们的目光。"接着又写道，"维雷萨耶夫的《一个医生的自白》是垃圾，应被唾弃，不能登上大雅之堂 [3]。"

我在 1983 年取得了行医资格，虽然我知道有些医生罹患精神疾病，在苦苦挣扎，但大家却一直讳莫如深。一些医生后来消失了，在培训轮岗和会诊岗位上都不见踪影，从人们窃窃私语的传言中得知他们抑郁甚至自杀了。1986 年，我在《莫兹利公报》[莫兹利（Maudsley）医院的内部杂志] 上撰文，讲述了自己作为一名住院医师的经历，这篇文章 20 年后偶然又被我发现，于是我将其命名为《唯恐我们忘记》。在中心位置登载有我和另外 3 位住院医师的照片。文章描述了我为期 6 个月的产科工作经历，我记录下那些不眠不休、随叫随到的夜晚，以及这段经历对我们造成的毁灭性伤害。我们彻夜不眠，难以集中注意力，发现生活毫无乐趣。和许多同龄人一样，我在当时责怪自己没有能力应对这一切。我在文中写道：

我开始理解住院医师抑郁乃至自杀的原因，有些人就在值班室里结束了自己的生命。

很少有医生谈论他们的精神痛苦，尽管提到了疲劳、愤怒、缺少支持、害怕犯错和遭遇投诉等困难。一位医生写了一篇关于精神疾病的文章，其中文字发人深省：

吃饭喝水是人类的本能，是什么职业会让其从业者频繁地放弃这种本能而只顾不停地工作？我觉得自己在精神上和肉体上都受到了折磨[4]。

精神疾病发病率在不断攀升

近年来，医疗行业精神疾病发病率似乎在不断攀升，引发人们更多关注。然而，发病率究竟上升、下降还是保持不变，一直缺乏相关研究进行客观分析。鲜有研究能够使用相同方法对同类人群在不同时期开展调查，此领域相关权威研究停留在 30 年前[5, 6]。然而，如果仅仅从报纸、广播电视、社交媒体或学术会议上的信息来判断，人们会得出这样的结论：我们正处于一场"精神疾病"危机之中。精神疾病也存在于其他专业群体中，如社会工作者、教师、记者、警察，以及学生和学龄儿童，所有群体似乎都"处于危机之中"。然而，我们需要持谨慎态度，也许这一切并不足以证明疾病的增加。在下定论之前，需要考虑一系列可能的情况。或是因为疾病甄别过程更加完善；或是因为卫生专业人员培训的加强，更容易发现患者的心理健康问题；抑或是因为人们谈论精神疾病意愿的增加，更希望去寻求帮助。虽然当前医生对精神疾病持有正确的认识，但我认为，要像公开讨论消化不良疾病那样去讨论精神疾病，我们还任重而道远。

人们之所以认为精神疾病的发病率在上升，也许是因为人们倾向于将考试不及格、害羞或孤独时所显现的痛苦都归类为精神疾病。这一点有证据证明，我们会看到很多医生（主要是年轻人），在工作场所显露出痛苦（如患者去世后悲伤涕泪）时，他们会被鼓励去寻求专业心理援助，而不是寻求朋友和同事的支持。

阿尔温德（Arvind）正在进行儿科急症的收尾工作。这是近几个月来第四例复苏手术失败。他心灰意冷，感到绝望，非常沮丧。虽然他知道每个病例他都无能为力，因为孩子们病情实在严重，难以存活，但他还是因无法抑制悲伤而失声痛哭。主任询问原因，他讲述了孩子死亡带给他的感受。主任告诉他要及时向职业健康部门报告，并嘱咐他休息一段时间，直到"心理健康状况好转再来上班"。

阿尔温德正经历着对异常情况的正常（急性调整）反应。然而，这种反应却被视为病态，被认为是职业健康问题，并被贴上了精神疾病的标签。其实，也许给予温和的拥抱、长者对晚辈的开导，于他们而言是更好、更恰当的回应。

其他影响研究结果的因素是我们"衡量"精神痛苦的方式所产生的偏差，以及提问者的角度不同。针对特定职业的调查研究可能存在系统性偏差[7]。例如，一篇综述将两种研究进行了比较，一种关注单一职业群体（如教师、医生、社会工作者、警察），另一种关注大规模群体随机样本。结论是，在大规模群体研究中，人们很少报告常见精神疾病症状，而针对特定工作群体的研究中则出现了更多疾病症状。这意味着，在针对特定职业群体（如医生、护士、教师）的调查中，其痛苦程度可能被高估。因为特定职业群体调查所提出的问题多与工作相关，他们会以问卷为媒介表达自身的不满，因此造成调查结果的偏差。只有消除这些偏差，才能真正得出医生精神疾病发病率上升的结论。

担忧加深，数字真实

只要有研究就会出现相互矛盾的结果。一项纵向研究发现，精神疾病发病率在 3 年内没有显著增加 [8]；而另一项研究发现，精神疾病发病率在 8 年内显著增加 [9]。弗斯·科岑斯（Firth Cozens）的纵向研究发现，压力高于阈值水平的医生比例稳定在 28% 左右 [10, 11]。最近一项 Meta 表明（涉及 1963—2015 年发表的 54 项研究），抑郁症的患病率平均每年增长 0.5% [12]，尽管这可能也反映了普通人群（尤其是年轻女性）精神疾病发病率的上升。

每年来服务中心寻求治疗的医生越来越多，其病情与精神科门诊的患者一样严重 [13]。最近大量调查结果显示，医生的痛苦水平不断上升，没有得到任何缓解，这与我的观察相一致。医生精神疾病的发病率是否真正上升，很多机构对此表示深切关注，如英国国家医疗服务体系（National Health Service，NHS）[14-16]、英国健康教育机构（Health Education England）[17]、英国医学总会（General Medical Council，GMC）[18]、英国医学会（British Medical Association，BMA）[19, 20]、英国医疗工会（UK Medical Trade Union）、世界医学会（World Medical Association）[21]、加拿大医学协会（Canadian Medical Association）[22]、美国医学协会（American Medical Association）[23]。不但精神健康服务机构提供的数据令人担忧，一些间接测定的数据也体现了医生的不满情绪激增，足以让人忧心忡忡，如过早离职的人数增多（有些医生获得行医资格两年后就选择离职）、选择兼职的医生数量增多、患病医生数量也在攀升。精神疾病问题多出现在医生职业生涯的初期和末期。有 1% 的医学生因健康问题不能获得行医资格，其中一半是心理问题。职业生涯末期也同样如此，40% 的医生会由于精神问题选择提前退休 [24]。

所有医生都在遭受痛苦，但全科医生罹患精神疾病的比例最高。英国医学总会（GMC）的年度报告（2019 年医学教育状况）[25] 发现，尽管所有医生都在努力承担其工作负荷，但全科医生面临的问题尤其严峻；据调查，1/6 的全科医生表示难以承受日常工作量。这一比例是专科医生的 2 倍以上，是助理医生的 4 倍，是规培医生的 5 倍以上。与其他医生相比，全科医生的职业倦怠风险也最高。虽然他们坚守在卫生系统的"前沿阵地"，承受着巨大的工作负荷，却与逐渐缩减的收入不成正比。因此，全球研究发现，尽管世界各地的医生工作负荷存在差别（涉及工作数量和复杂性）[30]，但总体而言，全科医生精神痛苦和倦怠率最高 [26-29]。曼彻斯特大学（University of Manchester）多年来一直致力于调查全科医生的幸福感，最新报告于 2018 年发布 [31]。调查的重点是全科医生的工作经历，调查问题包括：对工作各方面的满意度、工作压力来源（包括经济压力、对医生的各项要求和工作负荷），以及工作总体经历和未来的工作意向（包括工作时间增减和辞职意向）。尽管从 2015 年至今的调查结果显示，满意度和压力源几乎没有改变，但职业满意度过低及工作压力水平过高现象非常显著。英国医学总会最近调查显示，90% 的全科医生和 75% 的专科医生工作负荷过重，医疗行业对医生的要求过高 [18]。

　　精神疾病的高患病率并不仅仅存在于全科医生群体，其他医生也承受着日益增加的工作压力。由于全科诊室无法满足患者需求，患者转而去急诊室寻求治疗。医生穿梭在偌大医院的无数病房照顾重症患者，病床的短缺更加重了医生的工作负荷。医生过去在值班时会有一些休息时间，能够与护理人员进食茶点，但现在每个人都在拼命工作，甚至顾不上吃饭喝水。2018 年 [32] 发布的名为《适应、应对、妥协》的研究表明，劳动力短缺的压力会导致医生产生紧张和不适感。一项针对英国国家医疗服务体系的调查发现，超过 1/3 的医生表示因工作压力 [33-35] 而感到不适，在去年这一比例为 10%。英国医学总会报告发现，由于压力导致的疾病不断上升。在规培医生中，有 18% 的医生报告称，在前一年曾因工作压力而休假，而医生总体休假的比例为11%[32]。2018年，加拿大医学协会也开展了调查，虽然近60%的受访者称，他们的心理健康状况良好，但调查结果仍令人十分担忧，如倦怠比例高、有抑郁和自杀意念，在女性医生中尤为突出[22]。

结论

无论是否有数据支撑，这种危机也不容否认。也许上述调查不足以揭示精神疾病增长速度之快、社会影响之深，但我们还是能感觉到整个行业的情绪都在发生变化，朝着抑郁、倦怠和沮丧的方向发展。医生的情绪问题亟待解决。英国医学会前任主席迪内什·布格拉（Dinesh Bhugra）的报告显示，25%的医生患有心理健康问题[36, 37]，他指出：

这份报告清晰表明，当前医务人员正在遭受精神健康危机，这让我们警醒。医生当前的压力与其精神健康问题之间的关联，必须立即引起高度重视。

参考文献

[1] Veresaeff V. Simeon Linden (translator). *The Confessions of a Physician*. London: Grant Richards, 1904, p. ix.

[2] Veresaeff V. Simeon Linden (translator). *The Confessions of a Physician*. London: Grant Richards, 1904, p. 176.

[3] Lichterman B. *Memoirs of a Physician*. BMJ 2007; **335**(7614): 307.2–307.

[4] Paiba N. Running on empty. In: Jones P (ed). *Doctors as Patients*. Oxford: Radcliffe Publishing, 2005, p. 31.

[5] Scheurer D, McKean S, Miller J, Wetterneck T. US physician satisfaction: a systematic review. *J. Hosp Med* 2009; **9**: 560–8.

[6] Murray A, Montgomery J, Chang H, Rogers W, Inui T, Safran D. Doctor discontent. A comparison of physician satisfaction in different delivery system settings, 1986 and

1997. *J Gen Intern Med* 2001; **16**(7): 452–9.

[7] Goodwin L, Ben-zion I, Fear NT, Hotopf M, Stansfeld SA, Wessely S. Are reports of psychological stress higher in occupational studies? A systematic review across occupational and population-based studies. *Plos One* 2013; **8**(11). doi: 10.1371/journal.pone.0078693.

[8] McManus I, Winder B, Gordon D. The causal links between stress and burnout in a longitudinal study of UK doctors. *Lancet* 2002; **359**: 2089–90.

[9] Taylor C, Graham J, Potts H, Richards M, Ramirez A. Changes in mental health of UK hospital consultants since the mid-1990s. *Lancet* 2005; **366**: 742–4.

[10] Firth-Cozens J. The psychological problems of doctors. In: Firth-Cozens J, Payne R (eds). *Stress in Health Professionals: Psychological and Organizational Causes and Interventions*. London: Wiley, 1999.

[11] Wall T, Bolden R, Borrill C, et al. Minor psychiatric disorder in NHS trust staff: Occupational and gender differences. *Br J Psychiatry* 1997; **171**(6): 519–23.

[12] Mata DA, Ramos MA, Bansal N, et al. Prevalence of depression and depressive symptoms among resident physicians: a systematic review and metaanalysis. *JAMA* 2015; **314**(22): 2373–83.

[13] Gerada C, Ashworth M, Warner L, Willis J, Keen J. Mental health outcomes for doctors treated at UK Practitioner Health Service: a pilot study. *Res Adv Psychiatry* 2019; **6**(1): 7–14.

[14] NHS England. National NHS Staff Survey 2018 [Survey]. Data accessed 30 October 2019. Available from: www.england.nhs.uk/statistics/2019/02/26/2018–national-nhs-staff-survey-in-england. Additional analysis conducted on data provided by NHS England.

[15] 2015 HSC staff survey regional report | Department of Health [Internet]. Health Available from: www.health-ni.gov.uk/publications/2015–hsc-staffsurvey-regional-report.

[16] NHS Wales. NHS Wales Staff Survey 2018: National report [Internet]. 2018. Available from: www.wales.nhs.uk/sitesplus/documents/866/4.3b%20National%20Staff%20Survey%20Report.pdf. Additional analysis conducted on data provided by NHS Wales.

[17] NHS Health Education England. NHS Staff and Learners' Mental Wellbeing Commission [Internet]. 2019. Available from: www.hee.nhs.uk/sites/default/files/documents/NHS%20%28HEE%29%20–%20Mental%20Wellbeing%20Commission%20Report.pdf.

[18] ComRes (2019) *What it means to be a doctor*. Available from: www.gmcuk.org/-/media/documents/what-it-means-to-be-a-doctor-report_pdf-79704293.pdf (accessed 1 November 2019).

[19] British Medical Association. The changing face of medicine and the role of doctors in the future [Internet]. 2017. Available from: www.bma.org.uk/collective-voice/policy-and-research/education-training-and-workforce/changing-face-of-medicine.

[20] British Medical Association. Caring for the mental health of the medical workforce [Internet]. 2019. Available from: www.bma.org.uk/collectivevoice/policy-and-research/education-training-and-workforce/supporting-the-mental-health-of-doctors-in-the-workforce#report1.

[21] World Medical Association. WMA statement on physicians wellbeing. Available from: www.wma.net/policies-post/wma-statement-on-physicians-well-being.

[22] Canadian Medical Association. CMA National physician health survey. Available from: www.cma.ca/sites/default/files/2018–11/nph-survey-e.pdf.

[23] IHS Markitt Ltd. The Complexities of Physician Supply and Demand: Projections from 2017 to 2032 [Internet]. Washington D.C.: Association of American Medical Colleges; 2019. Available from: www.aamc.org/system/files/c/2/31–2019_update_–_the_complexities_of_physician_supply_and_demand_–_projections_from_2017–2032.pdf.

[24] Pattani S, Constantinovici N, Williams S. Who retires early from the NHS because of ill health and what does it cost? A national cross-sectional study. *BMJ* 2001; **322**: 208–9.

[25] General Medical Council. The state of medical education and practice in the UK: the workforce report. 2019. Available from: www.gmc-uk.org/about/what-we-do-and-why/data-and-research/the-state-of-medical-education-and-practice-in-the-uk/workforce-report-2019.

[26] McCain R, McKinley N, Dempster M, Campbell W, Kirk S. A study of the relationship between resilience, burnout and coping strategies in doctors. *Postgrad Med J* 2017; **94**(1107): 43–7.

[27] Imo U. Burnout and psychiatric morbidity among doctors in the UK: a systematic literature review of prevalence and associated factors. *B J Psych Bull* 2017; **41**(4): 197–204

[28] Halliday L, Walker A, Vig S, Hines J, Brecknell J. Grit and burnout in UK doctors: a cross-sectional study across specialties and stages of training. *Postgrad Med J* 2016; **93**(1101): 389–94.

[29] Orton P, Orton C, Pereira Gray D. Depersonalised doctors: a cross-sectional study of 564 doctors, 760 consultations and 1876 patient reports in UK general practice. *BMJ Open* 2012; **2**: e000274.

[30] Baird B, Charles A, Honeyman M, Maguire D, Das P. Understanding pressures in general practice [Internet]. The King's Fund; 2016. Available from: www.kingsfund.org.uk/sites/default/files/field/field_publication_file/Understanding-GP-pressures-

Kings-Fund-May-2016.pdf.

[31] Gibson J, Sutton M, Spooner S, Checkland K. Ninth National GP Worklife Survey [Internet]. University of Manchester: Policy Research Unit in Commissioning and the Health Care System; 2018. Available from: www.research.manchester.ac.uk/portal/en/publications/ninth-national-gp-worklife-survey(4192e8f5–b256–45db-ad90–45274acda242).html.

[32] Community Research (2019) *Adapting, Coping, Compromising*. Available from: www.gmc-uk.org/about/what-we-do-and-why/data-and-research/research-and-insight-archive/adapting-coping-compromising-research-exploring-the-tactics-and-decisions-doctors-are-applying (accessed 12 November 2019).

[33] NHS Wales. NHS Wales Staff Survey 2018: National report [Internet]. 2018. Available from: www.wales.nhs.uk/sitesplus/documents/866/4.3b%20National%20Sta 20%Survey20%Report.pdf. Additional analysis conducted on data provided by NHS Wales.

[34] 2015 HSC staff survey regional report. Department of Health [Internet]. Available from: www.health-ni.gov.uk/publications/2015–hsc-sta-survey-regional-report.

[35] NHS England. National NHS Staff Survey 2018 [Survey]. (accessed 30 October 2019). Additional analysis conducted on data provided by NHS England.

[36] Independent. One in four NHS doctors suffering from mental health issues, report warns. Available from: www.independent.co.uk/life-style/nhs-doctorsmental-health-stress-british-medical-association-a8881936.html.

[37] British Medical Association. Serious mental health crisis among doctors and medical students revealed in BMA report [Internet]. 2019. Available from: www.bma.org.uk/news/media-centre/press-releases/2019/may/seriousmental-health-crisis-among-doctors-and-medical-students-revealed-in-bmareport.

第 5 章　医学的生存与发展

Clare Gerada　著　　　孙志楠　译

医生治疗患者时需要做好身体防护措施，如手套、口罩和手术服等，他们同样需要使用心理防护措施来保护自己，免受患者投射情绪的伤害。考虑到医学的日常性质，最需思考的问题不是为何患病医生如此之多，而是还有多少饱受折磨的医生没被我们看见。早在医学院求学时期，在解剖室初次看到尸体及后续的学习经历都不断引发我的焦虑（时至今日，防腐剂令人不悦的气味仿佛仍挥之不去），我需要克服厌血和药物注射时的心理抵触。我们还必须不断学习以改正工作的错误和疏忽（如果你奉行完美主义、具有强迫症、同情心过强，就很难处理这些问题）。倘若我们想要生存下去，并在职业生涯中获得长足发展，就必须学会使用一套认知、心理和行为的方法，以解决工作中的焦虑，因为医疗工作让我们无限接近死亡、绝望、残障和失败。正如精神分析学家罗伯特·黑尔（Robert Hale）和利亚姆·哈德森（Liam Hudson）所说：

医生们需要把各种令人震惊之事变成司空见惯之事，唯有如此，才能抑制患者投射的焦虑。在应对这些情境时，我们每个人都依赖于机构层面和个人层面的防御机制，这些机制对我们大有裨益[1]。

防御机制分为有意识的应对机制和无意识的自我防御机制。当医生向患者告知噩耗及在治疗重症患者时，这些机制可以防止医生过度情绪化，能够在强烈的创伤事件面前（比如目睹患儿的死亡）保持平稳心态。同时，如果医疗机构能施行人性化的措施，就能为医生提供额外的心理保护，从而培养团队凝聚力，有利于程序化管理并增强公平性。

学习应对策略有两个途径，一是在诸如查房、讲座和授课等正式场合学习，这种场合可称为"前台"；二是在诸如同伴模仿和试错等非正式场合学习，这种场合可称为"后台"。在日常工作中，这些策略如同给患者量血压一样重要，赋予我们自我保护技巧和心理防护，保证工作顺利进行。随着时间的推移，医生对外界情感变得不再敏感，这是正常现象。我们需要找到哈罗德·洛夫（Harold Lief）和蕾妮·福克斯（Renée Fox）提出的"超然关怀"的最佳点[2]。两位专家指出，可以通过将自身经历物化和理智化的过程，使自己远离焦虑和恐惧情绪。必须学会设置情感界限，在对患者表达适当关怀时，注意保持距离和超然的心态，这一直被认为是建立良好医患关系的良方。两位学者还指出："医生持共情态度时，要保持足够的超然或客观态度，保持镇定，从而做出合理的医疗判断。同时也要对患者施以足够的关怀，在护理中体恤、理解他们。[2]"

"超然关怀"很难保持平衡，要维持下去就更难，需要找到一个最佳点。如果自我保护不足，患者的痛苦会将医生的心理防线攻破；如果自我保护过多，就会变得冷酷无情。然而即使医生用了所有方法来保护自己，有时在接触病患时还是会受到伤害，并影响他们的个人生活。这也是心理督导和团队合作的意义所在，这些防御机制提供了一个安全空间，可以使医生将自己的情感裂痕暴露出来，而不用担心受到处罚。

本章将探讨如何应对压力，而如何具备心理弹性我们会在第 6 章进行讨论。本章还会对"应对"和"防御"两种机制加以区分，前者是在有意识的控制之下，而后者是无意识的。

为了应对工作压力，学生在校必须学习的内容：

- 如何理解和处理医患关系中的移情和反移情

- 如何对患者保持情感关注而又不受干扰

- 如何防止对患者过度认同

- 如何"忘记"

- 如何避免把自己的感情投射到患者身上

- 如何坚持以患者为中心

- 如何辨别和应对"同情疲劳"

- 如何保持职业界限

- 如何告知噩耗

应对策略

"应对"是一个宽泛的概念，涵盖了一系列的想法和行动（包括认知方面，如思考；也包括行为方面，如实践）以使情况变得更易接受。换言之，就是运用特定技巧减少相关痛苦、威胁、伤害和损失。应对本身并不意味着成功的结果，而在于努力的过程。所有人都可使用应对机制来缓解焦虑情绪、解决困难问题。在我的职业生涯中，曾使用过不同策略。医生在日常工作及接诊患病医生时会产生很大压力，这些压力全部有赖于同行和其他专业人士的帮助来缓解。十多年来，我所在的执业医师小组每周都会做群体反思，留出充裕的时间，在安全保密的空间内谈论令人困扰的患者，这使我受益良多。在每周的多学科团队会谈中，来自同行的支持一直陪伴左右，虽然不太正式，但他们是我从医 30 余年来的坚强后盾。面对更为棘手的困难和私人问题，我会寻求医疗行业之外专业人士一对一的指导。多年来，我曾寻求过临床心理督导人员、心理咨询师、心理学家和认知行为治疗师的帮助。当压力巨大难以应对时，心理治疗师会帮助我在个人成长经历中寻找症结所在。我接受过集体心理治疗师的培训，以及参加并管理过治疗团队，有助我解决诊疗中遇到的群体性问题。我过去经常跑步运动，这是结束一天辛苦工作后，我最喜欢的减压方式，我还喜欢反复观看电视节目《与我共进大餐》。这些都是通过回避压力源来"应对"、远离压力，期盼它自行消失，尽管有时未能如愿。

研究文献将应对策略分为以问题为中心的方法和以情绪为中心的方法。

以问题为中心的应对策略通过减少或消除压力源，将痛苦最小化，借以减少影响。当个体有能力对事物做出改变时，就可以使用这种策略。例如，在备考时，可以通过改变学习模式或延长学习时间来渡过这一难关，这一策略有助于处理暂时的额外压力。以情绪为中心的应对策略指的是通过调节情绪、将压力引发的痛苦最小化，包括寻求情感支持、冥想、锻炼或其他能达到放松效果的策略。

在策略的使用上存在性别差异。加拿大医生研究发现，与男性相比，女性在压力下会寻求更多的社会支持[3]。同时有证据表明，不同专业的医生可能会选择不同的应对方式。例如，人们发现精神科医生更喜欢放松身心的策略、建立员工支持团队、在保密的前提下开展心理咨询和开展员工敏感问题研讨[4]。临终关怀和姑息治疗领域的医生通常会"为自己腾出时间"、进行冥想和反思[5]。一项针对美国医生的调查发现，近一半的医生通过锻炼来应对倦怠，1/3 的医生则通过吃垃圾食品来缓解，1/4 的医生会选择酗酒[6]。短期内，这些方法奏效显著。人们都有类似的经历，辛苦一天后，吃上满肚子的高碳水食物（所谓的安慰食物），或喝上一大杯加奎宁水的杜松子酒借以放松身心。

还有一种应对策略是建立在逃避或脱离的基础上。逃避分为行动上的逃避（从某种环境中抽身脱离，或通过药物或酒精来获得精神上的脱离），以及思想上的逃避（如"否认"或"一厢情愿"的思维方式）。虽然逃避的策略能够让人暂时远离压力源，但随着时间的推移，问题会变得更为棘手，不能解决根本问题。长时间逃避会导致压力源的侵入性思维的增加，从而产生更多焦虑，使问题恶化，如可导致物质使用障碍。我治疗的医生中最常见的逃避行为是试图孤身一人摆脱困境，不计时间，拼命工作，"过度消耗精力"。

《在工作中生存》一书的作者，精神分析学家伊丽莎白·科顿（Elizabeth Cotton）指出，在工作中苦苦挣扎的人们会使用一些不健全的应对机制[7]，如心怀愤懑、责备他人，但这些都徒劳无益。有些医生把对收入的不满归咎于管理方，甚至将自身的疾病归咎于患者，其实这些人很容易成为别人情绪投射的对象，并成为工作问题的替罪羊。

2019年，英国监管机构——英国医学总会对医生在压力下生存的策略做了研究[8]。他们发现，医生会使用相同或类似的方法，大致可以分为以下3类：

- 妥协：寻找减少工作量的方法，如以患者为重，病患服务为先，其他工作酌情减少；向患者下放权力，分配任务，鼓励他们对自身健康负责。

- 适应：努力改变工作方式、提高团队工作效率、延长工作时间、加大工作力度；分工合作、使用电话等技术设备来节省时间；开发更有效的分流系统并减少管理工作。

- 应对：学会与压力共存，日间抽空小憩；让生活更丰富，维护心理健康，如冥想、锻炼及陪伴亲朋好友。

具体应对机制

在对应对机制进行简略分类的基础上，下面列举不同干预方法。干预方法可以个体独立实施，也可以与他人共同实现；可以是一对一形式（如指导、心理督导、训练），也可以是团队形式。

个人层面

设定界限：无论在问诊中还是在整个职业生涯，设定界限是医生必须学习的技能。在问诊初期就应设定界限，这在全科诊疗中尤为重要。在问诊中，患者希望在 10～15 分钟内提出所有问题。即便时间允许，我也会告诉患者我难以同时关注如此多的问题。这并非是拒绝患者的请求，而是表明了医生也有需求，其中最重要的是保持专注的需求（以便合理安排时间）。靠医生把心理、社会、身体等问题一次性解决是不可能的。设定界限需要技巧和经验，值得一提的是，当患者走出诊室时，不要忽视"哦，对了，医生"之后的问题，这种随口而出的问题通常才是最严重的。

设定界限也是让我们学会如何在工作结束时把患者放下。反复思考疑难会诊和手术，除了增加焦虑之外没有任何作用。家庭和工作之间的界限越来越模糊，因为工作需要，医生需要在家远程处理书面工作，或者在休息时间回复邮件。家应该是下班后身心得到复原的地方，而不是一个代理诊室。设定界限也意味着，如果我们不能完成所有事情，我们就要现实一些，只做自己力所能及的事，接纳自己能力的局限性。设定界限需要练习，因为表达"能"比表达"我不能"更容易。尤其是自新冠疫情以来，居家工作已成为常态，这种情况下设定界限尤为重要。我们可以接受临时加班或处理突发事件，但如果日复一日如此，医生就有必要学会说"不"。此外，关于医学的重要一课就是坚定地做自己。对于不涉及患者治疗的工作，都是非紧急事件，不必受限于人为设定的工作时间，这都可以适当延长。在工作和家庭生活之间保持一个清晰的界限是非常重要的，这就像享受年假权利一样。在问诊中也应设定界限，在疑难病例问诊的间隙花少量时间保持内心平静，并询问自己，"我的身体状况是否允许接诊下一个患者？"这就是所谓的"情绪整理"[9]。

戴克·德拉蒙德（Dike Drummond）是一位颇有影响力的美国医生，也是职业倦怠领域的专家，他的著作提出了设置工作与生活界限的建议，（他将医疗职业比喻为一只重达 360 公斤的大猩猩），值得一读[10]。

认知技巧：用"思考"来摆脱心理的痛苦很奏效。"认知重构"是最具建设性的应对机制之一。在紧张的情况下，我们感受到的焦虑程度的高低取决于如何理解眼前的威胁。例如，查房时没有拿到血检结果，医生就会不由自主地想，"真糟糕，我不行，这辈子是干不好这一行了。"这些想法很可能引发焦虑，认知重构的本质就是识别和质疑这些消极、荒谬的想法，并用积极的意念取而代之，这也是认知行为疗法（cognitive behavioural therapy，CBT）的基础。许多医生担心考试不及格，对他们来说，失败意味着不完美，意味着无用和不配。这种情况下认知重构就可以发挥作用，我们可以建立这样的思维方式，即"这是一场非常难的考试"或"其他人也有过考试不及格的经历，但后来也一样有很好的职业生涯"。我将在第 23 章详细介绍这些方法。

人际层面

为了提高医生的应对能力，可以创建一个空间（减轻工作负荷的方法最有效，但不属于本次讨论范围），让医生从精神分析的角度对工作进行反思，而不是从生物医学角度来讨论患者，这是最有效的干预方法。与他人交流，无论是临床心理督导中的一对一形式，还是集体形式，都可以找到归属感，即"我们在一起"，减少了疏离感和情感脱节。同行也为我们提供了一面现实的镜子——与别人相对照，就会发现自己的经历完全正常。人际层面的应对机制包括有效的团队合作、多学科团队会谈或更正式的集体反思活动。

团队合作：加入支持性群体是解决工作压力的最有效方法。团队成员定期会面，尊重彼此的医术，互相支持，为应对各项工作做好准备。正是这种相互间的需要让成员受益匪浅，大家保持联系、接受别人的关心，同时对他人施以关注，会感觉拥有价值感并得到尊重。加入团队有助于缓解治疗重症患者的压力及减少行业疏离感[11]。在我的全科诊所，医生每周会面一次，在享用三明治的同时（我总觉得食物最能增进团队的凝聚力），商议保障措施、讨论近期的癌症诊断和死亡病例。工作时间内的会面是受保护的，所有人都可以加入。但如今这种形式已难觅踪迹（特别是在全科诊疗中）。医生没有时间也没有机会组建这些团队并维护下去。传统的"医务小组"模式已无处可见，取而代之的是频繁轮班、轮岗、跨病房工作、多点执业和繁多的培训，这些都意味着医生无法加入某一固定群体。如今，除非对值班造成影响，否则人们不会注意谁的出现或缺席。以上是心理学家迈克尔·韦斯特（Michael West）受邀对医生不断攀升的精神疾病进行独立审查时得出的结论[12]。矛盾之处在于，虽然在团队中工作有助于提高工作满意度，但这也可能成为压力的来源，因为团队一旦运作不良，就会出现角色模糊和价值观对立的问题，导致人际冲突。团队要运作良好，需要时间和空间来解决这些困难和冲突。这需要沟通渠道、足够的信任和空间将医生团结起来。遗憾的是，随着成员越来越分散，如兼职工作增加、个人时间减少、倒班频繁等，组建团队的机会越来越少。

人与亲朋好友为伴，犹如找到了安全的庇护所，能得到充分理解[13]，可缓解工作压力[14]，这是情感支持的重要来源[15]。此外，心理顾问也可以帮助我们减轻压力，适应工作的变化[16, 17]。

在此我想谈一谈临床心理督导，这是医疗从业人员生活的重要组成部分，如今却已缺失。对所有工作人员进行心理督导（一对一或集体活动形式），将大大有助于改善患者关怀质量，并提高职业弹性，使道德决策更理性[18]。我所在的心理治疗师群体是唯一推崇并重视心理督导的专业群体。临床心理督导是与同事进行从容的会谈，为医生提供足够的安全感，定期（通常是每月一次）开展，可以探索、分析、理解医患关系带来的影响。由接受督导的人员设定议程和内容。督导人员可以提供指导、回答疑问，甚至质疑被督导者。在此过程中，关注的焦点是医生的思想、情感和行动，而不再是患者，这在医疗领域中并不常见，因此对于医生来说很难把握。每天与我们打交道的人会有意无意地"触动我们的按钮"，通过实践、经验和学习，我们可以决定他人按动按钮的程度和按下的深度。

心理督导不是对工作表现的监控，也不是对错误进行监督。在解释临床心理督导的概念时，我经常使用下列可视化方法。想象你和患者的衣服上都贴满了魔术贴，魔术贴罩在白服外面，你接触到的大部分东西都会粘在身上。患者带着难以承受的痛苦、悲伤或愤怒来到医院，他们尝试着向你投掷一些情绪（虽然并非故意）。我们抱着治愈的意愿提供帮助，但稍有不慎，白袍就会被这些负面情绪所覆盖，这会让我们不堪重负。与患者感同身受，心理学家称之为情绪传染，这种情绪并非源自医生本身，而是来自患者，但临床心理督导可以厘清情绪源头，一旦意识到某一"情绪"不属于自己，就可以将其检查、移除和丢弃，阻止将情绪再发泄回患者身上。

心理督导可以是一对一，也可以是集体形式；可以是面对面，也可以是在线形式；正式与非正式皆可，可以同辈督导，也可以上下级督导。指导、督导和训练之间的界限并不明确，尽管我并不确定将三者进行严格区分是否有意义。临床督导过程中所做的个人鉴定是互不公开的，这一点很重要[19]。

全科医生约翰·劳纳（John Launer）多年来一直从事基于叙事的临床心理督导方法的撰写和实践。他指出，心理督导不是治疗，虽然对医生实施临床心理督导和开展心理治疗的分界线模糊[20]。接受临床心理督导后，我在处理投诉和医疗过失方面获益良多，如果突遇亲属急症就医，我也能很好地解决家庭与工作的关系。同样，作为一名心理督导专家，我也不会要求被督导者把现实生活中的问题带到诊室。

反思性实践群体：在全科医生培训期间，我研读了精神分析学家迈克尔·巴林特（Michael Balint）的著作《医生、他的患者及所患疾病》，出版于20世纪50年代[21]。在这本开创性著作中，我首次接触了这样一个概念，即患者病情之外的因素也会对医患关系产生影响。巴林特是匈牙利移民，他和妻子伊妮德（Enid）曾为全科医生举办心理培训研讨会。这一研讨会并不是讲座或指导性的"教学"。相反，其重点是小组讨论（下称巴林特小组），从精神动力学角度理解医患关系和诊疗互动，而非传统临床方法。巴林特小组帮助医生深刻理解工作中的人际关系，让临床医生更深入地了解患者感受，探索个人经历如何对医患关系施加影响。除了巴林特（Balint）小组[22]，参与实践团队[23]、施瓦茨（Schwartz）巡讲计划[24, 25]，以及在各项学习方案中增加心理保护措施，这些都能帮助医生处理工作问题[26-29]，可以作为强化成员之间联系的纽带，提高患者护理质量，并为医生提供空间来思考工作对情绪的影响[30, 31]。这些团队发挥着重要的作用，医生可以借此回忆其治疗过的患者（无论好与坏），也可以对他们的不幸表达同情。下面这一案例则采用了不同的方法。

外科主任医师菲利普（Philip）已精疲力竭。在两个工作地点往返奔波，外加每周一天的私人诊所出诊，这种工作压力让他难以喘息。他总是因为没有足够的时间陪伴孩子而感到内疚，下班回家一进门就对妻子发脾气。他在说话之前只想先喝杯双份的加奎宁水的杜松子酒。妻子发出最后通牒，"不能再这样下去了，否则我就要离开你"，之后他决定采取行动。

菲利普采取的行动包括以下方面。

以问题为中心 （行为方面）	保持情感专注 （认知方面）	回避 （行为及认知方面）
• 为家人留出更多的时间，避免工作结束时疲惫不堪 • 每周减少一次私人治疗；减少管理会议 • 为了锻炼身体，骑自行车上班 • 把工作委派给下级	• 控制紧张和愤怒情绪 • 保持专注 • 寻求咨询	• 从繁重的工作中得以暂缓，让工作有轻重缓急 • 不再参与办理出院手续的工作

心理顾问、心理培训师和治疗师都可以帮助我们缓解心理问题，帮助我们在未来职业生涯中生存下去。一位治疗师说过，医疗工作者寻求治疗师的帮助是很正常的，正如去健身房可以保证身体健康一样，寻求心理援助对心理健康也大有裨益。

防御机制

下面对无意识的应对机制，即心理自我防御进行深入探讨。西格蒙德·弗洛伊德（Sigmund Freud）首先对心理防御做了定义，它是潜意识中操纵、否认或扭曲现实的技巧，以保护自己不受焦虑、过度刺激和潜在刺激的影响[32]。如果没有心理防御，就如同在寒冷天气里不穿外套、下雨时不带伞一样失去了保护。防御机制允许在"我们"（医者）和"他们"（患者）之间保持合理的情感距离，这样就能在工作结束回家后，不再受他们的影响。这一机制能降低工作中的情绪的强度，实现超然关怀的平衡。

心理学家乔治·威兰特（George Vaillant）对自我防御的特征作了如下解释[33]：

• 可减轻情绪和认知失调的痛苦。

- 是无意识的、自发的。

- 这些防御方法是相互独立的。

- 可以是适应性强的、具有创造性的，也可能是病态的。

心理防御在婴儿早期就开始形成，在成年期得到完善，并影响一生。心理防御是通过模仿及对家庭和同龄人的情感依附习得的[34]。这些成熟的防御机制对医生益处很大。大多数人的防御机制都是无意识的，换句话说，个体并不知道自己正在使用这一方法。这些机制提供了暂时的情绪缓解，使人能掌控形势。但如果过度使用，或者人们没有足够时间、空间和团队帮助来清除这些情绪，问题就会累积。当心理防御之墙逐渐垒高，脆弱和痛苦被深埋，这一心理防御就变得根深蒂固。

医生使用的防御机制

理性化

理性化是一种成熟的防御机制，医学生在医学院校培养过程中就已得到强化。当人们呈现理性化时，会关闭自己的情绪，完全从理性的立场解决问题，这有助于处理患者的痛苦引发的焦虑，让我们以冷静的方式思考，避免情感带入。我记得初次看到肿瘤时，那巨大的、真菌状、散发着恶臭的肿物占据了患者整个面部，我几近晕厥。当天晚上，我把肿瘤病理特征和课本内容进行比较，学会了从科学的角度看待患者的痛苦，而没有将自己的情绪带入，避免了对其的过度同情，学会了理性化防御。数天后，我去探望术后患者，这时，我已经能既体现对患者的关怀，又保持着职业化的情感超然，这是一项至关重要的技能。

否认

否认是最原始的防御机制之一，在各项机制形成过程中最早出现。否认在本质上是不去接受现实，此处是指把痛苦事件、想法或感觉当作不存在，让自己从不安的情绪中解脱出来，这是日常生活中最常用的防御机制之一。医学文化一直在鼓励否认行为，因为医学文化强调必须要自我牺牲，否认医生的个人需求；在《全科医生职业守则》第一条即有陈述：要以患者为先。医生们还会用典型的三联防御机制来否认身体不适，这在成瘾者中也很常见。包括否认（我不会有酒瘾问题，因为我没有戒断反应）、最小化（我喝得不多，和我爱人的酒量一样）和合理化（我只在晚上喝酒放松，随时能戒）。

此处以一名患者作为例证，他收到大量投诉信，却把投诉信扔到垃圾袋。他藏起信件，掩盖问题；认为不打开信件，问题就会消失。然而，不同于回避和推迟解决问题，否认问题不但不会让其消失，反而会使问题愈发恶化。面对越来越多的不利证据（在他的案例中，是满满的几个装满投诉信的垃圾袋），医生会有剧烈心理斗争来控制焦虑。

去人格化

去人格化可以让我们从不安的情绪状态中解脱出来，以保证工作顺利开展。例如，为了能正常工作，急诊科医生需将患者视为一系列的生物特征值，而不是将其视为生命垂危、为生命而斗争的年轻母亲。去人格化是面对无法接受的刺激时做出的适应性反应，是一种保护性措施，以防止医生过度卷入痛苦（面对无法承受的创伤情境所做出的短期反应），这有助于控制个人情绪。

幽默

当作为一种防御机制时，幽默是指将过度刺激重新导向为轻松愉快的故事或笑话。如同其他防御机制一样，可以降低情境的紧张程度，在人与情绪刺激之间用幽默作为缓冲。这被视为一种成熟的防御机制，医生将难以忍受的场景转变为可控的情境。医生头脑中虽还残留部分痛苦难以根除，但却被诸如自嘲之类的诙谐话语所"回避"。

在帷帘后，急诊科医生和护士正在奋力救治一名年轻人，他的头部严重受伤，胸部遭到挤压，最终因失血过多而死亡。医生们连续 50 分钟的紧张抢救也没能挽回他的生命。事故发生于当天早晨，一辆卡车左转，因疏忽而使骑车的年轻人命丧轮下。当天 10 点 20 分，宣布患者死亡。"我敢打赌他后悔没坐地铁。"亨利（Henry）医生说道，其他人都笑了。

虽然看起来有些冷漠，但这位医生是在用幽默来应对让人倍感压力的情境。

全能化

全能化是指表现得好像拥有特殊力量或能力，这种防御机制几乎体现在所有医生身上。作为权威专业人士，医生的社会地位又在支持这一点。医生必须相信自己，也因此产生了自己无所不能的幻想，我认为这也是医生为自己寻求帮助如此艰难的原因。放弃这一全能感意味着承认自身的脆弱，这反过来意味着放弃了对医生角色的依恋，转变为患者角色是这种防御机制的彻底崩溃。

利他主义和升华机制

利他主义行为通过为他人提供有益帮助，给自身带来喜悦和满足，从而减轻因内疚而产生的焦虑，这在所有医生中都普遍存在。

米里亚姆（Miriam）是一名全科医生，她的父亲患有痴呆症，住在离她几小时车程的养老院。她和父亲一直很亲近；父亲曾鼓励米里亚姆追随他的脚步，成为一名医生。因未能经常探望父亲，米里亚姆感到非常内疚和羞愧。她忙于工作，工作积压过多，要加班才能完成。她还利用业余时间在当地养老院帮忙，主动提出圣诞节值班。她喜欢大家的陪伴，工作给了她强烈的个人成就感。

米里亚姆不能陪伴父亲，而只能通过帮助和父亲同样的患者来减少内疚。如果不加以控制，她会过度关注患者，造成社交缺失，不能陪伴父亲度过余生。

与这种防御机制紧密相关的是升华作用，即将不可接受的刺激转化为可以接受的，如上述的利他主义、幽默或注意力转移。这是最高级的防御机制，能将无意识的想法转化为可接受的行为。例如，想象米里亚姆和她父亲的关系很差，在她成长的过程中，一直遭受父亲的虐待，她希望父亲去世以求解脱。在养老院工作能将谋杀的冲动升华为乐善好施的行为，使自己在家庭和社会都更有价值。

投射

投射是把自己不愿面对的想法、感觉或冲动转移给另一个人的过程，如同俗语"锅嫌壶黑"。当人们认为自己的想法难以说出口，或者使其感觉不自在时，就会使用投射机制。投射通常是由于难以洞悉自身，或者否认自己的动机或情绪。医生常见的投射是把患者视为不正常的人——是有缺陷的、失败的人，而视自己是正常人，是不会生病的。精神病学家杰里米·霍姆斯（Jeremy Holmes）曾激励我在学生时期研究精神医学。他假设，医生自我保护的最重要方式是将自己的弱点投射到患者身上，以此来化解自己的疾病和脆弱[35]。这让医生觉得自己更强大而有力量，从而产生能掌控一切的幻觉。与投射紧密相关的是分裂防御，把人的好与坏两方面完全分开。分裂防御机制经常在痛苦的时候使用，导致求全责备和寻找替罪羊的行为。例如，认为管理方都行径恶劣，而医生都正直善良。

医疗机构的防御机制

组织机构可以推行一系列措施以防止员工焦虑。与个体防御一样，医疗机构的防御措施能给人安全感，为医生提供心理保护，防止被焦虑、无助及外部需求压垮。伊莎贝尔·孟席斯·利思（Isabel Menzies Lyth）的著作介绍了她所在的组织建立的社会（机构）防御机制。孟席斯·利思来自英国，有经济学和实验心理学的背景，供职于伦敦塔维斯托克研究所（Tavistock Institute），并于 1954 年取得了精神分析学家的资格。她对实习护士的观察表明，因与患者密切接触而产生的相关焦虑，可以通过特定的社会防御机制来消除。她关注了护士的工作压力，发现与死亡和性相关的工作会让护士们倍受困扰。她提出的防御机制与个体防御机制相似：去人格化、否认和情感超然。她认为，医生适时地移交患者、经常轮换病房、采用严格的医疗方案、明晰权责归属，以及委婉地称呼患者（如"10 号床的肝脏"），这些防御都能减少对患者的过度情绪投入 [36]。因此，社会防御并不仅仅是个人应对压力和焦虑的方式，也应在工作中形成制度化机制。

结论

鉴于医生（及其他临床工作人员）所面对的问题之复杂，他们的工作表现已经足够出色。本章探讨了医生如何学习和使用有意识和无意识防御机制来应对工作中的问题，有助于处理工作中的情绪劳动。然而，他们也要防止这些措施的过度使用。正如外科手术服可以成为一套盔甲，一种穿着在身的保护手段，借以传递力量，同时隐藏了自身的无能和恐惧。在制度层面上，防御过度可能导致无视患者的基本需求，形成一种非人道主义的文化；在个人层面上，可能导致情感的钝化、同情心的丧失和对病患关怀的缺失。总体来说，最有效的方法就是交流沟通，重新建立同事之间及与其他学科同行之间的沟通渠道，这对有效解决工作中的情绪问题大有裨益，能保护医生免受工作困扰。

参考文献

[1] Hale R, Hudson L. Doctors in trouble. In: Firth-Cozens J, Payne R (eds). *Stress in Health Professionals*. Chichester: John Wiley, 1999, p. 221.

[2] Lief HI, Fox RC. Training for 'detached concern' in medical students. In: Lief HI, Lief VF, Lief NR (eds). *The Psychological Basis of Medical Practice*, 1st edn. New York: Hoeber Medical, Division of Harper & Row, 1963, pp. 12–35.

[3] McCann CM, Beddoe E, McCormick K, et al. Resilience in the health professions: a review of recent literature. *Int J Wellbeing* 2013; **3**(1): 60–81. doi: 10.5502/ijw.v3i1.4.

[4] Fothergill A, Edwards D, Burnard P. Stress, burnout, coping and stress management in psychiatrists: Findings from a systematic review. *Int J Soc Psychiatry* 2004; **50**(1): 54–65. http://dx.doi.org/10.1177/0020764004040953.

[5] Swetz KM, Harrington SE, Matsuyama RK, Shanafelt TD, Lyckholm LJ. Strategies for avoiding burnout in hospice and palliative medicine: peer advice for physicians on achieving longevity and fulfilment. *J Palliat Med* 2009; **12**(9): 773–7. http://dx.doi.org/10.1089/jpm.2009.0050.

[6] Kane L. Medscape National Physician Burnout, Depression & Suicide Report 2019 [Internet]. Medscape. 2019 [cited 18 January 2020]. Available from: www.medscape.com/slideshow/2019–lifestyle-burnout-depression-6011056.

[7] Cotton E. *Surviving Work in Healthcare*, 1st edn. Abingdon: Routledge, 2017.

[8] General Medical Council. Adapting, coping, compromising research-exploring the tactics and decisions doctors are applying in a system under pressure. [Internet]. 2018. Available from: www.gmc-uk.org/about/what-we-do-and-why/data-and-research/research-and-insight-archive/adapting-coping-compromising-research-exploring-the-tactics-and-decisions-doctors-are-applying.

[9] Neighbour R. *The Inner Consultation*. Lancaster: MTP Press Limited, 1987.

[10] Drummond D. Prevent physician burnout: 4 work-life balance tools. *Mo Med* 2016; **113**(6): 450–454. Available from: www.ncbi.nlm.nih.gov/pmc/articles/PMC6139766/pdf/ms113_p0450.pdf.

[11] Littlewood S, Case P, Gater R, Lindsey C. Recruitment, retention, satisfaction and stress in child and adolescent psychiatrists. *Psychiatrist* 2003; **27**(2): 61–7.

[12] West M, Coia D. Caring for Doctors, Caring for Patients. GMC, 2019. Available from: www.gmc-uk.org/-/media/documents/caring-for-doctors-caring-for-patients_pdf-80706341.pdf.

[13] Dyrbye LN, Power DV, Massie FS, et al. Factors associated with resilience to and recovery from burnout: a prospective, multi-institutional study of US medical students. *Med Educ* 2010; **44**(10): 1016–26.

[14] Thoits PA. Mechanisms linking social ties and support to physical and mental health. *J Health Soc Behav* 2011; **52**(2): 145–61.

[15] Jovanovic A, Wallace JE. Lean on me: an exploratory study of the spousal support received by physicians. *Psychol Health Med* 2013; **18**(5): 543–51.

[16] MacLeod S. The challenge of providing mentorship in primary care. *Postgrad Med J* 2007; **83**(979): 317–19.

[17] Alliott R. Facilitatory mentoring in general practice. *BMJ* 1996; 313(7060): 2.

[18] Berwick D. National Advisory Group on the Safety of Patients in England. A promise to learn-a commitment to act. Improving the Safety of Patients in England. 2013. Available from: https://assets.publishing.service.gov.uk/government/uploads/system/uploads/attachment_data/file/226703/Berwick_Report.pdf.

[19] Martin P, Copley J, Tyack Z. 2014. Twelve tips for effective clinical supervision based on a narrative literature review and expert opinion. *Med Teach* 2014; **36**(3): 201–7.

[20] Launer J. 2010. Supervision as therapy. *Postgrad Med J* 2010; **86**(1021): 686. Available from: http://pmj.bmj.com/content/86/1021/686.

[21] Balint M. *The Doctor, his Patient and the Illness*. Edinburgh: Churchill Livingstone, 1957.

[22] Salinsky J. The Balint movement worldwide: present state and future outlook: a brief history of Balint around the world. *Am J Psychoanal* 2002; **62**(4): 327–35.

[23] Zaher E, Ratnapalan S. Practice-based small group learning programs: Systematic review. *Can Fam Physician* 2012; **58**(6): 637–42.

[24] The Point of Care Foundation. About Schwartz Rounds [Internet]. [Cited 18 January 2020]. Available from: www.pointofcarefoundation.org.uk/our-work/schwartz-rounds/about-schwartz-rounds.

[25] Goodrich J. Supporting hospital staff to provide compassionate care: do Schwartz Center Rounds work in English hospitals? *J R Soc Med* 2012; **105**(3): 117–22.

[26] Brooks N, Barr J. Evaluation of protected learning time in a primary care trust. *Quality in Primary Care* 2015; **12**(1): 29–35. Available from: Google Scholar (March 2020).

[27] Stevenson AD, Phillips CB, Anderson KJ. Resilience among doctors who work in challenging areas: a qualitative study. *Br J Gen Pract* 2011; **61**(588): e404–10.

[28] Jensen PM, Trollope-Kumar K, Waters H, Everson J. Building physician resilience. *Can Fam Physician* 2008; **54**(5): 722–9.

[29] Zwack J, Schweitzer J. If every fifth physician is affected by burnout, what about the other four? Resilience strategies of experienced physicians. *Acad Med* 2013; **88**(3): 382–9.

[30] Johnston J, Paley G. Mirror mirror on the ward: who is the unfairest of them all? Reflections on reflective practice groups in acute psychiatric settings. *Psychoanal*

Psychother 2013; **27**(2): 170–86.

[31] Zaher E, Ratnapalan S. Practice-based small group learning programs: systematic review. *Can Fam Physician* 2012; **58**(6): 637–42.

[32] Freud S. *The Ego and the Mechanisms of Defense*. New York: International Universities Press, 1936.

[33] Vaillant GE. *Adaptation to Life*. Boston: Little Brown, 1977.

[34] Grohol JM. 15 Common Defense Mechanisms [Internet]. Psych Central. 2019 [cited 28 September 2019]. Available from: https://psychcentral.com/lib/15–common-defense-mechanisms.

[35] Holmes J. Mental health of doctors. *Adv Psychiatr Treat* 1997; **3**(5): 251–3.

[36] Menzies IEP. A case study in the functioning of social systems as a defense against anxiety. In: Colman AD, Bexton WH (eds). *Group Relations Reader I*. Washington: AK Rice Institute Series, 1975.

第 6 章　心理弹性

Clare Gerada　著　　董国忠　董春旱　译

生活中的风险和矛盾始终是社会的产物，但却需要每个个体承担起这些风险和矛盾的责任。

—— 齐格蒙特·鲍曼（Zygmunt Bauman）[1]

弹性是包括健康领域在内许多领域的流行词汇，既可被用于描述人格特征，如"这个人足够坚强"，也可被用于描述"化解压力并恢复"的心理过程。鉴于患有精神疾病的医生数量在不断增加，政策制定者、教育工作者甚至监管机构都开始质疑：当今这一代医生是否有"足够的弹性"从事现代医疗照护工作。甚至有人建议我们是否需要增强他们的心理稳定性，如增设正念必修课程，乃至使用特质筛查来选拔具备心理弹性培养潜能的学生。

有证据表明，和前辈医生相比，当今医生的抗压能力并没有增强，但也没有变弱。可是，旨在提高医生应对逆境能力的"心理弹性训练"项目却层出不穷，形式和规模花样繁多，包括研讨会、数字学习计划和自助手册，甚至还有在线测验[2]。

有人认为以前的医生抗压能力更强一些，我想，这很大程度上是因为那一代医生从不谈论精神疾病或职业倦怠，因此，这些问题"眼不见心不烦"。虽然学术界始终都在探讨这些概念，但这并没有纳入日常医学培训第一线。当年我接受培训时，院里等级制度很严格，主任医师经常欺压下属，你需要接受"要么忍耐，要么走人"的观念，医生要按照固定的时长工作（有时每周超过 100 小时）。当然，因为这样的经历，有些人半路折载，还有些人遭到了心灵创伤。就像今天一样，超长的工作时间和过度的疲劳让我们深受其害。我记得在 1986 年，一位住院医师同事，名字叫克里斯·约翰斯通（Chris Johnstone）。他在周末值完班开车回家时，竟然趴在方向盘上睡着了，随后造成了一场车祸几乎送命。此后，他写了一本书，名为《心理弹性训练的 7 种方法》[3]。医生必须能够应对压力并从逆境中反弹回去，大多数医生是能够做到这一点的，只不过，有些医生的反弹能力会更强。他们必须具有适应性和灵活性，能够在临床工作和管理岗位之间快速转换。他们甚至需要有弹性的膀胱，可以忍耐长时间不上卫生间。今天的境况和 30 年前是一模一样的。有观点认为，今天的医生抗压能力不够强大，缺乏足够的精神力量以适应工作的要求，但其实这是没有证据支持的，只是个人臆测。

描述个人品质的很多词语可以用在人的心理弹性上。可以从同义词词典中找出所有描述个人品质的积极表述，如自信、协调、镇定、信守承诺、明白逆境的意义、有效平衡工作和生活、良好的自我管理技能、适当授权、确定工作的轻重缓急、表达自己的需求、能够争取他人的支持并掌握安全情感依附的社会技能等 [4, 5]。但在一个人身上同时具备这些品质是不可能的。

如何锤炼强大心理弹性的研究中，其研究对象往往瞄向那些成功人士，如畅销书《高端成功人士的 7 个习惯》[6]，以及一项对来自不同行业的 13 位高端成就者的研究 [7]，他们当中既有行业内两项世界纪录的保持者、国会议员，还有获得国家高级奖励或被女王授予国家荣誉的人。我们对那些所谓的具备心理弹性的人的全部了解，其实只是基于在公众场合所能看到的样子。而对于他们内心的魔鬼、面具背后的焦虑、挣扎或运气在成功中发挥的作用，我们一无所知。别人说我"坚韧"，但我在职业生涯中得以生存，甚至成绩斐然，主要是由于运气好，或者一些与我关联不大的外部因素。我可以在一个地方长期地工作和生活，有两个健康的孩子和支持我事业发展的丈夫，很幸运地在一个专业领域内工作了 30 年，并且有着一份不错的收入。但我也一直被自我怀疑、恐惧失败所困扰，希望能像同伴一样胜任这份工作，却又步履艰难。

心理弹性也可以源于非正向品质。有的人不是因为正向品质而具有心理弹性，而是因为他的一意孤行、冷酷无情、自私自利、缺乏洞察力，这些特质容易使工作凌驾于一切。让我感到惊讶的是，心理弹性与"自我能力"这个概念如此相似，"自我能力"这个术语是由著名的加拿大心理学家阿尔伯特·班杜拉（Albert Bandura）在心理学文献中提出的。用来指个人相信自己有能力取得成功、完成任务或应对挑战的感受。班杜拉认为，自我能力感高的人，即相信自己能够表现出色的人，更有可能主动征服困难，而不是选择逃避。

研究心理弹性的文献观点繁杂，由于难以给出定义，研究或评估也变得举步维艰。这个词来自于拉丁语"resilire"，意为跳跃回来。字典上对心理弹性（resilience）的定义是"物质或物体回弹的能力（弹性）"和"从困难中迅速恢复的能力（韧性）"[8]。医疗领域中给出的大多数定义均强调心理弹性不仅是生存能力，也是适应能力。定义还暗示：心理弹性是一种动态过程，在这个过程中，人们可以有效地与逆境博弈、适应，从中吸取教训。这意味着它不仅仅是坚韧的能力（抗压性）。组织住院医师培训的英国健康教育机构（Health Education England）将其描述为"吸收消极因素、有意义地加以整合，然后还能继续前进的能力"[9]。可以肯定的是，心理弹性总是与情境相关，是压力源（情境和环境）与个体因素的动态相互作用。

我在一个大沼泽地区的城市长大，那里位处英格兰的东海岸，平坦多风。我已故的父亲，是一名全科医生，开了一家私人诊所，他也会在家里的一个小温室种植兰花。我记得，室内摆放着总是调到"高档"的风扇加热器和数不清的水碗，湿气源源不断，仿佛身处高温潮湿的热带。

在父亲的影响下，我从小便热爱医学，并对这些花感到好奇。他经常和我谈起当地一种非常罕见的兰花，它让我一直感到奇怪。在这么一个荒无人烟、阴冷多风的地区，这些小花却能茁壮成长。虽然它在精心培育下长得很健壮，能在不适宜生存的地区生存下来，但当地的环境不断恶化、毒性物质日益积累，这种植物已经被列入了濒危物种名单，面临灭绝。需要采取特别的措施，帮助它们在该地区继续生长。通过这种看似娇小的兰花，我理解了心理弹性。它与我们所处环境的适宜性有很大关系，与先天的才能或缺陷无关。必须改变环境压力，否则原本健壮、坚韧和"有弹性"的花朵就无法生存。

每个人、每件事都有承受的极限。没错，这一直就是我的经验。外表看来我很可能是个非常"有弹性"的人，当身处全科医生的诊疗环境时我的确如此。如果需要的话，我能够处置满满一候诊室患者的问题，能够高质高效地解决患者的困扰。同事经常请我去诊治那些疑难病患。然而，当我去代替同事进行诊疗，身处一个陌生的环境时，面对无法使用信息技术系统、患者的病情稍微超出我的专业领域、工作人员不能给予我需要的支持时，这些问题会让我束手无策，内心会变得非常焦虑，甚至流泪。我没有能力应付新的环境和状况。人们面对不良事件时的处理能力和驾驭能力，在人与人之间，甚至在一个人内部都是不同的，这取决于外部因素。在一天开始的时候，成功应对心肺复苏失败带来的困扰是有可能的。然而，在漫长的轮班结束时，就会非常容易感到"饥饿、易怒及疲惫"（突然就会有不想工作的感觉），个人的应对能力下降，在情绪上更容易被负面事件影响，对自己无法控制的情况感觉负有过度的责任。如果弹性能力被耗尽，人就无法重振。在一个困难的环境中（工作人员得不到支持，工作无休止，资源有限），弹性则会进一步下降。弹性也会随经验而改变。遇到创伤性事件，即使此次处置得当，也不能保证这个人下次能有更好的心理准备。有人建议通过模拟锻炼弹性，不过这似乎是个一厢情愿的想法。在模拟室中练习婴儿复苏，与现实中焦虑弥漫的急诊室环境相差甚远。

关于医生心理弹性的研究

70多年来，心理弹性一直是教育界的研究课题，但令人惊讶的是，专门针对医生的研究很少。2011年，心理学家克莱尔·麦凯恩（Clare McCann）及同事对护士、社会工作者、心理学家、咨询师和医生5种职业进行了一次文献综述研究[10]。在所有5种职业中，仅有两个因素始终与心理弹性呈正相关；一是否身为女性，二是工作和生活的平衡关系。只有一项研究是针对医生的；其结果表明，与医生的高幸福感（心理弹性的衡量标准）关联最密切的因素是与患者的积极互动，这个因素缓冲了情绪高压状态和幸福感之间的负面关系[11]。

麦金利（McKinley）及其同事在2019年发表了关于心理弹性的系统综述，时间跨度为过去10年的论文，发现只有24项研究考察了医生的心理弹性[12]，这些研究是在美国、澳大利亚、南非、英国和德国进行的。该综述引用的研究表明，大量的人格特征和属性与心理弹性相关。其中包括了成熟、负责、乐观、坚韧、合作[13]、拥有及运用社会支持的能力、良好的团队合作、工作以外的兴趣爱好、参与职业持续发展或小型反思小组、处理逆境的有效经验[14, 15]、持久的耐力、积极的自我导向性和勇于接受挑战[16]。虽然工作环境非常重要（对工作环境造成伤害的关注日益增多），但该综述发现很少有研究调查环境对心理弹性的影响，这一点使人颇为惊讶。一项研究发现，心理弹性得分高与工作量较轻之间存在正相关[17]。另一项研究发现，心理弹性与工作资源，如专业发展机会、工作影响力和工作场所自由度等呈正相关[18]。在军事研究中，心理弹性与同伴支持和团体凝聚力相关[19, 20]，这一点对医生来说也是如此。在整个职业生涯中，医生需要从团队中获得支持，虽然这样的团队不会一成不变，但对于坚守一生的医学工作来说团队的支持至关重要[17]。

具备弹性的人也会做出一些不良行为。例如，一项对澳大利亚和新西兰护士的研究发现，解决问题的能力（该项研究心理弹性的标志）与较好的心理健康状态关系较小，而睡眠、饮酒、吸烟和药物使用则与有效应对逆境有积极的关系[21]。

心理弹性训练

目前已经有数千项对心理弹性训练的研究，其中许多是在过去10年间进行的，试图评估干预（通常是正念干预，再加上同伴小组）能否提高心理弹性。

心理弹性被当作一组自我报告的变量，包括福祉、压力、应对、坚韧、倦怠、抑郁、焦虑、情绪、授权、工作参与、自我意识和幸福[22, 23]。几乎所有的研究都招募了志愿者[24]。一部分研究只设置了一堂时长90分钟的训练课；其他的研究，如压力管理和心理弹性训练计划，设置了为期12周的课程[25]。到目前为止，关于训练能否提高心理弹性（我指的是任何衡量工作中生存压力的标准），只能评价一个不冷不热的词"也许"，但前提是参与者是自愿参加的。有一项研究强制要求医学生每月参加一次正念压力管理课程[26]，但最终没有观测到学生的心理弹性有所改善。具有讽刺意味的是，一些学生发现该课程要么起到相反的作用（因为它占用了个人学习或兴趣活动时间），要么太过于专注正念而疏忽了其他。一项2019年发表的关于精神科医生心理弹性的系统综述[27]认为，虽然有33项研究表明，工作场所、个人和非工作场所，这三个因素都很重要，但工作场所才是被引用次数最多的因素。

改变工作场所的研究中，往往涉及改善团队工作的干预措施，如安排一段时间用于分享影响工作中的积极情绪，改变工作安排等[28]。在关于医学生的第 21 章中，我提到了在圣路易斯医学院（St Louis Medical School），实施的一项干预措施，旨在梳理本科生的课程。整个训练过程为医学生提供了一系列干预措施，包括参加反思性实践小组、减少训练中的教学和考试内容，以及在需要时提供保密帮助。干预措施产生了一些积极影响，只是持续时间短暂，因为来自外部的消极因素抵消了其积极效果。如全国医学院考试的压力，临床实习中有些医生表现的消极态度等，这些都是医学院无法控制的。

将初级干预策略纳入工作场所，需要进行更多的研究。例如，停止12 小时轮班制、提高团队的凝聚力、减少每人每天接诊的数量、改善任务繁重的监测和检查制度。目前，干预措施的目标是二级预防，即支持个人更好地处理压力源；或三级预防，即治疗感觉不适的人。想要创造有弹性的环境，从病房到董事会均需要做出结构性改变。但遗憾的是，由于现存的思维模式，人们总是责难努力工作的医疗照护人员，而不是问责所处的体系，所以这种改变难以实现。

总体来说，在不同的研究中，与提高心理弹性有关的因素具有不同程度的统计学意义，可以将其归纳为：有思考的时间，与同伴会面的时间，反思情感如何影响工作（与他人）的时间，以及照顾自己、拥有业余生活的时间。

在心理弹性训练奏效的情况中，我怀疑不是因为当事人学会了如何深呼吸，而是因为训练可以分散对紧张工作环境的注意力。重要的是，可以通过训练期间建立的同伴团体（心理弹性训练干预的副产品）来获得支持。有空间互相交流，讨论如何影响工作确实重要。不过，这不应是"心理弹性训练"，而只是一种较好的实践。就像在一天中给人们休息时间或吃饭空间，同样是一种较好的做法。显然，我们的目标应该是建设更安全的工作场所。我担心我们正在以某种方式把心理弹性科学化，从而转移了其他显而易见的东西的责任。

结论

可以说，影响个人心理弹性的因素与益于整体心理健康的因素相似。这些因素包括与家人、朋友和同事的亲密关系，管理强烈情绪和冲动的能力，自我积极审视，对自己的能力和优势充满信心。心理弹性是指压力下的弯曲和反弹，与个人移情关怀能力的高低无关。弹性意味着变得坚硬，形成厚厚的外壳，能够承受任何压力。但对个人或患者来说，代价是什么？我们是否愿意用一位坚韧但已经"厌战"的医生，换取一位更富有同情心，但需要更多时间或空间来反思、如何让自己的情感保持更长时间稳定的医生？医生们已经弹性过度，甘愿承担太多的工作、延长工作时间及额外的加班。因此，他们精神疾病患病率涨潮般剧增的原因不是心理弹性太少，而是太多。我担心的是，心理弹性训练的目的不是训练心理弹性，而是训练受虐能力。再多的训练、瑜伽、深呼吸或反思均无法弥补一个危险而有缺陷的体系。

参考文献

[1] Bauman Z. *Liquid Times: Living in an Age of Uncertainty*. Cambridge: Polity Press, 2007.

[2] Siebert A. Resiliency Quiz: How Resilient Are You? from the Resiliency Center [Internet]. Available from: https://resiliencyquiz.com/index.shtml.

[3] Johnstone C. *Seven Ways to Build Resilience*. London: Robinson, 2019.

[4] Jensen P, Trollope-Kumar K, Waters H, Everson J. Building physician resilience. *Can Fam Physician* 2008; **54**(5): 722–9.

[5] Spangler N, Koesten J, Fox M, Radel J. Employer perceptions of stress and resilience intervention. *J Occup Environ Med* 2012; **54**(11): 1421–9.

[6] Covey SR. *7 Habits of Highly Effective People*. Covey SR (ed). London: Simon &

Schuster 1989.

[7] Sarkar M, Fletcher D. Ordinary magic, extraordinary performance: psychological resilience and thriving in high achievers. *Sport, Exercise, Perform Psychol* 2014; **3**(1): 46–60.

[8] Lexico Dictionaries. Resilience Definition [Internet]. 2019 [cited 16 December 2019]. Available from: www.lexico.com/en/definition/resilience.

[9] Health Education England. Meeting the challenge of reducing stress and building resilience in the NHS workforce. 4 April 2019. Available from: www. hee.nhs.uk/ news-blogs-events/news/meeting-challenge-reducing-stress-building-resilience-nhs-workforce.

[10] McCann C, Beddoe E, McCormick K, et al. Resilience in the health professions: A review of recent literature. *Int J Wellbeing* 2013; **3**(1): 60–81.

[11] Shapiro J, Astin J, Shapiro SL, Robitshek D, Shapiro DH. Coping with loss of control in the practice of medicine. *Families, Systems, Health* 2011; **29**(1): 15– 28. http://dx.doi.org/10.1037/a0022921.

[12] McKinley N, Karayiannis P, Convie L, Clarke M, Kirk S, Campbell W. Resilience in medical doctors: a systematic review. *Postgrad Med J* 2019; **95**(1121): 140–7.

[13] Eley D, Cloninger C, Walters L, Laurence C, Synnott R, Wilkinson D. The relationship between resilience and personality traits in doctors: implications for enhancing well being. *Peer J* 2013; **1**: e216.

[14] Olson K, Kemper K, Mahan J. What factors promote resilience and protect against burnout in first year pediatric and medicine-pediatric residents? *J Evid-Based Complementary Altern Med* 2015; **20**(3): 192–8.

[15] Perez G, Haime V, Jackson V, Chittenden E, Mehta D, Park E. Promoting resiliency among palliative care clinicians: stressors, strategies, and training needs. *J Palliat Med* 2015; **18**(4): 332–7.

[16] Robertson H, Elliott A, Burton C, et al. Resilience of primary healthcare professionals: a systematic review. *Br J Gen Pract* 2016; **66**(647): e423–33.

[17] Waddimba A, Scribani M, Hasbrouck M, Krupa N, Jenkins P, May J. Resilience among employed physicians and mid-level practitioners in upstate New York. *Health Services Res* 2016; **51**(5): 1706–34.

[18] Mache S, Vitzthum K, Wanke E, et al. Exploring the impact of resilience, selfefficacy, optimism and organizational resources on work engagement. *Work* 2014; **47**: 491–500.

[19] Jones N, Seddon R, Fear N, McAllister P, Wessely S, Greenberg N. Leadership, cohesion, morale, and the mental health of UK Armed Forces in Afghanistan. *Psychiatry* 2012; **75**(1): 49–59.

[20] Department of the Army. Field Manual No. 6–22.5. Combat and Operational Stress

Control Manual for Leaders and Soldiers. Washington: Headquarters, Department of the Army, 2009.

[21] Chang EM, Bidewell JW, Huntington AD, et al. A survey of role stress, coping and health in Australian and New Zealand hospital nurses. *Int J Nurs Stud* 2007; **44**(8): 1354–62. http://dx.doi.org/10.1016/j.ijnurstu.2006.06.003.

[22] Sood A, Prasad K, Schroeder D, Varkey P. Stress management and resilience training among Department of Medicine Faculty: a pilot randomized clinical trial. *J Gen Intern Med* 2011; **26**(8): 858–61.

[23] Fox S, Lydon S, Byrne D, Madden C, Connolly F, O' Connor P. A systematic review of interventions to foster physician resilience. *Postgrad Med J* 2017; **94**(1109): 162–70.

[24] Krasner M, Epstein R, Beckman B, et al. Association of an Educational Program in Mindful Communication with burnout, empathy, and attitudes among primary care physicians. *JAMA* 2009; **302**(12): 1284.

[25] Berkland B, Werneburg B, Jenkins S, et al. A worksite wellness intervention: improving happiness, life satisfaction, and gratitude in health care workers. *Mayo Clin Proc Innov Qual Outcomes* 2017; **1**(3): 203–10.

[26] Dyrbye L, Shanafelt T, Werner L, Sood A, Satele D, Wolanskyj A. The impact of a required longitudinal stress management and resilience training course for first-year medical students. *J Gen Intern Med* 2017; **32**(12): 1309–14.

[27] Howard R, Kirkley C, Baylis N. Personal resilience in psychiatrists: systematic review. *Br J Psych Bull* 2019; **43**(5): 209–15.

[28] Dunn P, Arnetz B, Christensen J, Homer L. Meeting the imperative to improve physician well-being: assessment of an innovative programme. *J Gen Intern Med* 2007; **22**(11): 1544–52.

第7章 医学中的羞耻感

Sandy Miles 著　　董国忠 译

羞耻是一种社会情绪，是当我们没有达到自己或他人的期望时，体验到的一种不足的负面感觉。医生们很少讨论医学中的羞耻感，然而，羞耻感是一种强大且原始的情绪，在自我发展和社会价值方面起着重要作用。羞耻感与内疚感不同，羞耻感是一种个人的、内在的情绪，如"我是坏人"的感觉；而内疚感类似于"我做了件坏事"的感觉。羞耻感也是一种"安静"的情绪，会导致退让或自我渺小化，所以很容易被同事和教育者忽略。这种情绪令人痛苦，大多数人都在努力避免。不过，除了潜在的破坏性，羞愧感也可以推动利他行为和助人行为，提高医生对其核心价值重要性的认识，并在行动上落实关怀的承诺。所有这些都是医生全面发展的重要资产。

羞耻感的起源

当医生认为自己未能符合对维持其职业身份至关重要的价值观时，就会感到羞耻。作家兼喜剧演员亚当·凯（Adam Kay）在产科担任住院医师时，有一位孕妇出现了大出血。尽管他竭尽全力，婴儿还是死了。他把这段羞耻经历和自我挫败的感觉，以痛苦的笔触记录在《伤害即将发生》[1] 一书中。挫败感加上羞耻感彻底击垮了他，于是他离开了医学界。培训期间灌输给他的"医生无所不能"的理想化形象只是一种幻觉；当事情出错时，他为无法治愈患者而羞愧。他把自己的羞耻感引向了喜剧创作（采用自嘲的手法），讲述和撰写有关工作的有趣故事。

日常工作中许多事件都会让医务人员感到羞耻。这些事件包括工作未能达到机构的目标、出现差错和未能达到期望标准等。医生也会因为接触到患者的疾病和脆弱而感到羞耻。羞耻感导致医生变得抑郁、沉迷于酒精和药品、自我伤害，或者像亚当·凯那样，彻底离开医学界；还会出现躲避同事、缺乏专业精神，甚至羞辱患者等行为。

医务人员羞耻感的原因

美国医生兼作家丹妮尔·奥佛里（Danielle Ofri）在探讨情绪如何影响行医时[2]，描述了她在住院医师阶段犯下的一个临床差错，这个差错可能会危及患者的生命。在员工和患者面前，她被高年资同事羞辱了。她将自己的经历描述为"站在自我毁灭的泥潭中"。她无法为自己的行为提供合理的解释，感觉在那个瞬间发生了扭曲，正如她所描述的那样，"30秒生生变成了永恒"。后来她恢复了镇定，控制好了患者的病情。她说这次经历非常痛苦，以至于20年来自己都没有再提起过，直到在书中写下这段话。亚当·凯也将痛苦埋藏心底，他说即使是亲密朋友也只在读他的书时才第一次听说。对奥佛里来说，犯错的内疚感很容易处理。困扰她多年的是自我形象、身份及称职医生的声誉均毁于一旦。她将其描述为"我的羞耻感是由于意识到我不是曾经自视的那个形象"。羞耻感扭曲了医生对自己的看法，击碎了医生总是业务干练、强大和值得信赖的幻想；相反，他们的自我形象变成了不称职和伤害患者的人。这种差错会导致医生责备自己，而在此过程中没有考虑其他人或体系因素的作用。他们扭曲了对自己的看法，认为自己有缺陷和不足。另一位美国医生兼作家威廉·拜纳姆（William Bynum）在一次手术中犯下了严重差错，内心顿时悲痛万分。他这样描述自己：

我看着自己，对所发生的一切惊恐不已：一个搞破坏、无能、不值得尊重的住院医师伤害了患者。在此之前，别人看我——我也把自己视为——是一个相当强大的住院医师，但显然我把所有人都骗了。我的真面目和有着严重缺陷的自我现在完全暴露出来，一股恐惧感涌上心头。其他人，特别是我最尊敬的人，会怎么看我？他们能再次信任我吗？还有谁会因为我的无能而受到伤害？我盘算着如何才能做到完全不被发现、悄悄地离开医院，想知道自己还能否回来。在之后的日子里，我把自己封闭起来，与周围的世界脱节，默默地承受着。真的很难熬啊[3]。

他将自己的感受转化为学术研究，以减轻羞耻感。他的研究强调了羞耻感的重要性，这是一种强大的、令人身心衰弱的情绪，经常由单一事件（如差错）引发。他发现医生们总是在羞耻反应中给自己贴上标签，例如，有缺陷、不够格或不能胜任、不够聪明或这里最愚蠢的人、最糟糕的人、不讨人喜欢、自卑、有缺点或我出了问题等[4]。

羞耻感和不完美

当把事情做好的责任变成一个沉重的负担时，追求完美的需求可能变成心理陷阱，在事情进展不顺利时，会带来巨大的羞耻感。

指标文化的羞耻感和自主权的减少

医生感到羞耻的另一个原因是他们时刻关注产出效率和绩效目标。这种医疗工业化是一种羞耻，它减少了医生"患者利益至上"的自主照护权，迫使他们为了遵守目标而妥协。护士凯伦·桑德斯（Karen Sanders）曾写过自己的经历，由于不可能达到英国政府设定的在 4 小时内治疗所有急诊科患者的指标，她总是感觉力不从心[5]。这些指标是由一个自上而下的监督和管理制度来执行的。虽然她承认患者需要得到有效的治疗，但她必须在达成指标与根据患者病情的轻重缓急进行治疗之间做出妥协，否则就无法完成指标，这么做让她感觉羞耻。她深感绝望的是，快速治疗患有轻度病毒性疾病的患者比护理重病患者更受重视，因为前者更易达到时间指标。她认为，急诊科很容易成为羞耻感和羞辱感产生的重灾区。而工作人员受制于外部制订、若未能实现还会受到惩戒的时间指标，又加剧了这种可能性。结果是，护士和医生失去了职业能力感及责任感、道德规范和诚信，这对他们个人和患者都造成了损害。

羞耻感的作用

美国社会工作教授布雷内·布朗（Brené Brown）对脆弱性和勇气进行了广泛研究，她提出，羞耻感可以导致以下一种或多种反应。

- 首先，离开：退让，自我沉默和保守秘密。
- 其次，转移：寻求安抚和取悦他人。
- 最后，反对：通过攻击或羞辱、指责他人的行为获得权力[6]。

布朗改写了用于描述羞耻感强大作用的唐纳德·纳桑森（Donald Nathanson）模型——羞耻感指南[7]。

医生羞耻感的一个源头是竭力实现机构设定的目标。医院管理方可以将这种羞耻感具有的威胁特性视作一种有用的工具，确保每个人都顺从，提高工作效率。毋庸置疑，对羞耻感的恐惧特性可以对医生扮演这种角色。然而，在以羞耻感为基础的文化中，它也可以产生相反的效果。人们为了讨好安抚上级、避免因不遵守要求或命令而遭到拒绝，就会做出不道德的行为。2009 年，在一家医院接受治疗的患者及其家属提出，该院的患者死亡数量过多，护理存在缺陷。随后，在对斯塔福德郡医院信托基金（Mid Staffordshire Hospital Trust）的行为进行调查和公开询问中，发现了令人震惊的玩忽职守行为，包括让患者躺在由于大小便失禁而被污染的床单上、不提供食物和水。在这家医院，患者的基本护理服务，如要求协助使用便盆或去卫生间，都没有得到满足。大律师罗伯特·弗朗西斯（Robert Francis）在调查报告中揭示，工作人员呈现系统性士气低落，随之行为中道德下降，导致患者和家属遭到羞辱并成为牺牲品[8]。精神治疗师兼作家约翰·劳纳（John Launer）强调，可耻的护理标准与"通过施加职业威胁压力来激励人们遵守规定"（用通俗的话说，就是欺负人）[9]之间存在不可避免的联系。一个以目标为中心、以羞耻感为基础的组织失去了对患者和受羞辱、受胁迫的员工需求的意识，创造了一种保密文化，失去了同情心。被羞辱的员工接着又对患者及其家属做出了可耻行径。弗朗西斯主张，应该向受到伤害的患者提供情感支持。然而，令人失望的是，他没有提到被上级羞辱的工作人员的情感需求，及其随后做出的护理不合规行为。若医生因没有达成指标并被指责缺乏工作弹性，他们的羞耻感将变得更加强烈，就会把指责和羞耻转嫁到个人身上，而不是去设法解决造成痛苦的工作条件问题。

目睹远未达标的护理行为，驱使着医生在情感上退让，把个人身份和专业身份分割开来，作为一种保护机制来抵御羞耻。因此，羞耻感与痛苦相关，对患者和医生均是如此。由于这些负面影响，我们很容易赞同琼·坦尼（June Tangney）的观点，她把羞耻感称为"丑陋的情绪"[10]。然而，羞耻感也可以发挥积极、必要和道德的作用。

羞耻感的积极作用

羞耻感也可能激励人们去做有益的事。社会学家伊洛纳·德·胡格（Ilona De Hooge）专注于研究羞耻感引起的利他行为和助人行为，特别是如何促进置他人利益于自我利益之上的行为[11]。通过实证试验，她和合作研究者证明，经历过或想象过羞耻感的人更有可能采取对他人有益的行动。经历过羞耻感的痛苦能够驱动人的道德行为，所以羞耻感可以产生积极的人际关系。利他和助人行为是由渴望安抚或渴望提高自尊驱动的，因此羞耻感可以作为利他主义的承诺机制——这对医务人员来说至关重要。

羞耻感还有一个重要的作用，就是促使我们意识到应该珍视的东西，如价值观是什么，对我们的身份至关重要的是什么。澳大利亚学者埃尔斯佩思·普罗宾（Elspeth Probyn）引用希尔文·汤姆金斯（Sylvan Tomkins）关于婴儿情感的开创性研究[12]指出，只有在激活兴趣或参与之后，羞耻感才能发挥作用[13]。换句话说，只有个人价值观受到挑战时，才能感到羞耻。因此，让一个人感到羞耻的情况可能不会引起另一个人的羞耻。

　　治疗师兼神学家卡尔·施奈德（Carl Schneider）宣称，羞耻感的另一个积极作用是隐藏脆弱的个人身份[14]。施耐德的观点是不应该害怕或回避羞耻感，因为它在个人的身份发展中，为其身份和隐私提供了必要的保护。在施耐德的分析中，健康的羞耻感绝不会妨碍一个人的成功，而是作为人性的一个显著标志出现。社会学家欧文·戈夫曼（Erving Goffman）描述了一种自我理论，即人们渴望控制他人对自己的印象[15]。他认识到，在所有的社会互动中，人们都会采取常规做法来避免给自己或别人带来羞耻或尴尬。他把这些表现比喻为，演员用设定的语言、道具和服装所进行的表演。"台前"代表了他人眼中理想的自我，"后台"则是这个自我为前台表演做进一步准备或掩饰的地方。他认识到，群体形成纽带后，能够进行自认为可以代表群体理想的表演。根据这一理论，显然可以关联发现医学也具有表演性，医生使用专业的技术语言，身穿独特的服装，运用听诊器等道具来帮助扮演自己的角色。接纳所在业务团体的典型行为有助于医生避免羞耻，即使这意味着当他们走到"台前"时，要抛开另一个自我，即个人身份。

关注羞耻

　　布雷内·布朗提倡个人保留对羞耻的易感性。她在《大无畏》中说道，羞耻感是不可能避免的，因为它是人类体验中不可或缺的部分。然而，她声称我们有可能在不牺牲价值观和身份的情况下体验羞耻。她把这种能力称为"羞耻弹性"，并解释说羞耻的解药来自于对他人的移情和自我同情。帮助遭遇羞耻感的自己或他人的第一步，是认识羞耻感的现象学表现，即退让、安抚或愤怒；其次是找出触发羞耻感的原因；最后是承认羞耻感可导致与他人联系中断的问题。她主张与他人讨论这种经历，以帮助中和羞耻感，重建与自我的联系，这是精神疾病患者讨论小组获取成功的基础。同时她指出需要创建一种可以公开讨论羞耻感话题的文化。针对医生的团体治疗有助于解决羞耻经历（如患精神疾病）导致的与他人疏离的问题[16]。

结论

羞耻感在脆弱的自我和预期专业身份之间，即在个人和社会之间，形成了一个掩护体。然而，羞耻感并不是一面保护性的盾牌，而是充当屏障，阻碍脆弱的个人与未来的医生身份之间建立联系。

现在，医生受到的监管更多，自主权更少，而且必须同时满足常常相互矛盾的医院管理方和患方的要求，也令他们日益困扰。医生从事的工作在道德和情感上具有双重挑战，越来越多的人意识到他们在遭受精神痛苦。应该提升医生的个人情感需求意识，帮助他们进一步认识到，在个人核心身份价值观认知方面，羞耻感发挥着重要作用，这样医生才能减少精神痛苦，更善于给予患者同情心。

在医务工作中，做出道德决定往往是利用情感而不是理性去推理。因此，我们需要帮助医生调节而不是压抑情绪，了解羞耻感并培养这方面的心理弹性。善于察觉到羞耻感是重要的一步。扭转目前存在的干扰性监管和固守外部指标的倾向，消除承认过错必受指责的文化，接受过错难以避免的观念，才能帮助医生减轻羞耻负担。最后，需要鼓励值得信赖的高年资住院医师和同伴之间相互讨论，给予移情，化解羞耻经历，防止伤害发生。

参考文献

[1] Kay A. *This Is Going to Hurt: Secret Diaries of a Junior Doctor.* London: Picador, 2018.

[2] Ofri D. *What Doctors Feel: How Emotions Affect the Practice of Medicine.* Boston: Beacon Press, 2013.

[3] Bynum W. To pull back the curtain on shame in medical education, I had to start with myself. [Internet]. AM Rounds. Available from: http://academicmedicineblog.org/to-pull-back-the-curtain-on-shame-in-medical-education-i-had-to-start-with-myself.

[4] Bynum W, Artino A, Uijtdehaage S, Webb A, Varpio L. Sentinel emotional events. The nature, triggers, and effects of shame experiences in medical residents. *Acad Med* 2019; **94**(1): 85–93. doi: 10.1097/ACM.0000000000002479.

[5] Sanders K, Pattison S, Hurwitz B. Tracking shame and humiliation in Accident and Emergency. *Nurs Philos* 2011; **12**(2): 83–93. doi: 10.1111/j.1466–769x.2010.00480.x.

[6] Brown B. *Daring Greatly: How the Courage to Be Vulnerable Transforms the Way We Live, Love, Parent, and Lead.* Gotham Books, 2012, p. 77.

[7] Nathanson DL. Shame transactions. *Transact Analy J* 1994; **24**(2): 121–9. DOI: 10.1177/036215379402400207.

[8] Francis R. The Mid Staffordshire NHS Foundation Trust Inquiry: Independent Inquiry into Care Provided by Mid Staffordshire NHS Foundation Trust January 2005–March 2009. London: The Stationery Office, 2010.

[9] Launer J. Bullying in the health service. *Postgrad Med J* 2013; **89**(1051): 307– 8. doi: 10.1136/postgradmedj-2013–131983.

[10] Tangney JP. Moral affect: the good, the bad, and the ugly. *J Pers Soc Psychol* 1991; **61**(4): 598–607. Available from: www.researchgate.net/profile/June_Tangney/publication/21194658_Moral_Affect_The_Good_the_Bad_and_the_Ugly/links/57437bd208ae298602f0f075/Moral-Affect-The-Good-the-Bad-and-the-Ugly.pdf.

[11] de Hooge IE, Breugelmans SM, Wagemans FMA, Zeelenberg M. The social side of shame: approach versus withdrawal. *Cogn Emot* 2018; **32**(8): 1671–7. DOI: 10.1080/02699931.2017.1422696.

[12] Sedgwick EK, Frank A (eds). *Shame and Its Sisters: A Silvan Tomkins Reader.* Duke

University Press, 1996.

[13] Probyn E. *Blush: Faces of Shame*. University of Minnesota Press, 2005.

[14] Schneider CD. *Shame, Exposure and Privacy*. Norton, 1992.

[15] Goffman E. *The Presentation of Self in Everyday Life*. Doubleday Anchor, 1959.

[16] Gerada C. Healing doctors through groups. *Br J Gen Pract* 2016; **66**(651): e776– 8. DOI: 10.3399/bjgp16X687469.

第 8 章　痛苦、牺牲与污名

Clare Gerada　Isa Ouwehand　著　　董国忠　译

最悲惨的是医生病了。

—— 乔治·萧伯纳（George Bernard Shaw），《医生的两难选择》

痛苦

对患者和医生来说，痛苦已经融入了医学的基本结构。这两个群体在与疾病的博弈中都会经历疾痛、苦恼和艰辛。患者基本上无法避免疾病的痛苦，而医生则是主动选择被痛苦包围作为自己的生活方式。这就提出了一个问题：是什么驱使一个人成为医生？在某种程度上，医生明白他所选择的工作将是艰苦之旅，一路令人身心俱疲，并时有恐怖相伴。也许是医生们淡化了潜在的困难，或者想象着这个工作物有所值，不过更有可能的是，这种选择是在他们人生的早期做出的，他们当时对这个职业怀有更理想化的看法，对将要经历的事情难以形成充分的认识。

通常，学习医学的决定会在少年时期做出，这是一种"职业召唤"；有些人从来没有这么早就考虑未来职业的选择。人们选择医生作为未来职业的原因有很多，但往往与以前经历的情绪困扰有关。这种选择通常受到曾经目睹、亲身遭遇或治疗痛苦的影响，尽管清楚表达出这一点的人不算多。在第 3 章探讨医生面临精神疾病风险的原因时，已经简单地讨论过这一点。每个人都背负着过去某些心理、情感和身体上的痛苦。精神分析创始人西格蒙德·弗洛伊德（Sigmund Freud）提出，我们很容易重复这些痛苦，这构成了精神分析实践的基础。有些职业可以为一个人过去的"受伤"经历、悬而未决的事件提供解决的舞台。例如，选择医学可以抵御当年因无法治愈家庭成员的疾病而产生的焦虑情绪，甚至选择专业也可能是基于以前的经验：一位医生可能因为在童年时期患过严重的疾病而成为儿科医生，或者因为父母酗酒而成为成瘾专家。在这两种情况下，由于遭受了痛苦，他们有可能更好地理解患者的需求。那些加入由一位笔者（克莱尔·杰拉达）负责的丧亲小组（自杀身亡医生的亲友）的成员们更是如此。许多小组成员通过帮助他人来解决自己所经历的事件，他们建立慈善机构，支持援助小组和投入大量时间，努力防止同样的事情发生在其他人身上。

一个学生谈到，父亲的去世是他做出选择的决定性动机。

当父亲去世后，我想"哦，也许成为一名医生，就能阻止人们死亡"。这就是我的想法，如果成为一名医生，我就能够帮助更多的人。也许我能够阻止并了解父亲遭遇的问题，诸如此类。于是，我开始关注医学领域。

在努力帮助那些与他父亲病情类似的患者时，这个学生仍然会不可避免地遭遇治疗失败。如果在此时得不到支持，他就比其他人更易患上精神疾病。这些职业选择的动机主要是无意识的，它们可以成为同情心和承诺的驱动力，但如果不借助监督或反思性训练进行领悟和管理，它们也可以成为痛苦的预兆。伍德沃德（Woodward）等的研究证实了这个观点，该研究探讨了住院医师的从医动机，最常见的答案是希望帮助他人，部分原因是受到以前生活事件的驱动[1]。

渴望治愈所爱的人是无意识的，未能治愈则产生内疚感，导致内心输出一种持续且强烈的驱动力，推动其更加关心他人，更加利他，更加努力地工作。如果不加控制，导致的将不是补偿或治愈，而是在试图治愈不治之症的过程中，遭遇反复的失败。失败又进一步强化相关的情感驱动力，推动完成一项不可能完成的任务。这构成了"带伤的治疗者"的基础。

"带伤的治疗者"这个心理可以追溯到古代。西方哲学创始人柏拉图（Plato）认为，最娴熟的临床医生是那些患有各种疾病的人。精神分析学家卡尔·荣格（Carl Jung）认为带伤者是人类的"原型"之一。"原型"是所有人类的共同点，无关文化、性别或生活的历史时期。"原型"在人类集体中无意识地重复出现。它跨越了文化界限，以梦境、故事、艺术甚至神话的形式出现。因此，它是普遍的，体现了人类心理中的遗传因素，以隐喻的方式融入了我们的基因构成。

荣格认为，"带伤的治疗者"的起源可追溯到希腊神话中的喀戎（Chiron，法语中的 chirurgie 和英语中的 surgery 均来自于此）。他是一个受伤的半人马，他的学生是阿斯克勒庇俄斯（Aesculapius）——医学和治疗之神。喀戎是一位不朽的半神，不小心被毒箭所伤；在那之后伤口从未愈合，给他带来了巨大的痛苦。他选择将自己的痛苦转化为对他人的帮助，最终用自己的生命换取了普罗米修斯（Prometheus）的自由，放弃了自己的不朽地位。

荣格建议，亲身体验痛苦是对医生最好的训练，只有带伤的人才能成为有效的治疗者。然而，在他的"原型"中，要成为带伤的治疗者，仅仅体验创伤和痛苦是不够的。相反，他的解释中最核心的部分是转化过程，治疗过程中，以创伤或逆境的经历产生改变和启迪，即戈夫曼（Goffman）所描述的"自己"和"智慧"的概念[2]。荣格认为，创伤本质上是体验痛苦过程中形成的意识。

每一种需要探查的治疗方法，很大程度上相当于医生对自己的检查——他自己的伤痛才是衡量治愈能力的尺子。这正是希腊神话中"带伤的医生"的含义 [3]。

加拿大医生希尔吉·达诺特（Searge Daneault）认为患者和医生都能从医生的痛苦体验中获益。

医生有了创伤体验，就会成为患者的兄弟，而不是患者的主人，这会导致双方视角发生根本性的变化。痛苦的患者得到医生的治疗，这也对医生的自我治疗起到重要作用。医患之间的每一次接触对双方来说都是转化和创造 [4]。

每个人都以某种方式"受伤"，甚至是（也许特别是）医生。如身体或情感创伤、疾病、个人失败（或医疗差错）、生活中的困难、成瘾和一大堆亟待处理的问题。虽然在许多情况下，"创伤"发生在先，然后个人才感觉"无法应付工作"或出现不舒服症状，但这些"创伤"往往在主动就医或转诊之前就已经发生了。

所有创伤都给予了受害者知识和智慧。帮助他们形成新的见解或改变生活轨迹。接受这些创伤也可以减少污名和羞耻。达诺特提出了这样的观点：

医生没有理由为他们的痛苦感到羞耻。维克多·弗兰克尔（Viktor Frankl），一位在纳粹集中营中幸存下来的精神科医生，告诉我们，就像命运或死亡一样，痛苦是人类的基本体验……重新关注医生的健康和痛苦，就相当于对西方医学进行了一次深刻和基本的阐述。可以说，让医生保持健康，医学的创造潜能才能得以正常运转 [4]。

与痛苦博弈，将其转化为领悟，既是目标，也是疗愈，正如达诺特提到的，其中体现着巨大的创造性。

医学界有很多带伤的治疗者，文献中大量的个人叙述就是证明。例如，精神科医生琳达·加斯克（Linda Gask）在回忆录《沉默的另一面》[5]中感伤地写下了自己患严重抑郁症的经历；在全科医生佩特拉·琼斯（Petra Jones）编辑的《变成患者的医生》中，每一章都是个人对精神疾病的叙述（许多人匿名）[6]；艾哈迈德·汉克尔（Ahmed Hankir）以"带伤的治疗者"的名义写下了他患双相情感障碍（见第 14 章）[7] 的经历。还有另一种类型的书（重新）出现了，这些书与其说是关于个人对精神疾病的体验，不如说是作者希望纠正医学在想象与现实之间的差异，如亚当·凯（Adam Kay）[8]、保罗·卡拉尼蒂（Paul Kalanithi）[9]、苏·布莱克（Sue Black）[10] 和乔安娜·坎农（Joanna Cannon）[11] 的作品。其中大部分内容来自作者的行医经历，每个人都以自己的方式去掉了他们身上医生的光环，暴露了潜藏的痛苦。最后，还有一些人是具有医生身份的患者，通过自身的疾痛经历，感受到了自己的患者所经历的痛苦。罗伯特·克里茨曼（Robert Klitzman）在《当医生成为患者》一书中对患病较重的医生进行了一系列采访 [12]。许多医生改变了对待患者的方式，对患者产生了更多同情心，还跟他们建立了联系。医生们也更好地理解了：较小的屈辱也能导致痛苦，如等待，正如一位受访者所说，"等待就是遭受痛苦""等待是患者面临的困难之一"。这些短文和访谈表明，如果医生愿意反思，思考自己的脆弱性，那么痛苦是可以转化的。正如克里茨曼所指出的，"直面自己的死亡，才能更容易直面他人的死亡"，从而产生更多的共鸣。

牺牲

所有工作都需要一定程度的付出，但很少有像医生那样，付出被写入执业准则中。1948 年的《日内瓦宣言》[13]（相当于现代的《希波克拉底誓言》）在第一行写道：

我郑重承诺自己要奉献一切为人类服务。

医学生进入"医学"是个社会化过程，这要求他们不仅仅学习工作所需的知识和技能，还要掌握灌输给这个行业的不成文的规则。自我牺牲便是其中之一，就像洗手一样平常，成为对医生理所应当的期望。学者弗雷德里克·哈弗迪（Frederick Haffertey）建议医学生应该经历彻底的"再社会化"过程[14]。行业外部和医学规范及价值观之间关系紧张，导致了一系列的冲突，其中医学规范占据上风，遭遇这些冲突即为"再社会化"。例如，在解剖过程中，学生学会了"感觉规则"，因此不会像普通人那样对尸体做出反应。学会自我牺牲是这些规则的一部分，正如第 1 章讨论的那样，成为一名医生的标志是个人的巨大牺牲。从一开始，医学生就必须比其他学生更努力、更长时间地工作，接受更长时间的监督。一旦获得资格，他们必须忍受后续无休止的考试及边工作边学习的状态。即使通过这些考试，他们还必须继续在学术上有所表现才能保留行医执照，直到退休。这需要牺牲个人的家庭和社会生活及课外活动。总体来说，对照工作的高回报特性来看，这些牺牲是值得的。在道德和伦理上，国家医疗体系也有责任照顾他们，不过，证据表明，情况并非如此[6]。

从形式上看，今天医生的处境可能更容易些。毕竟，他们不再每周工作 120 小时，有更严格的工作时间，如果工作量超出所分配的班次，医院管理方甚至会被罚款。不过 20 世纪 70 年代末开始工作的医生有医院可住宿，热食日夜提供，培训时间受保护。他们的轮班规定是灵活的，调班也容易，可以预订年假，而不必使用分配的假期。而现在的医生必须在轮班表出现空缺时加班，工作、生活或休假方面没有什么灵活性（试试在你不确定能否获得年假时计划自己的婚礼）。他们在线服务时医院不再提供住宿，如果"小睡"一会儿，就会受到训斥。今天，一些住院医师竟然没有挂外套的地方，更不用说休息的地方或法定的吃饭时间。白班以外的时间里，他们用来充饥的食物大部分是从自动售货机买来的薯片和三明治，或者是用微波炉加热的半成品食物。

当付出变成了殉道，当医生愿意拿自己的个人利益去冒险，标志着他们对行医的意义丧失了客观判断。他们不断忽视自己、家人和朋友的需要。也许他们希望通过照顾他人，平息对过去和现在最亲近的人疏于照顾的愧疚。

殉道会造成恶性循环。医生依赖患者来获得认可，而患者又以高估的理想化心态看待医生。这会增强医生的自尊心，于是他们通过更努力地工作和更多的自我牺牲来寻求更多的认同感。当这个循环不可避免地被打破时，最终的结果是疲惫、倦怠和抑郁。正如全科医生大卫·齐格蒙德（David Zigmond）描述的那样，现实的医患关系发生扭曲，双方的依存关系，从"帮助患者"变成"患者帮助"[15]。这让人想起埃米尔·涂尔干（Emile Durkheim）关于自杀的开创性工作，特别是他研究的自杀类型学、自杀潜在因素及二者在医学上的应用。例如，过度融入社会导致的"利他"自杀，过度融入医学文化和医学规范导致的"牺牲"，以及内化的信念——优秀的医生意味着把自己完全奉献给他人等。涂尔干也说明了社会支持和融合对精神健康的重要性[16]。荣格谈到，自我意识是任何医者必备的重要前提。要成长为一名优秀的医生，很重要的一点是了解自己内心的阴影，这样才能铭记痛苦和牺牲是一种生活方式。

与殉道密切相关的是英国精神分析心理治疗师大卫·马兰（David Malan）所说的"帮助型专业综合征"或"强迫性照护"，指专业人员把自己希望获得的东西强迫性地提供给别人[17]。因此，帮助往往转变为利他主义的自我牺牲，如工作倍加努力、工作时间更长，这能够克服内心不称职或不够好的感觉。马兰推测，这些专业人员将其他人的需求视为要求，并会努力满足。如果失败，就容易受到抑郁症、焦虑障碍的影响，这会增加脆弱性，同时也增加自杀的风险。

越来越多的医生认为，他们有责任将患者从不完备的医疗环境中"拯救"出来，似乎资金不足、等待时间过长及压力过大造成的不完美服务都是他们的过错。医疗赔偿提供方（医疗保护协会）对医生进行的一项调查发现，近75%的医生患有他们所说的"超级医生综合征"[18]——意为医生们即使感觉非常不舒服、过于疲劳或压力很大而无法有效工作时，通常还是会来上班。人人争当超级医生的现象，容易导致职业倦怠、精神健康问题、长期患病和医疗诉讼风险增加，因为当医生在身体不适的情况下继续工作，更有可能犯错。在调查中，25%的医生怀疑自己在身心疲惫的情况下，造成了不可逆转的临床差错，而其余的医生解释为缺乏专注力。超级医生很可能是与"带伤的治疗者"相反的"原型"。

污名

在社会学文献中，污名总是作为三位一体中的一部分出现，三位一体指的是偏差、贴标签和污名。在具体研究医生的污名问题之前，有必要先看看这几个概念。成为"正常人"是通过行为规范、对价值观和行为进行社会构建和协商的过程。正是因为遵守这些规范，个人获得了社会群体的成员资格。毫无疑问，社会规范存在着巨大的差异性，但污名的认定涉及成员和非成员之间遵守规则的界限。贝克尔（Becker）观察到：

社会群体制定规则，违反规则就构成偏差；社会群体将这些规则应用于特定的人，给他们贴上外来者的标签……从而制造偏差。偏差不是一个人所实施的行为质量不佳，而是其他人将规则和制裁应用于违规者的后果[19]。

偏差者是被成功贴上偏差标签的人；偏差行为也是被贴上偏差标签的行为。埃德温·莱默特（Edwin Lemert）推进了贝克尔的想法，形成了初级偏差和次级偏差概念[20]。初级偏差是最初的行为，次级偏差是社会反应，即公众和有影响力的群体（如医生、神职人员）对该行为的反应。正是社会反应启动了贴标签的过程，创造和扩大了偏差，改变了对偏差的看法。标签有两种形式，非正式和正式。它们的区别在于权力的大小、应用标签的个人或团体的资历和社会身份及流行话语、意识形态、规范和价值观。某些标签在应用于个人或群体时，具有很强的效力，因为它们通常以消极的方式模糊对个人的判断，影响互动。相同的标签会具有不同的效力，这取决于个人之前的身份及贴标签人的身份；例如，"成瘾的医生"比"成瘾的办公室工作人员"更"糟糕"。这就是医学的规则，当精神疾病或瘾君子这样的标签贴在医生身上时，将增加额外的差耻。

污名是蒙羞或失信的标志，具体定义为：污名是条件、属性、特征或行为，它将个人象征性地标记为"文化上不可接受"或"低劣"的；以差耻和蒙羞概念为其主观参照，将一个人与其他人区分开来[21]。

污名的"武器化"现象在福利改革中最为明显（应获利和不应获利的穷人），但也可以出现在医疗工作者犯错时[22]。指责和差耻之间的区别在于，当指责叠加差耻时，指责方的行为往往体现"政治意图"，导致更容易"抛弃"某些人或某些部门的人。这就是哈迪扎·巴瓦–加尔巴（Hadiza Bawa-Garba）的遭遇，这位儿科医生被认定犯有严重医疗差错致人死亡罪，被判处缓刑。她受到除名的处罚，从医疗行业中彻底消失，成为工作所在医院缺陷问题的替罪羊。

污名还包括"指责"；当精神疾病、伤害或疾病被描绘成（自我延续或自我造成的）偏差时，污名化的个人被认为是应受谴责的，这在精神疾病中特别普遍[22]。从口头上将某人描述为"疯子"，到以精神健康诊断为由将其排除在社会之外，社会延续了精神健康的污名。对这些经历的内化和接受，称为自我污名或内部污名，这给那些与精神疾病斗争的人带来了更多的问题。

虽然对于普通人来说，污名化的问题可能有所缓解（归功于全国性的反污名化运动），但对于医生来说，似乎并非如此。这就是为什么医生在精神不健康时仍不寻求帮助的核心原因。他们遭受个人（内部）、专业和制度污名。尽管政策制定者、政治家、专业领导人，甚至皇室成员都在大力推动去污名化，但医生的精神疾病可能是最后的禁忌之一。医生因精神疾病对自己进行污名化[23]。身体不适令他们感到羞愧，责怪自己没有足够的心理弹性来应对工作的压力，也害怕被同事视为弱者。他们对私人和公共污名做出的适应性反应，是有意识或无意识地对疾病进行保密和隐瞒。保密是寻求帮助的主要障碍，意味着个人拒绝寻求来自其他医疗专业人员及同事和朋友的帮助。于是医生认为他们必须向外界（包括其他医生）展示一个健康的形象，如果被称为患者，他们会感到尴尬甚至羞愧。一项关于医生对待个人疾病态度的研究证实了这一点：许多医生把健康与自己的专业能力联系起来。这种态度甚至影响了他们参加常规筛查和检测的方式[24]。接受患者角色的尴尬延伸到家庭，表现在不为自己的孩子寻求帮助——这是连带性污名化的例子。

污名是导致精神科医生达克莎·埃姆森（Daksha Emson）先杀死自己3个月大的婴儿，并随后自杀身亡的原因之一。死亡调查报告得出结论：

达克莎害怕，如果被别人知道自己所患的病，她将蒙上污名……她的恐惧似乎很有道理[25]。

精神科医生阿什·泰戈尔（Aashish Tagore）因患精神病住院。对此，他写了一篇感伤、坦诚、深刻的个人叙述。他写道：

这是最糟糕的噩梦……当疾病的污名浮现出来时，不仅是我在那里感到尴尬，那些曾经一起工作的人也同样为我感到尴尬。他们的脸上写满了怜悯。必须承认，我自己对精神病患者的偏见也浮现出来。觉得有必要让自己（在身体和心理上）与其他患者保持距离——我需要向自己保证，我不是他们中的一员。但不幸的是，我是。我不比他们优秀，我们之间没有区别——跟他们一样不健康，一样是个普通的人。我不再是那种高高在上的人，即这些"患者"的"医生"，我和他们是同等的人。病发后的第一时间，我感到一种刻骨的羞愧和内疚[26]。

泰戈尔谈到，即使人们没有恶意，污名仍会以微妙的方式抬起丑陋的头，例如，在药店领取抗抑郁药的处方。我感到惊讶的是，我看到许多患有抑郁症的医生都不愿意服药，他们"怕被人发现"。

"自我污名化"的概念也是如此，人被污名化实际上与他人对自己和所患疾病的负面态度有关。如果你自己也认同并忍受负面态度，认为"可以理解"，那么与之斗争的动力在哪里呢？……很奇怪，精神疾病的污名竟然如此深刻地影响一个人的身份认同。

污名有很多表现形式，包括回避出现"不适"的人。离开工作岗位后，医生感到失落、孤立和悲伤，这些情绪被朋友和家人的负面反应放大，他们进一步感到失败、内疚和羞愧。早在培训时期，污名就已经在行业内根深蒂固[27]。一位住院医师讲述了自己的精神健康经历，说明了关注个人污名化的重要性。

"可悲的是……尤其因为罹患精神疾病，我'不能胜任'，我的性格不适合做这个工作 [28]。"

"不能胜任"的观点是专业污名。将个人污名和专业污名分开颇具挑战性，因为二者紧密关联。医生因为身体不适而感觉糟糕，同事也以不同的方式对待他们。越来越多的人将医生的专业精神（在外部压力下提供出色的治疗）与其心理弹性、应对逆境的能力混为一谈。由此推断出，若被人解读为缺乏能力和"软弱"（这当然不对），他们就无法应对了。一位全科医生在报告中写道，无意中听到同事们在谈论患有精神疾病的患者，他们说，患者"只需要振作起来" [29]。

对污名做出的这种推理和描述与医疗行业中的僵硬态度一脉相承，如继续工作，默默挣扎，为工作牺牲自己等 [30]。所以，患有精神疾病的医生蒙受专业污名，就不令人奇怪了，因为他们的能力受到了质疑。

住院医师继续讲述：

"我确实感觉到附带的污名，无法应对压力和抑郁等问题……我的意思是，我确定这种情况一直在持续，每个人都可能对此有同样的感觉 [28]。"

这里隐藏的信息是，精神不健康在医学界缺乏合法性。虽然公开的污名化现象并不常见，可是医生对同事患有精神疾病的现实还是不肯接受，而且已经形成了文化。普通公众总是期望医生保持健康，这也形成了文化期待。患者们写道，和不健康的医生打交道时会出现不舒服的感觉，对其业务能力没有信心，缺乏信任感。

文化污名是指由于个人特征与社会规范不同而对个人的歧视，尽管非常普遍，但在很大程度上受到了忽视。在许多情况下，对少数群体的歧视，如女同性恋者、男同性恋者、双性恋者和变性者等 LGBT 群体，有色人种，女性等等，导致医疗行业中本已颇具挑战性的精神健康污名雷区变得更加复杂。这些少数群体很难从现有的有限资源中寻求适当的治疗。通常，由了解患者文化污名的医生来提供精神健康治疗更有效果。

结论

通过"带伤的治疗者"这个概念，我们研究了牺牲和污名给医生造成的影响，以及医生因此面对精神疾病的脆弱性。对许多医生来说，无论是个人的痛苦还是目睹他人的痛苦，都是他们追求医学事业的动力之源。可悲的是，如果不加以控制，医生更容易遭受医疗实践中固有压力源的影响。然而，倘若医生在应对这些问题时得到充分的支持，就可以将痛苦转化为对自己和患者都有益的治疗经验。除了痛苦之外，医学界还培育了一种文化，期待着利他主义的自我牺牲，其至以牺牲个人幸福为代价。这一点在《希波克拉底誓言》的第一部分表述得最为明显，但在医学生开始工作之前的专业社会化过程中却不明显。医生应该长时间工作，"拯救"患者，在精疲力竭或生病的情况下继续有效地工作。这种过高的压力和期望由专业环境和更广泛的社会文化设定，意味着医生更容易出现倦怠和精神健康问题。这就造成了一个更大的问题，即出现了与精神疾病相关的制度污名和专业污名，也伴随着个人污名。医疗行业长期存在着这样的观念：诊断精神健康问题不如身体问题合乎情理。这种观念直接影响了患精神疾病医生的心理体验和寻求健康的行为，还可能由于他们无法控制的个人属性（如性取向）而进一步复杂化。"生病的医生"挣扎求活，是痛苦、自我牺牲和污名共同造成的。假如没有这些概念，我们就无法完全理解他们经历精神疾病的过程。

参考文献

[1] Woodward A, Thomas S, Jalloh M, Rees J, Leather A. Reasons to pursue a career in medicine: a qualitative study in Sierra Leone. *Global Health Research and Policy* 2017; **2**(1): 34.

[2] Goffman E. *Stigma: Notes on the Management of Spoilt Identity.* London: Penguin, 1990.

[3] Stevens A. *Jung: A Very Short Introduction.* Oxford: Oxford University Press, 2001.

[4] Daneault S. The wounded healer. Can this idea be of use to family physicians? *Can Fam Phys* 2008; **54**(9): 1218–19.

[5] Gask L. *The Other Side of Silence. A Psychiatrist's Memoir of Depression.* Chichester: Vie Books, 2015.

[6] Jones P (ed). *Doctors as Patients.* Oxford: Radcliffe Publishing Ltd, 2005.

[7] Ahmed H. [Internet]. Ahmed Hankir Physician, Senior Research Fellow & Author of The Wounded Healer. [cited 18 January 2020]. Available from: www.ahmedhankir.com.

[8] Kay A. *This is Going to Hurt: Secret Diaries of a Junior Doctor*, 1st edn. London, Picador, 2017.

[9] Kalanthi P. *When Breath Becomes Air*, 1st edn. London: Bodley Head, 2016.

[10] Black S. *All That Remains: A Life in Death.* London: Transworld Publishers Ltd, 2019.

[11] Cannon J. *Breaking and Mending: A Junior Doctor's Stories of Compassion and Burnout.* London: Profile Books Ltd, 2019.

[12] Klitzman R. *When Doctors Become Patients.* New York: Oxford University Press, 2008, p. 118.

[13] Declaration of Geneva. International code of medical ethics. Available from: www.wma.net/wp-content/uploads/2018/07/Decl-of-Geneva-v1948–1.pdf.

[14] Haffertey F. Reconfiguring the sociology of medical education: emerging topics and pressing issues. In: Bird CE, Conrad P, Fremont AM (eds). *Handbook of Medical Sociology*, 5th edn. Upper Saddle River: Prentice Hall, 2000, pp. 238–57.

[15] Zigmond D. Physician heal thyself: the paradox of the wounded healer. *British Journal of Holistic Medicine* 1984; 1: 63–71.

[16] Durkeim E. *Suicide.* Oxford: Routledge Classics, 2002.

[17] Malan D. Individual psychotherapy and the science of psychodynamics. Oxford:

Butterworth-Heinemann, 1979.

[18] Medical Protection Society. 72% of UK doctors facing 'Superdoctor Syndrome' [Internet]. 2019 [cited 18 January 2020]. Available from: www. medicalprotection. org/uk/articles/72–of-uk-doctors-facing-superdoctor-syndrome.

[19] Becker H. Reprinted from *The Outsiders: Studies in the Sociology of Deviance*, 1963, pp. 1–18. Copyright 1963 by the Free Press.

[20] Lemert E. Secondary deviance and role conceptions. In: Herman NJ. *Deviance: A Symbolic Interactionist Approach*. Oxford: Rowman & Littlefield, 1995, pp. 111–13.

[21] Monaghan L, Williams S. *Key Concepts in Medical Sociology*. London: SAGE Publications; 2016, p. 59.

[22] Scambler G. *A Sociology of Shame and Blame*, 1st edn. Cham: Palgrave Pivot, 2020.

[23] Cohen D, Winstanley S, Greene G. Understanding doctors' attitudes towards self-disclosure of mental ill health. *Occupational Medicine* 2016; **66**(5): 383–9.

[24] Thompson W, Cupples M, Sibbett C, Skan D, Bradley T. Challenge of culture, conscience, and contract to general practitioners' care of their own health: qualitative study. *BMJ* 2001; **323**(7315): 728–31.

[25] North East London Strategic Health Authority. Report of an independent inquiry into the care and treatment of Daksha Emson and her daughter Freya. London, 2003.

[26] Tagore A. Personal experience: coming out-the psychotic psychiatrist-an account of the stigmatising experience of psychiatric illness. *The Psychiatric Bulletin* 2014; **38**(4): 185–8.

[27] Henderson M, Brooks S, del Busso L, et al. Shame! Self-stigmatisation as an obstacle to sick doctors returning to work: a qualitative study: Table 1. *BMJ Open* 2012; **2**(5): e001776.

[28] Fox FE, Doran NJ, Rodham KJ, Taylor GJ, Harris MF, O' Connor M. Junior doctors' experiences of personal illness: a qualitative study. *Medical Education* 2011; **45**(12): 1251–61.

[29] Spiers J, Buszewicz M, Chew-Graham CA, et al. Barriers, facilitators, and survival strategies for GPs seeking treatment for distress: a qualitative study. *Br J Gen Pract* 2017; **67**(663): e700–8. DOI: https://doi.org/10.3399/bjgp17X692573.

[30] Balme E, Gerada C, Page L. Doctors need to be supported, not trained in resilience. *BMJ Clin Res* 2015; **351**: h4709.

第二篇

医生和他们的疾病

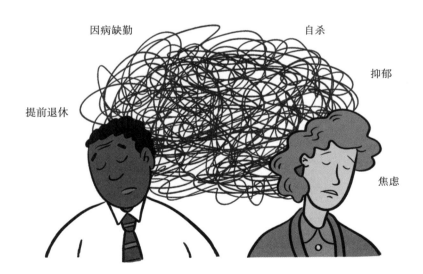

因病缺勤　　　　　　　自杀

　　　　　　　　　　　　抑郁

提前退休

　　　　　　　　　　　　焦虑

第9章 医生与精神疾病

Clare Gerada 著　　董国忠 译

拥有医学学位并不能保护医生免遭人生的正常变迁和艰辛。医生和普通人一样，都可能会患有精神疾病。区别不在于医生患哪种病，而在于表现方式、患病率、潜在影响和结果。也许最重要的区别，正如我在本书中已经提到的，是难以跨越从专业人员到患者的无形界限，即使这个界限仅针对身体上的疾病，而不是精神上的。我自己在这方面也很内疚，有一次在赶往晚间手术的路上被撞倒，我没有擅离职守去事故与急救部门，而是叫了一辆出租车，坚持完成了手术（当时我脚上还渗着血，非常痛苦）。我从未想过取消手术转而寻求帮助，我其实本可以这样做，这属于身体疾病的处理。对医生来说，寻求精神疾病的帮助更难做到，精神疾病是令人感到可耻的秘密，隐藏在大众视线之外。这意味着大量患抑郁和焦虑的医生得不到帮助（通常是因为他们自己不愿意寻求帮助）。应该公开这个"秘密"，这对他们能够得到适当的治疗至关重要。这不仅是为了医生，也是为了患者。若患精神疾病的医生不进行治疗，将关联引发更多的医疗事故[1, 2]。本章对医生及其精神疾病做了一个概述。

医生和精神疾病概述

来自英国的一些头条新闻：约 43% 的医生曾考虑转行[3]。

417 名英国医生中有 55% 的人"符合"职业倦怠和情绪疲惫的标准。由伦敦大学伯克贝克学院（Birkbeck，University of London）和伦敦大学学院（University College London）进行的这项研究还发现，每 20 名医生中就有一名是酒精依赖者，超过 1/3 的人承认饮酒是为了"应付与工作有关的压力"。总体而言，1/5 的人说他们使用"物质"（酒精或药品）作为"压力应对策略"[4]。

英国医学总会（General Medical Council, GMC）进行的全国培训调查发现，有 1/4 的受训医生表示，工作导致他们的倦怠程度较高或非常高，这一数据高于 2018 年的 24%[5]。

医生的精神疾病患病率高是一个全球现象。在每个体系中，无论是私人、保险机构还是国家资助的，不分专业、年龄、性别、资历水平和培训等级，医生都有患精神疾病的风险[6]。与普通人群一样，常见的精神疾病（如抑郁症和焦虑障碍）患病率较高；而不太常见的疾病（如双相型障碍）患病率较低。在医学界，年轻女性的数量较多，饮食失调在医生中可能比一般人群更加普遍（这可能解释了为何会有大量女性医生参加铁人三项）。还有一些其他情况，如患有精神分裂症的医生，考虑到工作强度和工作条件，可能不适合从事医学工作。医生的酒精和药品滥用水平是否更高、更低或持平，取决于研究的时间和地点。

针对医生与普通人群的精神疾病患病率的比较研究，往往集中在比较常见的疾病上，而且，正如本章所讨论的那样，得出的结论相互矛盾。总体上，质量较高的研究（有更好的研究方法，更大范围的研究对象或更有效的工具）往往得到患病率较低的结果。

一般来说，医生精神疾病的总体患病率至少与普通人群和其他专业群体相当，甚至更高。在澳大利亚进行的一项大规模精神疾病调查显示，与普通人群和其他专业人员相比，医生的广义痛苦和狭义精神健康问题的诊断率都很高，而且明显更高[7]。特别是发现，30 岁以下的医生中存在较高的精神压力，明显高于相同年龄的个人和其他专业群体。其他研究报告显示，精神疾病的患病率有 17%～52%[8-11]。

抑郁症

抑郁症不仅表现为几天内的情绪低落，而是持续几个月甚至几年都感到沮丧。伴随着绝望无助的感觉，对通常令人快乐的事情丧失兴趣。经常出现睡眠障碍（早醒或睡过头）。抑郁症患者难以集中注意力，甚至连最简单的工作都没有精力去做。医生，抑或即使是那些受过精神健康培训的医生，也不一定能嗅出抑郁症在自己身上的蛛丝马迹。根据我治疗"医生患者"的经验，他们将失眠、食欲不振和普遍焦虑等症状，归因于在紧张的环境中正常的激烈应对。与普通人一样，抑郁症也是医生最常见的精神疾病，而且医生患抑郁症似乎比普通人更常见，尽管不同的研究结果往往存在很大的差异。

2010 年进行的一项系统综述研究发现了 19 篇关于医生抑郁症和焦虑障碍的论文。报告显示的患病率为 14%～60% [12]。澳大利亚的调查显示，目前医生抑郁症水平与普通人群相似，但高于澳大利亚其他专业人士。约 21% 的医生报告曾经被诊断出患有抑郁症或接受过治疗，6% 的医生当前被诊断抑郁症 [7]。2014 年发表的一篇综述发现了 112 篇关于美国医生患抑郁症的文章。抑郁症的患病率为 1%～56%，这样巨大的差异是由样本量、研究方法和临床病例定义分界点的不同造成的 [13]。这篇综述中一项更广泛的研究发现，22%～35% 的医生报告了 4～5 个抑郁症症状 [14]。另一项系统综述研究也发现了类似的数字，其中包括 54 项横断面研究和纵向研究，涉及来自全球 18 个国家的 17 560 名医院受训人员 [15]。无论研究在哪个国家进行，都发现了类似的抑郁水平，并给出了约 30% 的综合患病率。新的研究有一个趋势，即发现的概率更高，虽然增幅不大，但考虑到过去 10 年中工作时间减少、工作条件改善，这是很值得关注的。

一项对美国实习医生（取得资格后从事第一份工作的医生）的研究发现，符合严重抑郁症诊断的医生比例从开始工作前的 4% 上升到一年后的 27%[14]。总体来说，在这 12 个月内，有 42% 的医生在一次或多次的季度评估中达到了抑郁症的标准，但只有 23% 的医生寻求帮助[16]。这项研究发现工作年限与抑郁症状的增长有直接关系。

在对本章进行研究时，我惊讶地发现，中国是全球医生精神疾病患病率最高的几个国家之一。一项 2019 年发表的研究发现，在浙江省杭州市，近 70% 的医生焦虑障碍筛查呈阳性，72% 的医生抑郁症筛查呈阳性[17]。即使考虑到本章提到的数据，这样的患病率也是相当高的（甚至高于中国普通人群），数据可能存在抽样偏差，因为或许有医生过度报告了他们的症状。作者引用了对中国医生的其他研究，虽然研究使用的方法有所不同，发现患病率分别为 65%（抑郁症）和 28%（焦虑障碍）。与世界各地的医生一样（但鉴于中国经济的快速增长和对医疗服务的需求增加，情况可能更严重），巨大的医疗需求、高强度的工作量、棘手的临床冲突、被起诉或投诉，都是导致他们精神压力过高的原因。

由于抑郁症更有可能在 30 岁之前出现，所以其在年轻医生中更普遍并不奇怪。从所有的研究中我们可以得出结论：医生患抑郁症至少与同年龄的普通人群一样普遍；约 20% 的人曾经有过抑郁症，约 7% 的人目前仍在抑郁；抑郁症可能更常见于年轻的医生；有证据表明女性医生的抑郁症患病率高于男性医生（与普通人群类似）。

焦虑障碍

每个人都熟悉"焦虑"这个词，在日常生活中随处可见。当焦虑频繁出现且症状开始干扰（向着更糟的情况转变）工作、生活和人际关系时，它就会成为矛盾。医生最常见的 3 种焦虑障碍是广泛性焦虑障碍、惊恐障碍和创伤后应激障碍，其中广泛性焦虑障碍最为常见。特点是持续地出现失控、侵入性的焦虑，有几个受试者的症状持续超过 6 个月。

与抑郁症相比，对医生焦虑障碍的研究较少，而且研究质量较低，因为通常无法使用正式的诊断工具，因此"焦虑"往往包括一系列不同的诊断，如压力、精神困扰、普遍焦虑或恐惧性焦虑状态。学者瓦莱丽·霍普（Valerie Hope）和马克斯·亨德森（Max Henderson）在 1948—2013 年发表的论文中回顾了医学生的抑郁、焦虑和苦恼问题。其中包括 11 项关于焦虑的研究，使用了 7 种不同的工具（有些是由研究人员专门开发的）[18]。患病率为 8%～66%。除了在新西兰进行的 1 项研究外 [19]，很少有专门针对特定的焦虑障碍（如广泛性焦虑障碍）的研究。

在澳大利亚的一项调查中，约 9% 的医生报告说他们曾被诊断焦虑障碍或因焦虑障碍接受治疗；与男性相比，女性医生的比例更高（11% vs. 7%，第 3 页）[7]；据报告，约 9% 的女性和 5% 的男性目前有焦虑障碍诊断（第 5 页）。一项单独的系统综述发现医生的焦虑障碍患病率在 18%～55%，有证据表明，与普通人群相比，医生的测试得分较高，但并不高于其他专业。其他研究则显示，医生的焦虑障碍高达 24%[20]。

从证据看，不能说医生焦虑障碍的概率比普通人群更高、更低还是相等。从经验看，在我们服务的医生中，广泛性焦虑障碍很常见，要么单独出现，要么伴随抑郁症出现。我想说的是，在当今的医疗体系中，焦虑几乎是医生的常态特征。在临床实践中，焦虑事件频繁发生；在日常生活中，医生往往忽视自身的心跳加速现象、恐惧的想法或持续恶心的模糊感觉。

创伤后应激障碍

在医学界，接触创伤性事件通常是无法避免的。那些在急诊一线工作的医生，如事故和急救科、重症监护室、麻醉科、外科和产科，更是如此。不过，在日常临床工作中，医生对接触垂死的患者、严重受伤的患者、有剧烈疼痛的患者都已经司空见惯。而在诊室外，医生们还遭受欺凌、投诉、攻击或种族歧视等更多的创伤性事件。

大多数遭受创伤性事件的人不会遗留长期的不良问题，能较快恢复正常。有些人甚至会因此而增加幸福感，有自信能够很好地处理事件或自身问题。然而，少数人将遭遇一系列不良的精神影响，包括创伤后应激障碍。其症状包括因事件回忆引起持续出现的想法、图像、闪回或梦境，避免讨论或提及创伤及一系列其他症状（如失去兴趣、退让和愤怒）。症状会存在一个月以上，这并不是由药物使用或其他疾病引起。

虽然关于创伤后应激障碍的大多数文献，研究对象人群都来自部队、服务人员和应急人员（急救人员、消防员和警察），但人们越来越意识到，那些在医疗照护第一线工作的人也患有这种疾病。正如我在讨论心理弹性时提到的那样，一位医学总会的前任主席曾经说过，医生应该从部队人员身上吸取教训，学会复原。他指的是处理投诉和提交到监管机构的问题，他的评论也是公认的观点，即医生的弹性还不足以助其迈过医学生涯中的坎坷和挫折。鉴于医疗服务人员中创伤后应激障碍发生的普遍性，他的评论相当于说在国家医疗服务体系工作类似于在部队服役，这是个很好的比喻。斯莱德（Slade）等发现，2/3 的妇产科培训医生和主任医师在工作中接触过创伤性事件，其中 18% 的人报告了临床上典型的创伤后应激障碍症状 [21]。然而，一项对急诊科医生的研究发现，创伤后应激障碍的发生率在 12%～22% [22]，与普通人群中的发生概率差不多 [23]。

酒精和药品滥用

10 年来，我治疗了数百名患有各种形式成瘾症的医生，主要是酒精和药品成瘾，也包括赌博、性和色情成瘾，我将在第 10 章中详细讨论这个问题。令我感到惊讶的是，医生们需要堕落到何种程度才会主动寻求治疗。通常，即使遭遇了人际关系困境、工作问题、失去生计、住房和身体疾病，他们仍然会继续喝酒和使用药品。尽管对自己和他人造成了伤害，他们仍会强迫性地使用，这就是成瘾的本质。如果不加以治疗，医生很可能陷入危机，可能是酒后驾车、工作中偷窃毒品被抓或发生事故。有些人在获得治疗之前就因意外或自杀而死亡。总体来说，医生使用药品和酒精的比例可能低于普通人群，但由于缺乏大规模的研究，我们仍无法确定。

人格障碍

患有人格障碍的人在思考、感觉、行为或处理与他人的关系上都与正常人有所不同。对患有这种障碍的医生的研究很少，可能是因为这种障碍不常见，也可能是因为诊断的难度较大。它在医学界不常见，很可能是因为医学界排除了人格障碍患者常见的一些特征（如冲动控制能力差、缺乏同情心），而选择了心理弹性和执着性等特征。根据我的经验，凡是出现人格障碍的人，都伴随着工作表现问题或职业不当行为，如界线侵犯。当你回顾这些医生的病历时，会发现经常有人反复抱怨某医生和自己"不是一个团队成员"，他们在压力下变得愤怒，引起其他人的恐惧、羞愧和愤怒，使团队陷入困境。不过并非所有的破坏性行为都是潜在的人格障碍造成的，有些可能只是不良行为。

精神疾病对个人、患者和职业引发的后果

与普通人群进行比较，医生的精神疾病患病率较高、较低或相同，并不是主要问题，重要的是确保这个群体能得到及时的帮助，毕竟在治疗数以百万计患者的重任中，他们发挥着关键作用。应保证他们对自己，对负责的患者不构成风险。患有精神疾病的医生大多仍继续工作，但工作效率为次优水平，这种情况称为"假性出勤"。有证据表明，抑郁症医生的医疗差错更多见，无论是自我报告的差错还是客观评估的差错都有所增加。抑郁症与疲劳密切相关，这解释了抑郁症医生发生较多医疗差错的原因 [24, 25]。一项研究发现，与其他健康问题相比，抑郁症对时间管理能力和工作效率的负面影响更大 [26]。

精神疾病需要给予重视，因为它对宏观经济也有重大影响。在英国，

每年员工的精神健康问题给医院管理方带来的总损失据估接近 260 亿英镑：84 亿英镑来自于病假，151 亿英镑来自于工作效率下降[27]。虽然这些数字是针对所有员工的，但其中医生是占比较多的部分，他们的缺勤将给医疗财政带来巨大的漏洞。一个精神不健康的医生很可能会进入螺旋式下降的状态，因为无望和无价值的感受将导致业绩下降和医疗差错风险增加，进而引发绝望情绪。继而，其对患者的治疗和自身的专业地位都可能被置于风险之中，也招致更多的投诉和问题。尽最大努力为患有精神疾病的医生解除治疗的障碍尤其重要。

结论

在本章，我论证了医生群体的精神疾病程度。几十年来，这一领域一直是人们的关注所在，但对于最简单的问题，如患病率、不同群体间的比较或与其他非医疗人群的比较等，能够做出回答的有力研究却少得可怜。比较常见的疾病，如抑郁症和焦虑障碍，医生的精神疾病患病率确实较高。鉴于工作性质，医生的高患病率也许并不奇怪。我将在后文中进一步讨论导致患病的风险。

参考文献

[1] Fahrenkopf A, Sectish T, Barger L, et al. Rates of medication errors among depressed and burnt out residents: prospective cohort study. *BMJ* 2008; **336**(7642): 488–91.

[2] West C, Huschka M, Novotny P, et al. Association of perceived medical errors with resident distress and empathy. *JAMA* 2006; **296**(9): 1071.

[3] Medical Protection Society. The increasing level of burnout amongst doctors is extremely troubling. Medical Protection is calling for organisation wide interventions to safeguard the wellbeing of doctors. Available from: www.medicalprotection.org/uk/hub/breaking-the-burnout-cycle-keeping-doctors-and-patients-safe.

[4] Medisauskaite A, Kamau C. Does occupational distress raise the risk of alcohol use, binge-eating, ill health and sleep problems among medical doctors? A UK cross-

sectional study. *BMJ Open* 2018; **9**(5). Available from: http://dx.doi. org/10.1136/ bmjopen-2018–027362.

[5] GMC. National training surveys 2018. Available from: www.gmc-uk.org/–/media/ documents/dc11391–nts-2018–initial-findings-report_pdf-75268532. pdf.

[6] Brooks S, Gerada C, Chalder T. Review of literature on the mental health of doctors: are specialist services needed? *J Ment Health* 2011; **20**(2): 146–56.

[7] National Health Survey of Doctors and Medical Students [Internet]. 2013 (updated 2019). Beyond Blue. Available from: www.beyondblue.org.au/docs/default-source/ research-project-files/bl1132–report-–-nmhdmss-full-report_web.

[8] McManus I, Jonvik H, Richards P, Paice E. Vocation and avocation: leisure activities correlate with professional engagement, but not burnout, in a crosssectional survey of UK doctors. *BMC Med* 2011; **9**: 100.

[9] McManus I, Keeling A, Paice E. Stress, burnout and doctors' attitudes to work are determined by personality and learning style: a twelve-year longitudinal study of UK medical graduates. *BMC Med* 2004; **2**: 29.

[10] Taylor C, Graham J, Potts H, Richards M, Ramirez A. Changes in mental health of UK hospital consultants since the mid-1990s. *Lancet* 2005; **366**: 742–4.

[11] Imo U. Burnout and psychiatric morbidity among doctors in the UK: a systematic literature review of prevalence and associated factors. *B J Psych Bull* 2017; **41**(4): 197–204.

[12] Elliot L, Tan J, Norris S. The Mental Health of Doctors: a systematic literature review [Internet]. 2010. Beyond Blue. Available from: http://resources. beyondblue. org.au/prism/file?token=BL/0823.

[13] Joules N, Williams D, Thompson A. Depression in resident physicians: a systematic review. *Open J Depression* 2014; **03**(03): 89–100.

[14] Sen S, Kranzler H, Krystal J, et al. A prospective cohort study investigating factors associated with depression during medical internship. *Arch Gen Psychiatry* 2010; **67**(6): 557.

[15] Mata DA, Ramos MA, Bansal N, *et al.* Prevalence of depression and depressive symptoms among resident physicians: a systematic review and meta-analysis. *JAMA* 2015; **314**(22): 2373–83. doi: 10.1001/jama.2015.15845. https://jamanetwork.com/ journals/jama/fullarticle/2474424.

[16] Guille C, Speller H, Laff R, Epperson CN, Sen S. Utilization and barriers to Mental Health Services among depressed medical interns: a prospective multisite study. *J Grad Med Edu* 2010; **2**(2): 210–14. www.jgme.org/doi/full/10.4300/ JGME-D-09–00086.1.

[17] Xi X, Lu Q, Wo T, et al. Doctor's presenteeism and its relationship with anxiety and depression: a cross-sectional survey study in China. *BMJ Open* 2019; **9**(7): e028844.

[18] Hope V, Henderson M. Medical student depression, anxiety and distress outside North America: a systematic review. *Med Educ* 2014; **48**: 963–79.

[19] Samaranayake CB, Fernando AT. Satisfaction with life and depression among medical students in Auckland, New Zealand. *NZ Med J* 2011; **124**(1341): 12–17.

[20] Ruitenburg MM, Frings-Dresen MH, Sluiter JK. The prevalence of common mental disorders among hospital physicians and their association with self-reported work ability: a cross-sectional study. *BMC Health Serv Res* 2012; **12**: 292–8.

[21] Slade P, Balling K, *et al*. Work-related posttraumatic stress symptoms in obstetricians and gynaecologists: findings from INDIGO a mixed methods study with a cross-sectional survey and in-depth interviews. *BJOG* 2020. Available from: https://doi.org/10.1111/1471–0528.16076.

[22] Vanyo L, Sorge R, Chen A, Lakoff D. Posttraumatic stress disorder in emergency medicine residents. *Ann Emerg Med* 2017; **70**(6): 898–903.

[23] Ursano RJ, Goldenberg M, Zhang L, et al. Posttraumatic stress disorder and traumatic stress: from bench to bedside, from war to disaster. *Ann N Y Acad Sci* 2010; **1208**: 72–81.

[24] De Oliveira GS, Chang R, Fitzgerald PC, et al. The prevalence of burnout and depression and their association with adherence to safety and practice standards. *Anesth Analg* 2013; **117**(1): 182–93. doi: 10.1213/ane.0b013 e3182917da9.

[25] West C. Association of resident fatigue and distress with perceived medical errors. *JAMA* 2009; **302**(12): 1294.

[26] Burton W, Pransky G, Conti D, Chen C, Edington D. The association of medical conditions and presenteeism. *J Occup Environ Med* 2004; **46**: S38–S45.

[27] Sainsbury Centre for Mental Health. Mental Health at Work: Developing the Business Case. Policy Paper 8. SCMH, 2007.

第 10 章　医生与物质使用障碍

Shivanthi Sathanandan　Clare Gerada　著　　董国忠　译

　　2017 年，一名麻醉师因偷窃可待因入狱。他患有阿片制剂成瘾。审判法官对此也予以了认定，但其表示作为一名医生，他本应该知道去哪里寻求帮助[1]。患有精神疾病的医生，特别是那些成瘾的医生，对如何获得帮助茫然不知，其中的许多原因在本书中已经讨论过。他们很难获得保密、方便和支持性的治疗。医生们即便从心底里承认自己的问题都感到恐惧，更不必说向别人坦诚相告，所以总是表现出排斥、拒绝的态度。同事们倾向于对显而易见的情况视若无睹，忽视了饮酒者呼出的、令人不快的污浊气味，忽视了阿片制剂使用者变化的瞳孔，或者兴奋剂使用者的怪异行为。

医生成瘾历史

　　医学界的成瘾并不是一个现代才出现的现象，可以肯定地说，跟过去相比，它在当今不算普遍，且更不被接受。1869 年，英国外科医生和病理学家詹姆斯·佩吉特（James Paget）撰写了一份关于 1000 名医学生的效果评估报告。他评论说，这些学生中有 10 人不得不被淘汰，"因为他们持续保持着放荡不羁的作风。尽管还处于学生阶段，我仍然预感到，他们今后将遭遇失败的局面"[2]。加拿大医生威廉·奥斯勒（William Osler）在 1894 年出版的医学标准教科书《医学的理论和实践》中指出，医生是成瘾的主要群体之一[3]。总体上，这些医生能够继续职业生涯。有史以来最伟大、最有影响力的外科医生之一，美国的威廉·斯图尔特·哈尔斯特德（William Stewart Halsted）就是这样一个例子。1884 年，哈尔斯特德在试验可卡因的麻醉特性后对其上瘾[5]，并以吗啡作为替代品进行治疗，这不出意外地导致了阿片制剂成瘾。直至 1922 年，他还在约翰斯·霍普金斯医院（Johns Hopkins Hospital）担任外科主任，时间长达 30 年之久，成瘾伴随了他的一生[4]。19 世纪末，新开设的成瘾医学专业招募了一些曾是医生的成瘾者。1891—1894 年，最初在美国伊利诺伊州成立的"醉酒者收容所"雇用了曾经沉迷于酒精或药品的医生，包括吗啡、阿片或可卡因成瘾。其中许多人接受治疗还不足一年的时间[6]。雇用这些医生的行为引起了争议，收容所监督人谴责以这种方式雇用以前的成瘾者，担心这些医生"由于较严重的心理缺陷而失职"，与成瘾者一起工作将导致他们不可避免地重新陷入成瘾药物滥用[7]。不过成瘾的医生继续被雇用着，例如，在 1974—1978 年，在长滩海军区域中心（Long Beach Naval Regional Centre）参加成瘾培训的 475 名医生中，有44 人在接受了戒瘾治疗后，继续从事成瘾医学工作[8]。截至 1982 年，美国有 200 多名康复的医生进入了成瘾医学领域[9]。

精神科医生马克斯·格拉特（Max Glatt）建立了英国最早的酗酒者治疗机构。1975 年，他在《柳叶刀》上发表了一篇文章，内容是关于他正在治疗的一组医生。他写道，对这些医生来说，选择接受治疗是非常困难的，但是一旦他们接受了治疗（和现在的情况差不多），效果则非常理想。他还注意到其他医生在康复过程中起到的支持作用，说他们"往往成为其他酗酒者戒瘾的最大帮助者"，关于自己组建的一个康复医生小组，他写道：

不出所料，一些酗酒的医生发现，参加这些组会比参加普通的匿名戒酒更加轻松，因为他们知道，所有参会者都是曾经或仍然面对类似问题的专业人士。因此，不必担心其他人坐在那里对后来者评头论足或说三道四，后来者可以从同事那里得到非常有用的、建设性的建议和支持，因为他们有亲身的经历，所说的建议完全出于同理心[10]。

基于这个小组建立了英国医生和牙医援助组（British Doctors and Dentists Group，BDDG），至今仍定期在英国各地举行会议，为成瘾的医生提供支持。该组隶属于国际医生嗜酒者互诫协会（International Doctors in Alcoholic Anonymous）。两者均采用匿名戒酒会创始人创立的"12 步法"，它是戒除酒瘾的最佳方法之一。

在今天，康复中的医生仍然在成瘾领域发挥着重要作用。他们帮助成瘾医生参与治疗，支持成瘾医生迈出康复的第一步，并为教育、研究和发展做出贡献。但是，我们必须注意酗酒者收容所监督人发出的警告。成瘾具有慢性、易复发的特点，在与活跃患者密切合作的过程中，曾经成瘾的医生更容易复发。美国布法罗（Buffalo）的托林·芬弗（Torin Finver）就是这样一位医生，他当时担任一家社区成瘾治疗中心的医疗主任。他公开了自己与药物成瘾的斗争经历，说"它减少了羞耻感"，"过去的经历让我成了一个更强大的人"。然而，在 2018 年，药物成瘾康复 9 年后，他因使用暗网购买可卡因和海洛因被逮捕[11]。

成瘾患病率

目前我们对普通人群的成瘾药物滥用障碍已经有相当的了解，但对医生成瘾药物滥用或依赖行为的了解相对较少。造成这种情况的原因有很多，在自我报告的调查中，不可避免地存在着反应偏向和报告不足的情况。那些不再行医的人经常被排除在外，或者根本没有纳入研究范围。有些研究不包括对自我处方的苯二氮䓬类药物的成瘾，或诸如甲基苯丙胺等药物的间歇性使用。还有一些研究使用了广义的成瘾定义，例如，将任何使用娱乐性非法药物或自我处方的行为都包括在内，而不是遵守

《国际疾病分类》(*International Classification of Diseases*)或《精神疾病诊断与统计手册》(*Diagnostic and Statistical Manual*)给出的定义。使用的患病率数据大多来自于许可委员会、死亡率研究、医院统计、治疗方案和调查，而非精心设计的研究方案[12-14]。现有的数字可能相互矛盾。有些数据显示的医生成瘾率与普通人群相同（15%）[12, 15-17]，有些数据更高[18]，有些则更低[14]。总体来说，关于患病率的有力研究严重不足；现有的研究主要来自美国和加拿大，而且大部分使用的都是20～30年前的数据。

在英国没有进行大规模的患病率研究，尽管英国医学会报告说，每15个医生中就有1个（约7%）可能在其职业生涯的某个阶段对药物或酒精上瘾[17]。据报道，美国医生的患病率为8%～15%，这与美国普通人群相似[12, 19]。1992年发表的关于美国医生成瘾药物滥用情况的调查报告指出，美国医生一生中出现成瘾药物滥用障碍的比例为8%[16]。总体而言，与大学和高中毕业生相比，医生的成瘾药物滥用率较低。作者发现，医生使用大麻、可卡因和海洛因等非法药物的比例低于一般人群。唯一的例外是，出于自我治疗，医生比一般人更有可能滥用两种处方药：阿片制剂和苯二氮䓬类药物，而使用非法药物和（或）酒精是为了所谓的娱乐目的。另一项针对澳大利亚医生的研究显示，酗酒和精神病患病率之间存在联系[20]。在整个队列中，潜在的酗酒率是15%（女性为8%，男性为17%）。

2005年发表的关于医生问题饮酒的系统性综述研究发现，问题饮酒的范围很广，从大量饮酒和危险饮酒（12%～16%）到滥用和依赖酒精（6%～8%）。风险的增加与男性、40—45岁及以上呈正相关，也与一些工作、生活方式和健康因素呈正相关[21]。总体来说，没有证据表明，酗酒在医生或医学生中更常见。事实上，有限的证据表明，酗酒在医学界比较少见，除苯二氮䓬类药物外，其他药物的使用率没有增加。

一项 2015 年发表的美国的研究结果与这一趋势相违背。研究发现，与男性医生及普通人群相比，女性医生的酒精滥用率更高 [18]。该研究除了评估酒精使用情况，还要求医生们说明使用处方药（非其内科医生开具的处方）和非法药物的情况和频率。总体来说，15% 的人符合酒精滥用或依赖标准，女性的比例高于男性（21% vs. 13%），一般人群的比例为 13%。滥用处方药和非法药物的情况都很罕见，最常见的是大麻（3%）。有 1% 的医生承认有非法滥用阿片类药物或滥用合法药物的行为，使用或滥用其他药物的情况更不常见。在其他研究中没有发现女性医生比男性医生饮酒更多的现象，我们在为患病医生服务过程中也没有发现。这可能是因为女性在调查中对自己的饮酒习惯更加诚实。

从我们的治疗机构（只拥有主动披露滥用问题的医生数据）可以看出，参加治疗的成瘾医生比例发生了变化，表明医生的药物滥用程度正在减轻。在 2008 年初，我们有 30% 的案例与成瘾有关。多年来，这一比例发生了变化，2014 年下降到 12%，2019 年下降到 5%（10 年来的平均水平为 7%）。这可能与医生几乎没有机会接触到潜在可滥用的药物有关，因为在希普曼事件调查（Shipman Inquiry）（见第 25 章）之后，已经开始实施更严格的处方规则 [22]。如今，即使是自行开处方药，如苯二氮䓬类药物，也会引起关注。除了某些领域，如麻醉学、外科学和急诊医学（尽管有严格的监控协议，在工作现场仍可以获得药物），医生通过便利途径获取药物而上瘾的机会已大幅减少。这种下降也许是因为很多医生在出现问题或成瘾之前就主动说明了情况。近年来，我们发现患病人群的年龄段已经转变为青年 [23]。早期的高患病率可能是需求得不到满足导致的，特别是最早期的研究对象往往是男性，年龄超过 50 岁，有长期的酒精依赖等特征。

我们也看到，前来寻求帮助的医生中，从事所谓的"化学性行为"的人数呈增多趋势。"化学性行为"指人们服用药物来提高性能力。这通常是男同性恋社群的一个特点，涉及药品、冰毒、γ-羟丁酸或甲氧麻黄酮。一项对男同性恋者的调查发现，在过去 5 年间，有 20% 的人参与过"化学性行为"；在过去 1 个月里，有 10% 的人参与过 [24]。一些使用者报告说，使用这些药物是为了管理负面情绪，如缺乏信心和自尊、内化的同性恋恐惧和艾滋病感染者污名 [25]。

这些人因不安全的性行为和共用针头而面临感染性传播疾病的风险。以"化学性行为"为前提构成的关系在维系上存在隐患，性侵犯的发生率也较高。进行了"化学性行为"的医生难以到性健康诊所就诊，因为吸毒是非法行为，他们担心倘若承认问题，将被移交给监管机构。来到我们治疗机构的医生也怀有强烈的羞耻感，这与他们失控的行为有关，也与无法协调医生身份和这种生活方式有关。

医生、成瘾和污名

1973 年，美国医学协会（American Medical Association）调查了医生成瘾问题，给出结论：需要在过于宽松和过于严厉之间取得平衡，前者危及患者的生命，后者则导致医生"躲起来"、不寻求帮助，甚至可能自杀 [26]。美国医学协会鼓励扩大医疗专业人员健康计划（现在称为医生健康计划），以"改善医生的健康状况，消除阻拦医生获取精神健康服务的任何障碍" [27]。

1975 年，马克斯·格拉特（Max Glatt）发现，在英国酗酒的医生很难获得治疗，"（他们）通常羞于向医生寻求帮助" [28]。40 年后英国才出现被认可的政府资助的执业人员服务中心，尽管自助式治疗已经运作了很多年。成瘾已经被污名化了，虽然几十年来医学界一直设法将它定为一个医学问题，但在很大程度上它更被视为品行不端、误入歧途或意志力薄弱。医生成为瘾君子后，这种观点就越发被放大。医生是不应该越轨的，当然不应该上瘾。成瘾的医生忍受着来自同事、公众和上级领导普遍的负面态度。于是他们因担心受到惩罚而保密（这并不罕见）。恐惧和孤立导致他们迟迟不来寻求帮助。

否认自己出现问题是很常见的现象。例如，一位全科医生报告说，"我不比别人喝得多"。在酒后驾车被抓到时，他仍然坚持这一信念；某住院医师"涉足"俱乐部毒品，"我所有的朋友都这么做，只是周末嘛，就是发泄一些压力"，但由于事后"情绪低落"自己不得不错过周一的工作。某麻醉师说："只有一次，我很紧张，芬太尼能让我平静下来。这事不会再发生了"，但他们发现自己无法抵拒工作时打开的药品柜。面对污名和羞耻感，医生总觉得问题能轻易被解决："轮到我在岗时，就不会有那么大的压力了，我就能停止服用可待因""假如有一个星期的年假，我就能克服它，就会没事了"。

在治疗过程中，由于这些自动防御措施，医生难以参与治疗。经常有医生在第一次评估时说："我来到这里遇到的噩梦就是：你叫我休病假……停止值班……休息一下"。必须明确、坚决地告知他们：最坏的情况是吸毒过量而死亡，或者医院管理方发现他们偷了药物后提出刑事指控，解雇他们。同事们通常也不愿意辨认哪位同伴出了问题。

医生成瘾模式概述

医生成瘾的病因是多因素的，促成因素包括遗传倾向、人格因素、工作压力、合并精神疾病、家庭压力、丧亲和（或）工伤[29]。这些风险都与普通人群相似。然而，医生的独特之处在于，容易获得处方药和非处方药[14]，还有不一样的工作环境，导致了压力大、失败容忍度低和责备文化现象[30, 31]。

成瘾的专业人士通常面临一个有趣的难题。医生们伴有一系列有意识和无意识的期望，一些来自内部，其他来自公众。他们被视为坚强的公民，具备责任感和可靠性，能够自力更生，专业能力强。他们常常感觉自己在为他人"服务"[32]。所有这些因素，再加上"医生身份"中常见的人格因素，致使他们在接受患者角色时表现得非常糟糕[33]。医生习惯于取得成就，当发现自己竟然遭遇成瘾这种公认为"失败"的事业瓶颈时，是很难心甘情愿地接受并忍受的。

虽然任何一个专业都不能避免出现成瘾的医生，但研究一直显示某些专业所占比例过高。来自北美的一项比较研究表明，在滥用多种药物方面，急诊科医生和精神科医生占有过高的比例[34]。在另一项研究中，全科医生、内科医生、麻醉师、急诊科医生和精神科医生数量占了成瘾医生的 50% 以上。仅麻醉师就占了 10.9%[35]，这证实了工作接触是一个重要的风险因素[36]。与其他医生相比，麻醉师报告静脉注射药品的比例更高[37]。美国众多的患病率研究表明，麻醉师和全科医生一直是易感群体。这是因为其工作具有孤立性，临床患者需求增加及更容易获得药品[38]。在有些研究中，精神科医生的比例过高，是因为他们对重度创伤和情感负荷的暴露风险更多。

大多数文献都集中在已经成瘾的医生身上，很少有纵向研究关注他们在十几、二十多岁的时候，是否有过"化学性行为"或娱乐性使用药物的早期迹象[38]。而这些正是发展成瘾的风险预测因素。药物滥用和犯罪之间存在联系，特别是那些使用海洛因和快克可卡因的人群，因为药物使用往往呈螺旋式上升趋势，直到人们失去家庭和栖身之所，卷入毒贩的阴暗世界。就我们在文献中所见及治疗经验来看，医生成瘾者的优势在于他们往往有稳定的家庭和经济状况，可以防止他们走上公开的犯罪道路，尽管有些医生确实从医院偷窃药品、嗑药驾驶或被指控藏毒。很少看到有医生使用"街头海洛因/快克"。引发问题的阿片制剂更有可能是自行开具或从医院库存中偷盗得来。有些医生使用的俱乐部毒品、兴奋剂和新型精神活性物质，显然是通过互联网或经销商途径非法获取的。

医生通常具备一个优势，即其朋友圈和家庭内部的其他人不使用药物，一旦他们寻求帮助，就可以重新回到有规划、充实、上进的生活中去。虽然这是个明显优势，但有时这也导致在专业人士的家庭中，成瘾行为更加难以浮现。而且发现时，往往暴露出更多的问题（如财务和社会安全问题，而不仅是个人健康问题）。成瘾问题变成了一个"严守的秘密"，配偶或家庭成员最终采取彼此依存的行为，视保证"秘密安全"为核心任务[39]。

治疗

马里奥（Mario）是一名全科医生。他的执业合伙人担心他的饮酒问题，因此鼓励他前来寻求帮助。最近，他在工作中对护士一反常态，大发雷霆，因此遭到了护士的投诉。他是很不情愿地过来寻求帮助的。在评估中，他描述了自己如何开始大量饮酒，以解决长时间工作后的疲惫引起的失眠问题。他现在整天不间断地喝酒，在上班的路上也喝，每天至少要喝 10 个酒精单位的威士忌。多年来，他的饮酒量一直在逐步增加，也不记得上一次没喝酒的日子是什么时候。他承认早上会发抖，大多数时候，必须先喝一杯酒才能开始这一天。他认为自己会失去工作，面对生活的残局，他哭泣起来。

马里奥是我们治疗机构中相当典型的医生。来到服务机构接受评估后，他将获得一个为期 6 周的隔离式戒酒或社区戒酒计划的名额。主要由他自己选择。两者均需要使用苯二氮䓬类药物进行初步戒酒（我们提供为期 5 天的氯氮䓬递减疗程）。我们会请一位亲密的家庭成员监督社区戒酒。在减量的过程中，我们每天都与他见面。一旦度过了戒酒的最初阶段，我们鼓励他参加以"12步法"为导向的（戒断）基础小组，进行一对一的治疗，并与病例负责人共同解决任何潜在和残留的健康问题。马里奥可能需要抗抑郁药和精神治疗。尽管他的饮酒量很大，但不需要将其转交到监管机构，参与治疗后，他完全服从全程的戒酒计划要求。后期随访包括定期（每周，然后每月）咨询病例负责人，以及与工作人员一起制订重返工作的计划，但工作时间或次数需要减少。

乔赛特（Josette）是一名麻醉师。因其颈部严重疼痛，她在全科医生那里接受曲马多治疗。最初药物对治疗有效，但在停药后不久疼痛又复发了。她在后来自行增加了剂量，不仅仅是为了控制疼痛，也是为了阻止戒断症状。早些时候她要求全科医生重复开药，而全科医生也继续开药，对过度用药视而不见。之后她再次增加剂量，通过自写私人处方的方式做掩盖，每次都很小心地去不同的药店购药。后来，她开始从麻醉室取出芬太尼服用。这种情况持续了几个月，最终一名麻醉护士发现她把一个用过的芬太尼安瓿瓶塞进自己的口袋。护士报了警，乔赛特被转交给英国医学总会，信托机构也启动了纪律程序。

乔赛特和其他来到我们治疗机构的成瘾医生相似。在情况变糟、药物依赖被发现之前，她没有来接受治疗。因为各种纪律、刑事司法和监管程序需要数年时间逐一进行，她的康复之路也随之变得十分复杂。对乔赛特的治疗将基于解决潜在的成瘾和健康问题（身体、心理或其他问题）展开，然后通过跟踪和监测来维持康复效果。可以支持她恢复工作或培训。虽然有少数医生接受阿片类药物维持治疗（丁丙诺啡）后，被"允许"有节制、无问题地饮酒，但我们的目标始终是戒断。

在撰写本文时，我们的治疗机构在国际上是独一无二的，它只接收

和治疗医生、完全独立于监管机构。严格地说，北美医生健康服务项目
（USAPHP）并不提供治疗，但确实有明确的治疗途径，希望他们的临床
医生能够遵守。现对美国医生健康服务项目和我们的治疗机构作一简要
总结和比较。请记住，英国国家医疗服务体系中需要更详细、更仔细监
测的医生，也可能有英国医学总会的参与。英国医学总会不提供治疗，
但有自己的监测协议途径。

	美国医生健康服务项目 • 这些数字基于对 1995—2001 年美国 16 家医院 904 名注册医生的研究[40]	英国国家医疗服务体系 • 这些数字基于 10 年来对成瘾医生的治疗[23]和 8 年来对患者结果的深入分析[41]
上报	• 55% 的医生由执业委员会、医院或其他机构强制上报至美国医生健康服务项目 • 45% 的医生也被"强制"，但是被医院或同事非正式地强制 • "自我报告"的情况不常见	可由他人鼓励，但"自我报告"率为 100%
评估	涵盖个人身体、精神健康和病史诸方面的详细评估，通常是 2～5 天的多学科、多模式评估	• 主要由临床医生进行 90 分钟的评估，评估内容包括诱发因素、延续因素和保护因素 • 形成药物配方和护理计划
多学科团队（mul-tidisciplinary team）	多学科团队参与护理计划、评估风险和基于评估的任何其他问题	多学科团队参与护理计划、评估风险和基于评估的任何其他问题
合同	必须签署一份合同，规定诸如禁欲、分享信息、坚持治疗、工作监督、测试等内容	无
治疗	• 明确的、经授权的途径 • 涉及基于特定护理需求的、经批准的提供商	• 由医生（精神科医生、全科医生）、护士、治疗师和其他支持性工作人员组成 • 为患者提供治疗方案的选择
住院治疗康复	• 30～90 天社区或住院治疗 • 约 70% 的医生有住院治疗	• 6 周强化社区治疗或住院治疗 • 约 25% 的人有住院治疗

检测	• 对 20 种或更多的药物（包括酒精）进行密集、随机、不通知的检测，开始时（如前两年）每周检测 1 次或 2 次，之后减少测试次数（每年 20 次），约持续 5 年。 • 75% 的尿液样本在监督下进行 • 检测方式为尿液（92%）、唾液（0.1%）、毛发（0.2%）、呼吸（0.6%）	• 只有在临床需要时才进行检测——通常在治疗开始时 • 没有观察的尿液测试 • 检测方式为尿液（70%）、血液（10%）、毛发（20%）
工作	工作场所监测	• 不规定任何监测 • 部分医生需要超出医疗体系范围的、更严格的监测和（或）临床监督。鼓励他们向医学总会"自我报告"。
保密性	信息共享的要求	与医学总会签订关于需要违反保密规定的谅解备忘录
监督 / 跟进	必须见面，频率由病例负责人决定	根据每个病例的需要
12 步法	• 需要 • 嗜酒者互诫协会或匿名戒毒会	• 建议 • 嗜酒者互诫协会、匿名戒毒会或医生和牙医援助组
其他治疗法	按照合同要求必须参加个人和小组工作	• 根据个人护理计划确定 • 全体自愿
资助	自筹资金	英国国家医疗服务体系
以禁欲为基础	统一以禁欲为基础	允许有节制地饮酒
辅助用药	不常见，但根据需要开药，例如，904 名医生中有一名因阿片类药物依赖被安排使用美沙酮	不常见，但根据需要开药，例如，400 名医生中有两名因阿片类药物依赖被安排使用丁丙诺啡

效果

成瘾的医生一旦接受了治疗，就会卓有成效，康复效果会非常好。

效果审查对象中有一部分是我们前 8 年治疗的医生[23]。在 2008—2016 年，有 255 名医生提出了成瘾问题。其中，27% 是女性，73% 是男性。到服务机构就诊的平均年龄是（42.31±10.00）岁。其中全科医生占队列的 28%，急诊专科（麻醉学、急诊医学和急症医学）医生占 25%，精神科医生占 15%。其余来自内科（15%）、外科（6%）和其他医学领域或专科（儿科学、公共卫生学、职业医学、运动医学）（11%）。在接受治疗的患有物质使用障碍的医生中，治疗初期有一半以上牵涉监管机构或纪律程序。我们建议另外不到一半的医生中的 12 名向医学总会"自我报告"或向其工作场所公开药物使用情况。该建议是出于对他们自身安全及其患者安全的考虑。例如，他们可能经常复发，或者需要额外支持和更严格的监控才能继续行医。近 80% 的队列成员患有酒精依赖。其余的人滥用阿片制剂（10%）、兴奋剂（4%）、俱乐部毒品和新型精神活性物质（6%）（包括合成兴奋剂和致幻剂）、非阿片制剂处方药（4%），还有 3% 有行为成瘾（如赌博、色情）。在所有医生中，34% 入院接受为期 6 周的住院戒瘾和康复治疗，其余在社区接受治疗。

截至数据采集时（随访期为 12 个月至 9 年），医生的戒断率是 78%，有 68% 的医生已经完成治疗并出院。有 34 名医生没有参加随访或因故提前出院（其中 6 名医生在失去随访机会之前已经戒除了所有药物）。医生们进行戒断服务的时间为 6 个月至 5 年，平均持续 2.7 年。除了戒除药品和（或）酒精比例高外，医生们还能够重返工作岗位。在发病时，只有 43% 的人仍然在岗；在治疗结束后，这一比例上升到 85%。我们的结果与其他成瘾医生研究结果相当，后者的 5 年戒断率为 78%[36, 39]～85%[42]。与非医疗队列相比，这是一个较高的持续戒断率，非医疗队列报告普通人群的标准成瘾治疗戒断率为 40%～60%[29]。

在成瘾治疗服务中，经常听到患者，特别是从事专业工作的患者说，"我不想让这种事留在病历本上""请不要告诉全科医生好吗""如果我去国外工作，医院管理方知道了怎么办？我就再也得不到保险了"。成瘾医生这种"还有谁知道"的焦虑非常强烈，因此他们通常难以主动寻求帮助。大部分医生主要怕被医学总会、其他监管机构和医院管理方发现，而不担心警察介入。医生们在考虑："我会被除名""我的主任医师或全科医生合伙人该怎么想""还会有人相信我吗？""除了当医生，我什么都做不了""人们雇用我时会犹豫不决"。心里压着如此沉重的问题，成瘾医生仍需继续努力实现康复。康复后仍然面临着后续问题，例如，是否或应该由谁、在何时、以何种方式告诉未来的医院管理方。医生余下的职业生涯都将打上瘾君子的烙印。成瘾的医生在服务机构参加像嗜酒者互诚协会这样的项目时，常常觉得自己的问题与别人的截然不同："我的生活没有那么糟糕""我没有别人那么多麻烦""我还有工作和家庭"。这有时给人一种错误的安全感，认为医生的"问题"根本不是"问题"。此时，我发现这句互诚协会箴言能派上用场：寻找相似点而不是差异点。虽然问题的表象往往（幸亏）不同，但内心的挣扎是相同的。

接受治疗、禁欲和康复胜过隐藏问题。如果讳疾忌医，生活、职业声誉和职业前景将面临更大的风险。

结论

从目前的证据来看，可以肯定地说，医生的酒精使用率和酒精依赖患病率并不比普通人群高，药物依赖的患病率可能要低得多。从前的医生饮酒量比普通人群大很多，这是由于早期研究涉及的是 20 世纪 70 年代和 80 年代的医生，当时大量饮酒的情况比较普遍[43, 44]。在我初入职场的时候，医院内开设酒吧（特别是在医生餐厅），有些医院还免费提供酒水，要么在餐厅里，要么包含在餐食中。我的第一份工作是在伦敦大学学院附属医院（University College London Hospital）的外科，那时我和团队如果不在病房，就是在对面的酒吧，那里甚至配备了连接到医院电话交换台的专用值班电话。这意味着待命的医生可以待在酒吧里。与今天相比，在我还是住院医师的时期，酒精似乎是医生日常工作中不可或缺的一部分，其中原因可能是男性医生占多数。男性（医生或其他人）更有可能大量饮酒，出现酒精问题，创造出更多以酒精为中心的文化。

虽然当今医生的饮酒量比普通人群少，但并不意味着平安无事。在英国，估计多达 13 000 名医生有酒瘾问题[45]。这么多潜在受影响的医生同时做着很多医疗决定。虽然酒精是种常用物，但轶事证据表明，在过去 10 年中，医生的可卡因和其他兴奋剂的使用率有所增加。

医生自述

我第一次意识到自己有酗酒问题，是在澳大利亚工作的时候。我在英国注册后直接搬到了那里。当时不知道是怎么回事，情绪变得低落，喝酒的次数也变得越来越频繁。一开始只是一杯，但饮酒量每天都在增加，两杯，三杯，最后每天晚上要喝一整瓶。困扰我的不是喝酒的数量，而是下班开车回家时的那种感觉。我每天都希望这段旅程能马上结束，直接穿过前门进屋喝酒，不必再出门了。每次我回到家做的第一件事就是把包扔在大厅里，直接奔向厨房拿酒。甚至嘴里还没尝到一滴酒，仅仅通过开酒瓶的动作，我就感受到了巨大的解脱感。夜复一夜，独自坐在房间里，看着粗俗的电视节目，拿着一瓶酒（或两瓶），想象自己很快乐。室友们注意到我变得更加孤僻了。但更多情况是，他们发现一个星期内空酒瓶在不断增加。当有人找我对质时，我感到非常羞愧和愤怒。他怎么敢这么做？我没有什么问题！我是一名医生，我了解酒精，我了解酗酒，我不是那样的人，我能把持住。当然，内心深处，我知道自己停不下来。其实我痛不欲生，可就是意识不到。

最终我还是去看了全科医生，告诉他我情绪低落。我从来没有提到过酒精，因为对此感到尴尬和羞愧，想保守住秘密，而且一想到戒酒，我就惊恐不已。值得庆幸的是，一旦开始接受抑郁症的治疗（药物和疗法），我就开始减少饮酒，但没有停止。即使回到英国后，也只能做到短期戒酒，但酒瘾总是悄悄地复发，而且饮酒频率比以前更高。我无法想象没有酒精的生活。我将如何应对？如何度过艰难的一天？如何享受乐趣和庆祝美好时光？一次值夜班的晚上，我喝了很多酒，在酒劲的作用下，我瘫倒在地，没能答复值班呼叫。

几分钟内，同事们就伸出了援助之手，给我倒了茶安慰我，替我顶了班，把我送回家去，此刻我才真正开始从酗酒中恢复过来。同事们和我一样震惊，他们没有想到会这样。像许多医生一样，我把酗酒隐藏在"应付"的笑脸后，回顾过去，工作中的差错渐渐在眼前浮现。我变得越来越焦虑，强迫性地检查信件，害怕在解释血液结果或心电图时漏掉什么。大多数时候，我因宿醉而头昏脑胀，在午餐时间之前就考虑下一次喝酒的问题。我在单位逗留的时间越来越晚，尽管我急切地想回家喝上一杯。

最终我申请了病假，开始减少饮酒，我仍然只和同事谈论我的"抑郁症"。从未谈及饮酒问题。我花了6年时间才接受自己是个酒鬼的事实，并彻底戒酒。我刚刚庆祝了第一个完整的5年戒酒期。帮助我重寻并保持清醒的是体谅的同事、小组中其他酗酒者的支持、每天处理公务、每天围绕情感和精神健康练习几个简单原则，以及帮助其他同样苦苦挣扎的医生。在嗜酒者互诫协会中，他们对清醒的认识是"你必须舍弃才能获得"，这句话对我来说千真万确。我在"快乐医生"（我创立的支持医生福祉的组织）的工作之一就是公开谈论自己的酗酒和精神健康问题。我希望减少像我一样陷入挣扎的医生的羞耻感，通过各种方式（写作、演讲、辅导、培训和活动）支持他们，每天做一件"有舍才有得"的事情。如果你正在阅读这篇文章，想知道自己与酒精的关系是否健康，请与别人谈一谈。帮助你的人就在那里，你肯定没有遇到世界末日。事实上，自从放下最后一杯酒后，我的生活变得越来越好了。

卡罗琳·沃克（Caroline Walker），

精神科医生，"快乐医生"创始人

参考文献

[1] Dyer C. Anaesthetist is jailed after stealing codeine from hospital where he no longer worked. *BMJ* 2017; **359**: j4841.

[2] Paget J. What becomes of medical students? *St Bartholomew's Hosp Rep* 1869; **5**: 238–42.

[3] Davenport-Hines R. *The Pursuit of Oblivion: a Social History of Drugs*. London: Weidenfeld and Nicolson, 2001, Ch 4, p. 81.

[4] Lathan SR. Dr. Halsted at Hopkins and at high Hampton. *Bayl Univ Med Cent Proc* 2010; **23**(1): 33–7. doi: 10.1080/08998280.2010.11928580.

[5] Rankin JS. William Stewart Halsted: a lecture by Dr. Peter D. Olch. *Ann Surg* 2006; **243**(3): 418–25. doi: 10.1097/01.sla.0000201546.94163.00.

[6] White WL. The role of recovering physicians in 19th century addiction medicine: an organizational case study. *J Addictive Dis* 2000; **19**(2): 1–10.

[7] Crothers TD. Reformed men as asylum managers. *Q J Inebriety* 1897; **19**: 79–81.

[8] White WL. The history of recovered people as Wounded Healers: II. The era of

professionalization and specialization. *Alcoholism Treat Quart* 2000; **18**(2): 1–25.

[9] Bissell L. (1982). Recovered alcoholic counselors. In: Pattison E, Kaufman E (eds). *Encyclopaedic Handbook of Alcoholism*. New York: Gardner Press, 1982, pp. 810–17.

[10] Glatt M, Doctors with drinking problems. *Lancet* 1975; **305**(7900): 219.

[11] Becker M. Arrested addiction doctor has had long struggle with drugs [Internet]. The Buffalo News, 2018 [cited 18 January 2020]. Available from: https://buffalonews. com/2018/12/24/addiction-doctor-had-long-drug-struggleof-his-own.

[12] McAuliffe W, Rohman M, Breer P, Wyshak G, Santangelo S, Magnuson E. Alcohol use and abuse in random samples of physicians and medical students. *Am J Pub Health* 1991; **81**: 177–82.

[13] Vaillant G, Brighton J, McArthur C. Physicians use of mood-altering drugs: a 20–year follow-up report. *N Engl J Med* 1970; 282: 365–70.

[14] Hughes P, DeWitt C, Baldwin MJ, Sheehan D, Conard S, Storr C. Resident physician substance use, by speciality. *Am J Psychiatry* 1992; **149**: 1348–54.

[15] Brewster J. Prevalence of alcohol and other drug problems among physicians. *JAMA* 1986; **255**: 1913–20.

[16] Hughes P, Brandenburgh N, Baldwin DJ, et al. Prevalence of substances use among US physicians. *JAMA* 1992; **267**(17): 2333–9.

[17] British Medical Association. The misuse of alcohol and other drugs by doctors, Report of a Working Group. London: British Medical Association, 1998.

[18] Oreskovich MR, Shanafelt T, Dyrbye LN, et al. The prevalence of substance use disorders in American physicians. *Am J Addict* 2015; **24**(1): 30–8.

[19] Baldisseri MR. Impaired healthcare professional. *Crit Care Med* 2007; **35**(2 Suppl): S106–16.

[20] Nash LM, Daly MG, Kelly PJ, et al. Factors associated with psychiatric morbidity and hazardous alcohol use in Australian doctors. *Med J Aust* 2010; **193**(3): 161–6.

[21] Rosta J. Prevalence of problem-related drinking among doctors: a review on representative samples. *Ger Med Sci* 2005; **3**: Doc07. ISSN 1612–3174.

[22] Field R, Scotland A. Medicine in the UK after Shipman: Has 'all changed, changed utterly'? *Lancet* 2004; **364**(Suppl1): s40–1.

[23] NHS PHP. The wounded healer; report on the first 10 years of Practitioner Health Service. 2018. Available from: http://php.nhs.uk/wp-content/uploads/ sites/26/2018/10/PHP-report-web.pdf.

[24] Bourne A, Reid D, Hickson F, Torres Rueda S, Weatherburn P. The chemsex study. London: Sigma Research, 2014. Available from: http://sigmaresearch.org.uk/files/ report2014b.pdf.

[25] McCall H, Adams N, Willis J. What is chemsex and why does it matter? *BMJ* 2015;

351: h5790. doi: https://doi.org/10.1136/bmj.h5790.

[26] AMA Council on Mental Health. The sick physician. *JAMA* 1973; **223**(6): 684–7.

[27] AMA Announces New Approach to Physician Mental Health Care. AMA press release, 13 June 2018. Available from: www.ashclinicalnews.org/news/ama-announces-new-approach-physician-mental-health-care-2.

[28] BDDG. Dr Max M Glatt, Lancet 1975. Available from: www.bddg.org/dr-max-m-glatt-lancet-1975.

[29] Brooks D, Edwards G, Andrews T. Doctors and substance misuse: types of doctors, types of problems. *Addiction* 1993; **88**: 655–63.

[30] Pedersen A, Sorensen J, Bruun N, Christensen B, Vedsted P. Risky alcohol use in Danish physicians: associated with alexithymia and burnout? *Drug Alcohol Depend* 2016; **160**: 119–26.

[31] Mayall RM. Substance misuse in anaesthetists. *BJA Educ* 2016; **16**: 236–41.

[32] Nace EP. *Achievement and Addiction: a Guide to the Treatment of Professionals.* New York: Routledge, 2013. ISBN 1134861702.

[33] Gerada C, Wesley A. When doctors need treatment; an anthropological approach to why doctors make bad patients. *BMJ* 2013; 347.

[34] Myers T, Weiss E. Substance use in interns and residents: an analysis of personal, social and professional differences, *Br J Addiction* 1987; **82**: 1091–9.

[35] McLellan AT, Skipper GS, Campbell M, DuPont RL. Five-year outcomes in a cohort study of physicians treated for substance use disorders in the United States. *BMJ* 2008; **337**: a2038.

[36] Oreskovich MR, Caldeiro RM. Anaesthesiologists recovering from chemical dependency: can they safely return to the operating room? *Mayo Clin Proc* 2009; **84**: 576–80.

[37] Lefebvre LG, Kaufmann, M. The identification and management of substance use disorders in anaesthesiologists. *Can J Anesth/J Can Anesth* 2017; **64**: 211–18.

[38] Nace EP. *Achievement and Addiction: a Guide to the Treatment of Professionals.* Routledge, 2013. ISBN 1134861702.

[39] Cermak T. *Diagnosing and Treating Codependence.* Minneapolis, MN: Johnson Institute, 1986.

[40] DuPont RL, McLellan AT, White WL, Merlo LJ, Gold MS. Setting the standard for recovery: Physicians' Health Programs. *J Subst Abuse Treat* 2009; **36**: 159–71.

[41] Sathanandan S, Abrol E, Aref-Adib G, Keen J, Gerada C. The UK Practitioner Health Programme: 8–year outcomes in Doctors with addiction disorders. *Res Adv Psychiatry* 2019; **6**(2): 43–9.

[42] Brewster JM, Kaufmann IM, Hutchison S, MacWilliam C. Characteristics and

outcomes of doctors in a substance dependence monitoring programme in Canada: prospective descriptive study. *BMJ* 2008; **337**: a2098.

[43] Harrison D, Chick J. Trends in alcoholism among male doctors in Scotland. *Addiction* 1994; **89**(12): 1613–17.

[44] Brooke D, Edwards G, Taylor C. Addiction as an occupational hazard: 144 doctors with drug and alcohol problems. *British Journal of Addiction* 1991; **86**: 1011–16.

[45] Addiction [Internet]. Sick-doctors-trust.co.uk. 2019 [cited 12 September 2019]. Available from: http://sick-doctors-trust.co.uk/page/addiction.

第 11 章　医生的自闭症

Mary Doherty　著　曲丽娟　译

　　我是一名麻醉师，也是自闭症患者。从记事起我就一直感觉和别人不一样，这种感受在成人自闭症诊断中很常见[1]。直到我的儿子被诊断为自闭症，我才意识到自己是通过自闭症的透镜来看待世界的，需要应对的挑战也与儿子相同。对于一个未确诊的自闭症成人来说，最大的困难是不知道自己在面对着什么，不知道为什么事情看起来如此艰难，或者为什么其他人看起来如此奇怪。现在我明白了，生活也变得好多了，我甚至喜欢上了自闭症。

　　尽管有自闭症的人更容易出现精神健康问题，但自闭症不是一种精神疾病。自闭症是一种复杂的、伴随终身的神经发育状况，它能改变一个人体验世界和与人交流的方式。自闭症谱系状况（包括以前所称的阿斯伯格综合征）在人群中的发生率是 $1\% \sim 2\%$[2]。

　　人们常常惊讶于医生也可能有自闭症。我们的症状不符合在医学院所学的纯粹诊断标准，也不属于我们在临床实践中见到的那些刻板类型：着迷于火车时刻表的男孩，或者时刻需要照顾的完全失能者。相信我，医生也会有自闭症，比如我，还有我的很多同事。从本质上讲，医学工作可能会筛选出自闭症特性，包括痴迷和完美主义。目前，并没有公开的数据统计医生或特定专业当中自闭症的发生率，不过，在自闭症医生的线上交流群体中，麻醉医生的比例似乎偏高。麻醉师的个性特点似乎与其他专业不同[3]，麻醉是特别吸引自闭症医生的专业之一，自闭症的特点是有益于从事这个专业的——麻醉是个非常严谨的专业，几乎不允许犯错，在很大程度上依赖体系、医疗方案、标准化的工作和检查。当初我并没有意识到，而现在知道了，这就是我选择了这一专业的原因。

不过据我所知，在所有能想到的医学专业里，都有自闭症医生。我们除了学习技能，还要学习怎样与患者和同事进行沟通和交流，从而学会驾驭医学领域的各项工作。医生也许天生就是完美主义者，再加上自闭症的特性，我们最终会精进不休。我们极其专注，非常注重细节，模式识别又是我们的强项，这些技能在麻醉领域都有着明显的优势。一般来说，我们的工作按照特定的顺序进行，一次仅处理一位患者。而麻醉是一个以程序为基础，以解决方案为中心的过程，这对于我们这些有创新精神却践行固化思维的人来说非常有吸引力。墨守成规和重复性的动作是自闭症的主要特征，这在麻醉实践中往往非常重要，因此对于我们来说麻醉专业是一个很好的选择。自闭症人群同时患有精神疾病的概率高达80%[4]，最常见的是焦虑和抑郁。自闭症人群的自杀率高于常人[5]，加上医生的自杀风险本来就高，笔者推测自闭症医生，尤其是那些没有获得支持帮助和尚未确诊的自闭症医生，自杀率甚至会更高。现在人们对自闭症谱系障碍有了更多的认识，这意味着很多学生在进入医学院之前就已经被诊断出自闭症。对于其他人来说，当训练或独立实践的要求，加上消极的生活事件，远远超出其现有的应对策略时，才被初次诊断为自闭症。诊断较晚的患者则通常会遭遇个人痛苦、职业困难、事业中断或提前退休等经历。

当医生表现有精神疾病时，鉴别诊断很少会考虑到自闭症，而且假装适应的行为也会掩盖一些迹象，因此诊断有较大难度。经常出现漏诊或误诊，尤其是对于女性而言[6]。自闭症常见的表现是焦虑、抑郁或药物滥用。自闭症患者常常被误诊为双相情感障碍、强迫症、精神分裂症或人格障碍（尤其是边缘性人格障碍）[7]。自闭症成人经常用酒精或违禁药物来控制精神健康问题[8]，因此可以预计自闭症医生出现药物滥用的概率会有所增加。

我们在培训时会遇到一些困难。社交挑战和感觉差异是自闭症人群面临的主要问题。沟通方面的困难可以通过训练和专门的自闭症辅导来克服，最好是由本身有自闭症的专家进行指导。相对来说，与患者的交流具有条理性，以任务性为主，这对自闭症医生来说是颇为理想的，所需的技能容易学会，而且在现代医学培训中也有专门的训练。然而，与同事的互动更多是社交性的，这可能是自闭症医生最感到吃力的地方。我们经常发现自己处于团队的边缘，甚至可能被完全排除在社交团体之外。对指令过度的理解、沟通失误、误解、无意中的非语言交流，或对肢体语言的误解等，这些都可能造成困难，还可能引发人际冲突，导致社交孤立、焦虑和抑郁。自闭症同事可能表现得焦虑、情绪化和容易发脾气，或者相反，可能沉默寡言、冷漠而疏远。其实，自闭症人群通过学习适当的社交技能，可以进行良好的交流，成为一个部门中受欢迎和有价值的成员。但是，这种互动是习得的，不是凭直觉进行的，而保持这种互动需要付出大量的努力，长期而言这很不容易。这种"掩蔽"对于健康的影响最近成为比较突出的问题 [9]，因此在社会交往和恢复性的独处之间找到平衡至关重要。

执行能力障碍是自闭症的一个特征。自闭症医生在应对文书工作、截止日期和时间管理方面可能表现得混乱失措。对这类工作应当提供具体的执行策略帮助措施，最为专业的做法是由熟悉自闭症谱系障碍的职业治疗师进行个性化的建议指导。自闭症单线程的思维方式意味着患者的兴趣范围狭窄，但受到吸引时专注的程度却更为强烈。这会使其对某个特定领域产生持续而强烈的兴趣，投入大量精力钻研，从而形成这一领域的专长优势。然而，这也会导致自闭症医生在转换专注对象时出现困难，并且做出异常行为。这种高度的专注能力特别有益于研究工作，但是执行能力障碍意味着自闭症实习生在从事研究兴趣的同时无法兼顾忙碌的临床工作。如果涉及某一特定的兴趣或培训要求，一段时间内只专注于研究工作不失为一种合理的做法。

感觉问题尤其会影响自闭症人群的能力发挥，引起的不适程度不容小觑。噪音和强光，尤其是荧光，是常见的感觉问题诱因。对自闭症实习生来说，手术室环境可能是一场感官噩梦，需要花费比别人更长的时间来适应。设备的哔哔声、警报声，以及音乐声和各种气味、杂乱无章的电线和管子，还有隔着口罩进行具有挑战性的交流，这些因素叠加在一起，额外构成了显著的认知负担。因此，在对自闭症实习医生的表现进行评估时应考虑到上述影响。再加上面临着过渡和新的社会关系磨合等问题，轮转早期困难重重，令自闭症实习生压力倍增。不幸的是，自闭症实习生在巨大压力下给别人留下的第一印象并不会太好。培养一种包容和接纳多样性的文化将抵消这一点，这会帮助实习生更快地达到最佳表现。成功完成医学院培训的自闭症医生付出了巨大的努力来学习沟通和社交技能，同事尝试给出的任何回应都会令他们受益匪浅和心怀感激。要与自闭症同事进行沟通，具体的建议是：给出明确的指示，避免暗示或混淆的信息。清晰、准确地传达信息可能会显得生硬，甚至粗鲁，但往往也是对方乐于接受的。如果指导医师和实习生之间的人际冲突不断发生，最好的办法也许是遵循航空领域的管理程序，对合作有困难的实习生和指导医师"不配对"，这种情况通常是由于对方的沟通方式对于自闭症实习生来说特别难以理解造成的。关键是得认识到，如果太过费力地去解码同事的非语言交流，疲于应付的大脑就几乎无法处理其他信息，也就没有办法学习了。

实习医生给人留下极端化的印象可能提示存在自闭症问题。如果有条件，可以在实习医生轮转时为他们配一名培训医师。一位可以提供帮助并善解人意的导师，其价值是无法估量的。给予我们的反馈必须是清晰无误的，因为我们无法凭直觉理解比喻性的语言或暗示，也就很容易错过信息背后的含义。当发生出乎意料的反应或行为时，需要检查其中是否存在误解，因为我们对规则或指令的字面解释可能造成了困惑。如果计划有变，别人也许本能地就能发现，我们则需要被明确地告知。例如，当一个通常的活动地点发生改变，同事们都走向新的地方，但自闭症实习生可能并不会注意到，而且他们可能也没在聊天群里，收不到在线发布的重要信息。

基于模拟的教学技术和客观结构化的临床考试会让自闭症医生感到吃力。集体训练课程对于我们来说也难以应付，我们做出的反应可能令人费解。我们很难做出改变，需要时间来重新调整。自闭症实习生可能表现不一，呈现波动状态，在某些领域表现出色，而在其他领域则差强人意。不过，通过训练，我们会逐渐取得长足的进步，对此应当给予认可和积极的鼓励。

对于我们来说，往往存在短暂的场景性挑战。感觉超载问题是真实存在的。手术室的感觉梦魇令自闭症实习生充满压力，同事们非自闭症式的友好交流也让人疲于应对，注意不要以为这是工作本身造成的困难。在这种情况下，理解并接受差异，稍微调整一下环境，就会有显著的效果。要知道对我们来说，与人交往，成为团队的一员，是需要额外付出努力的，所以应当理解一些人的独处需求。当看到一位同事有时愉快地和大家聊天，有时又坐在那里沉默不语，无视他人，你可能会感到困惑，但请理解和宽容。高度的社交掩蔽常常意味着有些状况被隐藏起来了。一个医生的职业工作按部就班，但他的个人生活却可能混乱不堪，生活琐事和无常变故可能已经超出了一个人的处理能力，可能导致突发性的和灾难性的代偿失调，这或许需要暂时休整一段时间。但在我看来，在认识到自闭症带来的具体挑战后，很多医生可以在支持性帮助下重返工作。我认为当一名医生遇到了困难，尤其是在职业或个人生活突发变故后出现困难时，应该特别考虑到可能有自闭症谱系障碍。

如果你认为自己可能存在自闭症问题，我建议你向有自闭症诊断经验的专业人士寻求意见，这会让你受益良多。线上资源，如英国国家健康与照护卓越研究院诊断准则中推荐的自闭症谱系量表 –10 项（AQ10）[10]，或者更全面的自闭症谱系量表 –50 项（AQ50）[11]，均可以用作筛查工具。Ritvo 自闭症阿斯伯格诊断量表（修订版）（The Ritvo Autism Asperger Diagnostic Scale–Revised）[12] 对于那些学会有效掩蔽的人特别有用，但是这些都不能代替正规的诊断过程。还有一个针对自闭症医生的线上支持网络，你不需要有正式的诊断证明就能加入这个私人团体 [13]。

结论

医生中的自闭症问题是迄今为止未经探索的领域。根据笔者的经验，这一现象不但确实存在，而且为数不少。本章概述了自闭症医生在工作场所面临的问题及解决这些问题的方法。

参考文献

[1] Stagg SD, Belcher H. Living with autism without knowing: receiving a diagnosis in later life. *Health Psychol Behav Med* 2019; **7**(1): 348–61.

[2] CDC. Data and Statistics. Autism Spectrum Disorder. Resource Document. [Accessed 27 January 2020]. Available from: www.cdc.gov/ncbddd/autism/data.html.

[3] Kluger MT, Laidlaw TM, Kruger N, Harrison MJ. Personality traits of anaesthetists and physicians: an evaluation using the Cloninger Temperament and Character Inventory (TCI125). *Anaesthesia* 1999; **54**: 926–35.

[4] Lever AG, Geurts HM. Psychiatric co-occurring symptoms and disorders in young, middle-aged, and older adults with autism spectrum disorder. *J Autism Develop Disord* 2016; **46**(6): 1916–30.

[5] Hirvikoski T, Mittendorfer-Rutz E, Boman M, Larsson H, Lichtenstein P, Bölte S. Premature mortality in autism spectrum disorder. *Br J Psychiatry* 2016; **208**(3): 232–8.

[6] Gould J, Ashton-Smith J. Missed diagnosis or misdiagnosis: girls and women on the autism spectrum. *Good Autism Pract* 2011; **12**(1): 34–41.

[7] Tebartz van Elst L, Pick M, Biscaldi M, Fangmeier T, Riedel A. High-functioning

autism spectrum disorder as a basic disorder in adult psychiatry and psychotherapy: psychopathological presentation, clinical relevance and therapeutic concepts. *Eur Arch Psychiatry Clin Neurosci* 2013; **263**(2): 189–96.

[8] Doherty M, O'sullivan JD, Neilson SD. Barriers to healthcare for autistic adults: consequences and policy implications. A cross-sectional study. 2020. Available from: www.medrxiv.org/content/10.1101/2020.04.01.20050336v1.full.pdf.

[9] Mandy W. Social camouflaging in autism: is it time to lose the mask? *Autism* 2019; **23**(8): 1879–81.

[10] NICE. Autism spectrum quotient (AQ-10) test. Available from: www.nice.org. uk/guidance/cg142/resources/autism-spectrum-quotient-aq10–test-143968.

[11] ARC. Downloadable tests. Available from: www.autismresearchcentre.com/arc_tests.

[12] RAADS-R. Available from: www.aspietests.org/raads.

[13] www.facebook.com/AutisticDoctors.

第 12 章　医生的职业倦怠

Clare Gerada　著　　曲丽娟　译

概述

当今，倦怠俨然成为公共健康危机，尤其在照护从业者中是最常见的心理问题，咨询师、医生、护士、社会工作者都属于高危人群。倦怠是一种主观体验，其定义为：由长期投入耗费精力的情境引起的一种身体、情感和精神的衰竭状态。这让我的脑海里浮现出一个"被摧毁"的形象——周围肆虐的工作之"火"烧毁了曾经的自我躯壳，工作的乐趣和热情随之消失殆尽。工作变成单调的例行公事，成为一种负担，吞噬着那些最热情、最投入、最富有理想主义精神的人。

通常认为倦怠与抑郁不同，但我更愿意将其视为同一过程的组成部分。两种症状之间的相同之处相当多（尤其是绝望、自卑和睡眠障碍），说自己"倦怠"可能比"抑郁"更容易被人接受。显然，这两者是有联系的。芬兰的一项研究发现，倦怠和抑郁之间存在这样的关系：两者都预示着一种状态会发展成另外一种[1]。如果出现严重的倦怠状况，就需要服用高剂量的抗抑郁药[2]。

缺少同情心与倦怠密切相关，两者可以被认为是同一事物的重要组成部分。

倦怠

倦怠是一种以情感衰竭为主要特征的心理和行为综合征，是长期的、无法解决的工作压力，不堪重负的感觉和缺乏个人成就感。1974 年，心理学家赫伯特·弗罗伊登伯格（Herbert Freudenberger）在一项开创性的研究中，探讨了与吸毒者打交道的工作人员逐渐出现耗尽精力、失去动力和热情现象的原因[3]，并首次把这种现象称为"倦怠"[4]。

世界卫生组织颁布的《国际疾病分类》将倦怠认定为一种职业状态，而非医学状况。根据最新版《国际疾病分类（第 11 版）》（2019）的描述，倦怠是"因长期无法成功地克服职场压力导致的"[5]。尽管存在联系，但压力和倦怠不同。压力是个通用术语，指的是伴随着身体和精神症状（"易斗性或逃离反应"）的应激反应（既有积极的，也有消极的含义）。相比之下，倦怠是一个人适应能力崩溃的最后阶段，是需求和资源之间长期失衡的结果。

根据《国际疾病分类（第 11 版）》，倦怠有以下三方面的特征。

- 感觉精力耗尽或精疲力竭（情感衰竭）。
- 工作热情减退、态度消极或感到愤愤不平（人格解体和愤世嫉俗）。
- 专业效率降低（个人成就感消减）。

测量倦怠的方法很多，最常用的是《马斯拉奇倦怠量表》，最初由社会心理学家克里斯蒂娜·马斯拉奇（Christina Maslach）设计。这是一份包括 22 个项目的问卷，涉及 3 个方面：情感衰竭（失去工作热情）；人格解体（对他人反应消极、冷淡、冷漠，缺乏共情，有时将人视为物体）；个人成就（感觉不能胜任工作）[6]。

需要注意的是，和倦怠相关的"人格解体"一词，指的是一个人对自己和世界的极端疏远，与精神病学和精神分析文献中所说的人格解体不同。

倦怠研究存在的问题

有关倦怠的研究成千上万，但很难确定其准确的发生率。这是由于研究使用的测量方式存在差异、诊断工具和标准及采样范围也不一样。不过，主要的原因是：尽管多年以来，人们试图定义、测量、研究、解决和减少职业倦怠，倦怠就其本质而言不是疾病，而是不适，是对自己，对自己在工作中的位置、价值和效能感到不适。就如同怀旧、坚忍、害怕、憎恨或热爱一样，很难进行衡量。

对于倦怠的流行病学知识或发展史，我们知之甚少。即便从初次被定义至今已经过去 50 年了，我们仍不能回答如谁会倦怠、谁发生倦怠的风险更大，或者有多少人会发生倦怠等这些基本问题，更不用说采取哪些干预措施能减少职业倦怠。甚至倦怠的影响也不甚清楚。当然，原因是众所周知的——长期的、不间断的、情绪紧张的工作。但是这不像研究吸烟与肺癌的关系那样，对倦怠的研究不会真正有所帮助。倦怠指的是"痛苦地意识到，我们没能让世界变得更加美好，没能帮助那些需要帮助的人，没能在单位组织中真正产生应有的影响，我们所有的工作和努力都是徒劳的"[7]。对我来说，这种解释不是简单的临床定义，是更真实地描述出那种绝望的感觉。当我们知道（希望是暂时的）不能继续照顾别人、不能对患者的生命或所工作的机构发挥影响时，就会有种无能为力的感觉。

我曾经有过这样的感觉：对患者的福祉失去兴趣，变得厌倦，更糟糕的是，失去对患者的同情。忙碌的工作和两个年幼的孩子让我筋疲力尽，我强烈地想要辞职，想要结束一切，彻底离开医学界。一个特别忙碌而紧张的早间手术之后，这种情绪达到了顶点。我感到疲惫不堪，不想再去晚间预约的诊所看病，而且怨恨患者占用的时间比我和家人待在一起的时间还多。很多患者是我的常客，都患有长期的顽疾，我有一种幻灭感：我能做点什么来帮助他们呢？我不能给他们找到工作，不能治好他们。我不能修复他们破碎的关系，也不能安置他们的生活。医学已经失去了曾经的火花。我知道我得离开临床一段时间。这些情绪比倦怠调查问卷和研究涉及的诸多问题要难以量化得多。

尽管倦怠的程度、持续时间和后果可能因人而异，在同一个人身上也会因时间而异，但总是由 3 个部分组成：身体、情感和精神的衰竭。2004 年我跑完伦敦马拉松（用时 4 小时 20 分钟）后，感到筋疲力尽，却兴高采烈。显然这不是倦怠。

不仅高强度的临床工作使人有倦怠的风险，那些不从事临床工作的领导也有。作为英国皇家全科医学院（Royal College of General Practitioners）的领导，我职责的一部分是主导本行业对政府重组国家医疗服务体系的提案做出回应。这意味着要平衡好职业需求，但又不能过分批评政府。我非常努力地工作，以引起人们对拟议改革的关注，但遭到了人身攻击、媒体聚焦和政治压力。我工作的时间非常长（每天长达 18 小时），而且还得塑造起这个职位所要求的自信形象。这一切严重损害我的心理健康。在外界看来，我是一个坚强、果断、强有力的领导者，但内心深处，我正处于焦虑之中；体重下降，睡不着觉，担心自己被监视（结果证明这是真的，不过没到我认为的那种程度）。我感到幻想破灭、意志消沉，觉得辜负了自己的职业。与此同时，我继续着临床工作，照顾有精神疾病的医生，我们都是典型的受伤的领导者。我的症状与他们的相同。我在身体、情感和精神上都筋疲力尽。国家医疗服务体系提案在上议院通过的那一天（这意味着提案顺利通过成为法律），我感觉不舒服，得了流感（我很少生病）。只有在回顾过去时，我才意识到自己这些典型的倦怠特征，是由真正的挫败感引起的。身体的精疲力竭常会增加疾病的易感性和意外的发生概率。我在《合作的艺术与科学》中写下了自己的这段经历[8]。

倦怠研究

关于职业倦怠的研究数以千计。多数使用调查问卷进行"诊断"，结果显示倦怠问题要么存在，要么不存在，这是基于单一的肯定回答进行的判断，而不是根据倦怠的各个不同组成部分进行评分来判断。另一些则缩短调查问卷（希望提高完成率），但这有削弱工具有效性的风险。还存在一些其他问题，如填写非盲法调查问卷测量倦怠时的偏差（尤其是引导答卷者给出研究人员试图寻求的答案）。几乎所有的研究都依赖自我报告，大部分是构建并不可信的横断面调查。我担心，通过不断地衡量倦怠，我们可能会使问题持久化，而不是找到解决方法。我们还可能通过扩散痛苦进而夸大痛苦的程度。此外，衡量个人的倦怠情况，有可能将注意力转移，偏离了真正应该关注的倦怠所在——工作机构。

一些研究的例子

我主要介绍一些系统性的综述研究。并不奇怪，亦如之前我也提到过的，很少有一致的发现。这些研究显示出倦怠的发生率大相径庭。有的研究发现倦怠发生率非常高，可以把它看成是一种常态，而不是例外。例如，2015 年对北卡罗来纳大学（University of North Carolina）住院医师的一项调查发现，所有人的得分都超过基线 50% 以上 [9]。另一份来自不列颠哥伦比亚省的报告显示，80% 的医生出现中度到重度的情感衰竭，61% 的医生有中度到重度的人格解体，44% 的医生有中度到较低的个人成就感 [10]。每年，医景网（Medscape）对美国 29 个不同专业的超过 15 000 名医生的生活方式进行调查，测量倦怠、抑郁症和自杀意念的发生率 [11]。2019 年的调查显示 44% 的调查对象报告称有倦怠问题。在重症科、神经科和全科医学工作的医生倦怠发生率最高，而整形外科医生的发生率最低。当被问到是什么引起倦怠症状时，不出所料，"工作"是最常见的回答。针对这些症状，多数医生既没有寻求救助，也无意去寻求工作援助。乌德梅祖埃·伊莫（Udemezue Imo）对 1993—2013 年英国医生精神疾病发病率进行了综述研究，发现在所有专业中，倦怠发生率是 31%（17%～52%）。全科医生、刚取得资格的医生和顾问医生的分数最高[12]。甚至医学管理机构也开始测量倦怠。例如，2018 年英国医学总会（General Medical Council）在培训医生的年度调查中加入了一些关于职业倦怠的问题。1/3 的医生经常一想到第二天又要工作就感到疲惫不堪。调查发现，1/6 的医生属于倦怠高危人群，全科医生风险最高（25%）[13]。倦怠的风险与对工作的不满意密切相关。倦怠高危组有 2/3 的医生对自己的日常工作不满意，相比之下，倦怠风险很低的医生这一比例是 9%。并没有衡量倦怠的某一单项指标明显指向不满情绪，是多种经历的复合效应导致了不满。一项涉及 12 个欧洲国家的全科医生的研究发现，所有维度的倦怠发生率在 20%～35%[14]。南欧国家的"情感衰竭"水平明显较低，而"个人成就感"水平较高。最后，泰特·沙纳费尔特（Tait Shanafelt）及其同事的研究使我们能比较不同年份的倦怠情况，并与背景人群进行比较。自 2011 年以来，这些研究人员一直在对美国医生相对于美国普通人群的倦怠情况和工作与生活平衡的满意度进行调查，并于 2014 年和 2017 年再次进行调查，结果都发现倦怠发生率高于普通人群。2011 年，46% 的医生报告至少有一种倦怠症状[15]。在医疗一线（全科医学、普通内科、急诊科）的医生发生率最高。2014 年，超过一半的医生至少有一种倦怠症状[16]。最新研究发表于 2019 年，44% 的医生至少有一种倦怠症状[17]。最近一项对英国执业医师的研究发现，约 32% 的人倦怠分数很高[18]。急诊科和全科医生得分最高。

从这些研究中可以得到以下信息。

- 倦怠很常见。
- 设计得更好和更大规模的研究中，倦怠的发生率降低。

- 与年长医生相比，倦怠可能在年轻医生中更为普遍，尽管这一点还不完全清楚。
- 在那些不区分患者问题进行治疗（全科、事故和急诊），或者工作量难以控制（如普通内科）的诊室，倦怠问题可能更普遍，也更严重。
- 不用随时待命，工作时间和工作量更可控（并且报酬更高）的专科，如整形外科和皮肤科，倦怠的发生率往往较低。
- 医疗队伍中的倦怠可能越来越多。

倦怠的相关因素和原因

关于测量倦怠的研究为数众多，同样，或许有同样多的研究试图找到其中的因果关系或相关性。总的来说，倦怠风险最高的人有 3 个特征：首先，他们的工作需要情感投入；其次，个体具有某些人格特征，吸引他们以"公共"服务为职业；最后，这些人对待工作都"以患者为中心"。这三者同等重要。

有些工作本质上要求有情感投入。在公共服务行业（教学、医学、社会工作）中，人们需要长期投入情感。根据工作要求，每一份工作都有其特定的压力源。医生必须面对痛苦、无助、绝望、死亡，并接受科学的局限性，这一点一直都在本书中提到。重要的是不断提醒自己，做一名医生确实不容易。即使已经过去 40 年了，我仍然惊讶于患者对我的信任，他们无条件地敞开心扉，相信我能"妥善处理他们"。这是一项艰难而情绪化的工作。这和说这份工作"有压力"是不一样的。所有的工作者都有压力，我们很多人能在压力中成长（记住没有压力的反面是无聊）。正是我们工作的情感特点让我们最有可能发生倦怠。工作时间长，一次出诊要看很多患者，不间断地连续接诊，加上两班倒的工作，在情绪负载大或不确定的医学领域（如癌症治疗、全科医疗）工作，这些都加大了风险，因为增加了我们承受情感负担的接触机会。当我还是一名住院医师时，每周工作 100 小时。然而，我并没有感觉倦怠（至少当时没有）。我有时间、空间和别人交谈——在医生休息室或在食堂，会遇到高年资的医师同事、病房护士和其他同事，并和他们聊天。白天我有地方能喘口气。没有在线监督措施日复一日地看着我，我是人，而不是神，我可以出错。患者的医疗问题不像今天这么复杂，对我的要求也没那么多。然而，当成为一名全科医生后，有时一天要接诊 100 多名患者，这让我在情感上、身体上和精神上都精疲力竭，即出现倦怠。超负荷工作会降低工作能力，影响工作的完成，从而导致倦怠。当这种过载成为一种长期的工作状态时，就很少有机会休息、复原和恢复平衡。

倦怠群体的第二个共同特征是：个体具有某些共同的性格特点、态度和价值观，这些特征将他们吸引到自己的角色中，并使他们面临更大的风险。简单来说，成为医生是因为我们可以改变人们的生活，并且愿意为此牺牲自己的一部分。这与第 3 章讨论的人们选择学医的原因有关，这使他们容易受到工作的情感压力因素影响，容易受伤。这些因素包括：希望照顾他人，也希望自己被照顾；选择医学在一定程度上是为了抚平过去的创伤，具有可能易患精神疾病的人格特征，尤其是利他主义、理想主义和偏执性格。

倦怠的第三个常见因素是以患者（或人）为中心的工作方式。这意味着，把别人放在首位（正如英国医学总会《医疗行为规范》所要求的）。大多数关系是互惠的，但治疗关系不是——医生给予，患者接受。这种不对称是压力的来源，莱特（Leiter）和马斯拉奇发现了这一点。他们建立了一个模型，显示人和其工作的 6 个领域之间的匹配或不匹配程度[19]。差距越大，倦怠的可能性就越大。这些领域包括工作量、职业控制、奖励、归属感、公平和价值。得不到认可会贬低工作和工作者的价值。医生总是努力工作，牺牲个人和职业生活来照顾患者。可悲的是，在现代医疗体系中，"工作者"的需求常常被忽视，导致互惠原则的失衡及日益严重的倦怠。

除这三个因素外，我们每个人都有自己的弱点，这些弱点源于我们独特的经历、获得的支持和个性。然而出人意料的是，和与人打交道不同，很少有人口统计学因素与倦怠风险的增加相关。倦怠同时存在于年轻和年长的医生、男性和女性医生、进行培训和取得资格认证的医生，以及在医院工作的医生或全科医生身上。

倦怠的后果

根据定义，倦怠是一种与患者疏离和丧失工作兴趣的状态，因此出现以下情况就不足为奇了：想早点离开这一行业或减少工作时间[20, 21]、患者满意度降低[22]、失误风险增加[23]及医疗质量下降[24]。在倦怠和抑郁症症状之间有相当多的共同表现，特别是绝望、无价值、疲劳和对活动失去兴趣的感觉。我知道，我的患者中有些表现出"倦怠"，但实际上他们患有抑郁症。倦怠是会传染的，可以通过工作中的社交互动传播，那些有倦怠经历的人会对同事产生负面影响[25]。

倦怠问题的解决

我不认为可以预防倦怠，但是，我们必须管理、认识倦怠，将倦怠风险降到最低，并在倦怠发生时及时进行处理。任何一个如此接近生命痛苦的人，在他们职业生涯的某个时刻，都会呈现出倦怠的某些特征。正如一个成功的医疗系统最终导致的结果是老龄化，照顾他人的必然结果是倦怠。我们对工作的满意度都有起有落，在与患者纠葛的心理战壕里，多年的奋战总会对我们产生影响。情感耗竭、对患者态度消极和我们无法做得更多的感觉并不少见，希望这些症状能转瞬即逝。

认识到下面的问题至关重要。

- 什么时候我们不能再这样继续下去。

- 什么时候消极态度变成了同情心的丧失。

- 什么时候我们的徒劳感变成绝望和无助的感受。

- 什么时候我们的工作失去了昔日的火花，日复一日。

- 什么时候我们需要从压力中解脱自我。

不是说我们不应该试图降低倦怠的程度，由于这是一种职业危害，我们最好是从工作场所做起，特别是要减轻员工工作环境的压力。下面这句话来自一项研究中接受采访的医生，描述了在高压力系统中行医现在已经成为一种常态：

人们常说压力很大，没有休息时间，轮岗表糟糕透顶。我觉得这和在急诊这个领域工作有关。是的，这也许已经变成常态化，大家只能承受着"在急诊室"这个现实[26]。

研究告诉我们，不同的工作单位差别很大，我们可能也都有所体会。在内部沟通系统良好的单位，我们能感受到管理层的支持，拥有职业发展的机会，有能力强的领导，我们工作起来会感觉舒适，表现也更好[27]。另一方面，超负荷长时间工作、疲劳、情感互动紧张、有限的自主性，以及结构、组织不断变化成为常态的环境，会增加倦怠的风险[28]。霍华德·施瓦兹（Howard Schwartz）在一篇经典文章（后来收录在他的《自恋过程与企业衰落》一书中）中区分两种不同类型的机构：发条型（平稳运行，合作，低焦虑）和蛇坑型（一切都分崩离析，焦虑感强，工作中几乎没有乐趣）[29]。拥有更多"蛇坑"特征的机构很可能会产生倦怠的风险。这意味着，资金和人手不足的环境，以及不惜一切代价要求高生产率的环境，使员工面临最大的风险。

在群体层面上，最重要的干预措施应该是解决工作场所的压力源，包括工作压力、资源（时间、人员和金钱），并为团队工作创造机会。在更大的范围内，这意味着修正外部因素，如监管要求、政治影响和媒体压力，这些都是造成长期职场痛苦的因素[30]。将倦怠视为一场公共健康危机，可能意味着我们使用的预防策略与应对任何其他公共健康威胁相同。这些策略包括：

一级预防（首先预防问题的产生）。这在很大程度上需要改变医生的工作环境，特别是减少与患者的直接接触。我们需要的不是为医生提供更多的心理弹性训练，而是解决他们工作的环境问题。就像矿主有责任为矿工确保矿井的工作安全一样，那些雇佣医生的管理者也有责任创造一个身心安全的工作场所。一个危险的煤矿并不会因为教会矿工如何放松而变得不那么危险！导致倦怠的主要因素包括：工作量过大，长期的工作压力和对日常工作缺乏控制。这是整个医疗机构的问题，问题的根源在于工作环境和机构文化[31]。

二级预防（旨在减少环境或个人压力源的影响）。这可能包括：帮助医生恢复并提供休息时间，通过改善组织系统给医生留出思考时间和提供小组合作等措施。

三级预防（针对倦怠者）。这涉及如何提高生活质量和减少倦怠对个人的影响。应当提供便捷的保密性帮助服务，营造一种宽松的、让人可以说"受够了"的文化，并提供休整的机会。

关键是要强化积极的工作环境，否则任何针对倦怠的预防措施都不会奏效，而针对个人的策略效果是十分有限的。

我设计了一个简短、易记的方法来帮助我记住需要做的事情。

B：平衡工作和娱乐时间。

U：理解自己的局限性——我不是超级英雄。

R：认识、预防和治疗自己和团队的倦怠。

N：培养下一代——把乐趣带回工作中。

T：团队合作——一起休息、娱乐和反思。

最后，倦怠可以成为个人改变和成长的触发因素。精疲力竭的经历总是伴随着痛苦和折磨，但它可以促使一个人审视自己的优先事项，学习并更多地认识到自己的弱点，就像我一样。我很幸运——我有充满同情心和进取精神的伙伴，而且诊室之外有很多机会，这意味着我可以抽出时间，做好准备后再回来，重新构建我的工作生活，以恢复我的心理状态。我改变了工作方式，尤其是减少了面对面临床工作的时间。我的倦怠经历带来了成长、改变和进一步的挑战，这些都支撑着我去迎接未来。

结论

倦怠在所有的医疗工作者中普遍存在。真正应该考虑的不是"是否"，而是"何时"医生会变得倦怠。正如我在本章中所讲的，任何与痛苦如此接近的人，最终都会发现自己的付出已达到极限。这并不是说对于减少倦怠的影响或针对明显的因变量（尤其是直接接触患者的强度），我们什么都做不了。重要的是，政策制定者要认同临床医生有安全的行医模式和必需的休息时间（如缩短工作时间、限制面诊患者的工作量和提供反思实践机会等）。

参考文献

[1] Ahola K, Hakanen J. Job strain, burnout, and depressive symptoms: a prospective study among dentists. *J Affect Disord* 2007; **104**: 103–10.

[2] Leiter MP, Hakanen J, Toppinen-Tanner S, et al. Changes in burnout: a 12–year cohort study on organizational predictors and health outcomes. *J Organizat Behav* 2013; **34**:

959–73.

[3] Freudenberger H. Staff burn-out. *J Soc Issues* 1974; **30**(1): 159–65.

[4] Schaufeli W. Burnout. In: *Stress in Health Professionals*. Firth-Cozens J, Payne RL (eds). Chichester: John Wiley, 1999, p. 17.

[5] Burn-out an 'occupational phenomenon': International Classification of Diseases [Internet]. World Health Organization. 2019 [cited 18 January 2020]. Available from: www.who.int/mental_health/evidence/burn-out/en.

[6] Maslach C. Burnout: a multidimensional perspective. In: Schaufeli WB, Maslach C, Marek T (eds). *Professional Burnout: Recent Developments in Theory and Research*. Washington: Taylor & Francis, 1993. Available from: www.statisticssolutions.com/maslach-burnout-inventory-mbi.

[7] Pines A, Aronson E. Career burn out. In: Pines A, Aronson E (eds). *Causes and Cures*. New York: Free Press, 1989, pp. 10–11.

[8] Gerada C. Using groups in leadership: bringing practice into theory. In: Thornton C (ed). *The Art and Science of Working Together*. London & New York: Routledge, 2019, pp. 87–96.

[9] Holmes EG, Connolly A, Putnam KT, et al. Taking care of our own: a multispecialty study of resident and program director perspectives on contributors to burnout and potential interventions. *Acad Psychiatry* 2017; **41**: 159–66.

[10] Thommasen H, Lavanchy M, Connelly I, Berkowitz J, Grzybowski S. Mental health, job satisfaction, and intention to relocate. Opinions of physicians in rural British Columbia. *Can Fam Physician* 2001; **47**: 737–44.

[11] Kane L. Medscape National Physician Burnout, Depression & Suicide Report 2019 [Internet]. Medscape. 2019 [cited 18 January 2020]. Available from: www.medscape.com/slideshow/2019–lifestyle-burnout-depression-6011056?faf=1#1.

[12] Imo U. Burnout and psychiatric morbidity among doctors in the UK: a systematic literature review of prevalence and associated factors. *B J Psych Bull* 2017; **41**(4): 197–204. PMCID: PMC5537573 doi: 10.1192/pb.bp.116.054247 PMID: 28811913.

[13] General Medical Council. The state of medical education and training in the UK 2019, p. 30. Available from: www.gmc-uk.org/-/media/documents/somep-2019---full-report_pdf-81131156.pdf?la=en & hash=B80CB05CE8596 E6D2386E89CBC3FDB60BFAAE3CF.

[14] Soler JK, Yaman H, Esteva M, et al. Burnout in European family doctors: The EGPRN study. *Fam Pract* 2008; **25**: 245–65. doi: 10.1093/fampra/cmn038.

[15] Shanafelt TD, Boone S, Tan L, et al. Burnout and satisfaction with work-life balance among US physicians relative to the general US population. *Arch Intern Med* 2012; **172**: 1377–85.

[16] Shanafelt TD, Hasan O, Dyrbye LN, et al. Changes in burnout and satisfaction

with work-life balance in physicians and the general US working population between 2011 and 2014. *Mayo Clin Proc* 2015; **90**: 1600–13. doi: 10.1016/j.mayocp.2015.08.023.

[17] Shanafelt T, West C, Sinsky C, et al. Changes in burnout and satisfaction with work-life integration in physicians and the general US working population between 2011 and 2017. *Mayo Clin Proc* 2019; **94**(9): 1681–94.

[18] McKinley N, McCain RS, Convie L, *et al.* Resilience, burnout and coping mechanisms in UK doctors: a cross-sectional study. *BMJ Open* 2020; **10**: e031765. doi: 10.1136/bmjopen-2019–031765 https://bmjopen. bmj.com/content/bmjopen/10/1/e031765.full.pdf.

[19] Leiter MP, Maslach C. Six areas of worklife: a model of the organizational context of burnout. *J Health Hum Serv Admin* 1999; **21**(4): 472–89.

[20] West C, Dyrbye L, Erwin P, Shanafelt T. Interventions to prevent and reduce physician burnout: a systematic review and meta-analysis. *Lancet* 2016; **388**(10057): 2272–81.

[21] Shanafelt T, Raymond M, Kosty M, et al. Satisfaction with work-life balance and the career and retirement plans of US oncologists. *J Clin Oncol* 2014; **32**(11): 1127–35.

[22] Halbesleben JRB, Rathert C. Linking physician burnout and patient outcomes: exploring the dyadic relationship between physicians and patients. *Health Care Manage Rev* 2008; **33**: 29–39.

[23] Shanafelt T, Balch C, Bechamps G, et al. Burnout and medical errors among American surgeons. *Ann Surg* 2010; **251**(6): 995–1000.

[24] Salyers M, Bonfils K, Luther L, et al. The relationship between professional burnout and quality and safety in healthcare: a meta-analysis. *J Gen Int Med* 2016; **32**(4): 475–82.

[25] Bakker AB, LeBlanc PM, Schaufeli WB. Burnout contagion among intensive care nurses. *J Adv Nurs* 2005; **51**: 276–87.

[26] Community research. Adapting, coping, compromising research. Available from: www.gmc-uk.org/-/media/documents/adapting-coping-compromisingresearch-report-79702793.pdf.

[27] Wiskow C, Albreht T, de Pietro C. How to create an attractive and supportive working environment for health professionals. WHO; Copenhagen, Denmark, 2010, pp. 1–37. Available from: www.euro.who.int/__data/assets/pdf_file/0018/124416/e94293.pdf.

[28] Wallace JE, Lemaire JB, Ghali WA. Physician wellness: a missing quality indicator. *Lancet* 2009; **374**: 1714–21. doi: 10.1016/S0140–6736(09)61424–0.

[29] Schwartz HS. (1987). The clockwork or the snakepit: an essay on the meaning of

teaching organizational behavior. *Organiz Behav Teach Rev* 1987; **11**(2), 19–26. Available from: https://doi.org/10.1177/105256298701100202.

[30] Kumar S. Burnout and doctors: prevalence, prevention and intervention. *Healthcare* 2016; **4**: 37. doi: 10.3390/healthcare4030037.

[31] Maslach C, Leiter M. Understanding the burnout experience: recent research and its implications for psychiatry. *World Psychiatry* 2016; **15**: 103–11. Available from: www.ncbi.nlm.nih.gov/pmc/articles/PMC4911781.

第 13 章　医生自杀及其后遗症

Clare Gerada　著　　曲丽娟　译

概述

这些年，我一直领导着一个没有人愿意加入的组织，一个为自杀身亡医生的家属成立的组织。成员每两个月聚一次。他们来自英格兰各地，有 20 多岁的年轻人，也有 70 多岁的老者，有父亲、母亲、姐妹、兄弟、妻子和丈夫。死者除了职业都是医生外，他们的年龄、性别、婚姻状况、取得资格的时间、专业、自杀方式和是否留有自杀遗书等都各不相同。有些人有潜在的精神疾病，很多人没有。有些人决定自杀似乎是一时冲动，有些人则好像制订了周密的计划，有些人甚至进行了彩排，险些当场完成自我了断。但是，他们也有相似之处：两个家庭有着相同的（不常见的）姓氏；两名死者的名字相同；两个人死于同一天；还有两人选择以同样的方式自杀。一张连接着医生过去、现在、甚至未来的网络无意识地交织着，发挥着作用。我早就想成立这个组织了。作为这一行业的负责人，这么多年来，一直有医生的丧亲家属向我寻求帮助。我把这些家庭联系在一起，让他们在某种程度上不会感到那么孤单。自己如此深爱的家人，以为知悉彼此的亲人，竟然会决然离世，那份震惊难以名状，那份痛苦无人可以承受。丧亲的家属们试图探究和理解这种举动的纠结会持续数年。在这期间，悲伤无处不在，愧疚也如影随形，他们懊悔没能阻止亲人的离去，责备自己做得远远不够。如果丧亲家属本人也是医疗工作者（这很常见），愧疚感还会加剧，他们觉得自己作为家人或朋友很失败，作为一名医生则更是失败。对于自杀问题，这些家属教给我很多，我将在本章一一讲述。

医生自杀

自杀是较为罕见的行为，因此试图在不同的职业群体、年龄、性别或其他因素之间进行比较十分困难，除非时间较长或人数众多。据估计，在美国每天有一名医生死于自杀[1]。报道称，医生总体自杀率比多数其他职业群体要高，而且在同龄人口中也更高[2, 3]。与普通人群相比，医生自杀的相对风险估计值为男性1.1～3.4，女性2.5～5.7；与其他职业人员相比，医生自杀的相对风险估值为男性1.5～3.8，女性3.7～4.5[4-7]。来自英国的最新数据（2011—2015年）表明，男性医生的自杀风险明显较低（标化死亡率为63%），而女性医生的自杀风险较高（标化死亡率为124%）[8]。2020年发表的一项Meta再次证实，女性医生的自杀率高于男性，然后随着时间的推移，两个群体的自杀率都有所下降[9]。

基于丹麦人的一项研究发现，医生的自杀风险在分析的55种职业中是最高的，如果考虑到其他社会人口因素，自杀风险还会增加[10]。医生的自杀风险为2.73，而其他职业群体为0.44。医生和护士的过高风险很大程度上（但不是全部）是由于他们越来越多地采用用药中毒的方式自杀。在精神疾病患者中，职业与自杀几乎没有关联，但患者是医生的除外，这种超额风险高达3.62。

2019年进行的一项Meta再次证实，医生是自杀的风险群体，其中女性的自杀风险尤其高，几乎是一般人群的2倍[11]。随着时间的推移，尤其是在欧洲，医生的自杀率有所降低。英国的一项研究对1991年1月至1993年12月英格兰和威尔士地区自杀身亡的在职医生进行了"心理解剖"[12]。在此期间，有56名医生自杀身亡。其中38人在死亡时在职工作或刚刚退休，或在暂时离开后有可能重返医学领域，这些人构成了研究样本。样本包括28名男性和10名女性。年龄为23—71岁，35岁以下的有14人。其中3人在海外取得了职业资格。在死亡方式上，服药中毒比自体伤害更常见（74% vs. 29%）。有一位医生同时使用了两种方法。用来自杀最常见的药物是通过工作获取的阿片类镇痛药。样本中的 3 名麻醉师使用了静脉麻醉药。大多数死亡事件似乎都是有计划的。2/3 的医生留下了自杀遗书，据了解，1/3 的医生在死前曾口头表达过自杀念头，其中多数是在去世的前一周内。研究发现，有 25 名医生在去世时患有精神疾病。最常见的诊断是抑郁症和药物滥用。有 8 人初次或二次诊断为酒精和（或）药物滥用，均持续数年。由于大多数精神疾病患者不会自杀，因此精神疾病单独来讲很可能是自杀的一个风险因素，而不是自杀的原因。

与常人不同，医生更可能使用药物自杀[13, 14]，但我仍然会对医生使用的暴力自杀方式和选择的生命谢幕地点而感到震惊。医生选择在自己的"受伤"之地结束生命并不鲜见：在医院的停车场，在值班室、自己的诊室或以前就读的医学院。这使得身后人的哀悼变得更加复杂。

医生的自杀并不是一个新出现问题。1964 年发表在《英国医学杂志》上的一篇论文发现，1949—1953 年，25—64 岁的男性医生中有 61 人自杀，还有 13 名年龄更大的医生自杀[15]。尽管医生的妻子也显示出比其他职业妻子更高的自杀风险，但是暂时没有女性医生的数据。当时，每50 名医生中就有 1 名以上选择结束自己的生命；而在所有死亡的医生中，约 6% 是自杀（与肺癌的死亡率相同）。麻醉师、全科医生和精神科医生似乎有较高的自杀风险，这一趋势一直延续至今。这篇文章还引用了1903 年的一篇论文，在该论文中，英国注册总署（相当于英国医学总会）提出对医疗行业中的高自杀率要特别关注。

自杀的相关因素和因果关系

自杀是一系列复杂事件的结果，不过有一些风险因素会增加人们自杀的可能。世界卫生组织将这些因素分成不同的类别，其中很多在医生身上都有体现[16]。

社会因素：

- 难以获得关爱[17]。

- 能接触到自杀手段[18]。

- 媒体的不当报道。

- 有关精神健康、药物滥用或自杀行为的污名阻碍人们寻求帮助。

团体因素：

- 贫困。

- 创伤或虐待经历。

- 灾难、战争或冲突的经历。

- 歧视经历。

关系因素：

- 孤立和缺乏社会支持。

- 关系破裂。

- 失去或冲突。

个人因素：

- 曾经尝试自杀。

- 自残行为。

- 精神健康不佳。

- 药物滥用或酗酒。

- 经济损失。

- 慢性疼痛。

- 家族自杀史。

精神疾病

精神疾病会增加自杀的风险[19-22]，尤其是像双相情感障碍、精神分裂和药物滥用这样的病症。我的患者中有 14 人自杀身亡，其中有 9 人在之前就患有精神疾病，最常见的是双相情感障碍或药物滥用。大多数有精神疾病的人不会自杀，而大多数自杀的人之前也没有精神疾病。

生活事件

生活中难免会遇到一些棘手的大事，像搬新家、离婚、生病等事件都能成为精神疾病的诱因。由于培训轮转和职业发展需要，医生不得不频繁地搬来搬去。搬家不仅会破坏社交网络，而且还会增加医生的孤立感，不知道去哪里寻求帮助和支持。

女性因素

女性医生的自杀率高于普通人群中的其他女性，而男性和女性医生的自杀率大致相同。研究人员基斯·霍顿（Keith Hawton）及其同事推测，随着越来越多的女性进入医疗行业，女性医生的自杀率将会下降，他们假设较高的自杀率可能与女性在男性主导的行业中被孤立有关 [23]。不幸的是，自这篇论文（2001 年）撰写以来，自杀率并没有下降。从事医疗工作的女性面会临更多的问题，包括阻碍她们职业发展的障碍和在家庭中需要额外承担的角色等 [24-26]。

药物接触

由于多数领域的死亡人数相对较少，根据专业来分析自杀风险是有局限的。然而，许多研究发现麻醉师和精神科医生的风险较高，儿科医生的风险较低。这是由于麻醉师和其他那些在重症监护或急诊科工作的医生，可以轻易获得强效药物。

纪律程序的影响

对于接受纪律调查的医生来说，自杀的风险特别高，这不是什么新鲜事。例如，1976 年，俄勒冈州医学审查委员会（Oregon Board of Medical Examiners）（相当于英国医学总会）对被监察的医生高企的自杀率感到担忧。在 13 个月的时间内，40 名经历这一程序的医生中有 8 人自杀了。所有这些医生过去都有严重的、未确诊的精神疾病，即抑郁症的病史，他们都不是世家子弟，在社会上往往会受到孤立[27]。几十年后，在英国，经历监管程序的医生的自杀率高引起了人们的关注。英国医学总会委托进行了一项独立研究，因一名也涉及行医胜任度调查程序的医生，调查了2005—2013年，自杀（或疑似自杀）而死亡的28名医生[28]。对这些医生的病例审查表明，许多人患有经鉴别的精神疾病，或者有毒瘾和（或）酒瘾。通常伴随这些情况产生的其他因素也可能导致了他们的死亡，这些问题包括：婚姻破裂、经济困难，有时还涉及警察的介入，以及被英国医学总会调查的压力。汤姆·伯恩（Tom Bourne）及其同事研究了投诉对医生的精神健康和自杀风险的影响[29]。跟那些从未受到投诉的医生相比，最近收到过任何形式的投诉的医生，患中度至重度抑郁症的可能性要高77%。而且还发现，与没有经历过投诉过程的医生相比，他们更多地出现自杀的想法、睡眠困难、人际关系问题和许多身体健康问题。未受到投诉的医生中，约2.5%有自杀的想法。对于目前或最近受到投诉的医生，这一比例升至9%左右。而过去有过被投诉史的，比例为13%。投诉处理不当往往会导致失常行为，如不能坦陈事情的原委、责怪自己和他人、发生争吵等，这些都可能导致医生自杀。即使是微不足道的投诉也会对医生产生重大影响，并可能成为精神疾病甚至自杀的重要诱因。

艾玛（Emma），27岁，刚取得职业资格不久，早晨离开诊所回家时，给父母留下一封遗书后服毒自杀。艾玛过去有过精神疾病病史，但是一直表现正常，没有任何迹象显示她有自杀的行动计划。上个月，她受到过投诉。现在回想起来，投诉微不足道，可能不会对她产生任何影响。但是她跟朋友透露说她感到羞愧和丢人现眼，觉得做医生很失败。她反复琢磨投诉的事，放大了这件事的影响。

艾玛没有得到任何帮助，因为她当时是临时医生，而且她所在的医院也没有为非实习医生提供教育督导或培训（实习医生才有）。

2008—2017年，这9年多的行医过程中，有21名曾经或一直在我这里治疗的医生患者去世了。在世的患者中，约10%的病例有英国医学总会的介入，而相比之下，死于非自然原因（自杀或可能由于自杀导致的"意外"，如坠楼、自焚、注射阿片类药物）的患者中这一比例超过50%。

有相关性不等于形成因果关系，但处于监管或纪律程序、受到投诉仍然增加了医生患精神疾病的风险。这不仅仅是由于投诉或提交投诉本身，还由于其过程旷日持久。一次严重的投诉可能需要数年时间才能走完各种程序，所带来的多重危险并不少见[30]。这一持续数年的过程，不仅会加剧任何已有的精神健康问题，还会诱发新的精神疾病。

对于一些医生来说，由于害怕违反现行的英国医学总会条款，也可能会自杀。例如，在2015年，一名刚刚取得全科医生资格，被评为"年度实习全科医生"的詹姆斯·哈尔克罗（James Halcrow）上吊自杀。死因调查发现，因为英国医学总会有条款规定必须戒酒，他是害怕因酒瘾复发被吊销行医资格而自杀的。

医生为什么自杀

我们当中没有人真正理解为什么有人会放弃生命而选择死亡，我组织的丧亲小组里的家属们不理解，专家们不理解；世界上每年还有80万人[15]、英国每年有6000多人[31]死于自杀，我想，这些自杀者的亲人们也不理解。历史上一些最伟大的哲学家也和我们一样，无法理解。古往今来，自杀一直是牧师、诗人、哲学家及医生和政客们的研究主题。诺贝尔奖得主、法国作家阿尔贝·加缪（Albert Camus）在他最优秀的作品之一《西西弗的神话》中对自杀问题进行了深入思考。书中最后一章写道：

只有一个真正严肃的哲学问题，那就是自杀。判断生命是否值得活下去，相当于回答哲学的基本问题 [32]。

加缪的意思是，如果根据后果来判断哲学问题的重要性，那么选择生存还是死亡是我们需要考虑的重要问题。加缪用神话人物西西弗来了解人们为什么自杀。西西弗因诡计而臭名昭著，并且两次逃脱了死亡。因此宙斯判他将一块巨石推上陡峭的山峰，结果石头又掉下来，于是他永远重复着这一动作。加缪感兴趣的是当巨石在山顶从身边滚落时西西弗的心理状态。加缪假定，当西西弗朝山下走去，暂时脱离苦役时，那一刻他是快乐的。当西西弗承认自己的劳役徒劳无功，此生的命运已经注定时，认识到并接受自己处境的荒谬，使其得到了解脱和满足。加缪告诉我们，"奋斗本身……足以填满人的内心。西西弗想必是幸福的" [32]。正是因为接受了命运，西西弗得以超越命运。活下去的本能远远超过对死亡的渴望。通过加缪所谓的"逃避行为"，我们避免了面临生活原本虚无的后果。

加缪写了一些哲学文章，试图了解为什么有人选择死亡。其他人也从专业和个人角度努力解开这个问题。精神病学家瑞秋·吉本斯（Rachel Gibbons）发现一些可能导致自杀的因素。她调查了 39 份验尸官所做的裁定为自杀的死亡记录 [33]，由此推断出一条自杀路径：从个人倾向开始（如缺乏早期的家庭关爱、有严重的精神疾病或人格障碍），通常经历两次损失之后，最终会导致自杀。第一次通常是重大的损失，如丧亲之痛、失业或关系破裂。第二次触发因素可能是接诊名单上多出一位患者，或遇到一个糟糕的患者这样平常的事。因此，第二次的触发事件提供了"行动许可"，最后证明自己不值得活下去。然后，患者进入一种游离的、妄想的状态，病态思维与理性思维激烈斗争，处于一种是否终止死亡的矛盾状态。这种矛盾心理在闭路电视的录像中得以体现。录像显示，人在桥上来来回回地走动，或盯着选择的自杀地点好几小时，显然是在挣扎是否完成那终结性的举动。两次事件的间隔可以是几小时、数周、甚至数年。间隔的这段时间，则进入吉本斯所说的"自杀前"状态，坎贝尔（Campbell）和哈勒（Hale）将其定义为分裂状态，这时人：

在不同程度上受到自杀幻想的影响，这种幻想反映自我与肉体及与另一自我的关系。幻想可能是有意识的，也可能是无意识的，但在执行的时候，它有一种妄想的信念的力量，有着扭曲的现实性。自杀幻想是动力。杀死肉体是完成幻想[34]。

美国精神病学家迈克尔·迈尔斯（Michael Myers）所著的《为什么医生自杀身亡》讲述了与自杀医生接触的工作，谈到自杀行为是一个复杂的现象，涉及"基因、心理和社会心理压力因素的融合，这些汇在一起形成了一场完美、但却可怕的风暴"[35]。

在我的治疗过程中有医生自杀。当接到电话得知噩耗时，有时我们并不感到惊讶。但有时，我们会感到非常震惊，因为没有任何征兆（即使事后来看，也没能发现任何迹象）。我们知道，最后的决绝之举可能有的看起来是一时冲动、出人意料，或者相反，是经过精心策划，有预谋的，有时甚至是有过预演的举动。这就是为什么很难预测自杀，因为有时甚至连本人都不知道自己要自杀，更不用说那些身边的亲人或医疗专业人员了。

菲利帕（Philippa）是一名最近刚取得执业资格的全科医生，计划当晚去见朋友，在周末时和姐姐会面。她还报名参加了下周的一个课程。周三下午的手术结束后，中途她在当地的五金店停留，买了一根绳子，准备用来结束自己的生命。她的死亡令身边所有人震惊，从举止上看不出任何迹象表明她在计划什么。回想起来，她的母亲在18个月前去世了，她和母亲的关系非常亲密，失去母亲令她痛苦不已。最近几周，她似乎非常疲惫，工作时脾气暴躁，但仅此而已。在她死后调查了她的私人日记，日记显示，在过去几周她一直在想，作为医生、女儿，而现在成为工作搭档，自己都不够好。她在日记中提到觉得工作徒劳无益，照顾的需求无止无休。她向业务管理者抱怨工作量大。在自杀的那天早上，她和年长的搭档发生了争执，因为她总是被要求进行额外的家访。

妻子路易丝（Louise）死后，加里·马森（Gary Marson）才开始发现妻子在自杀前精心制订的计划。她给他留下了一封告别信，加里这样写道：

因为拷贝实物常会被警察带走，她周到地在自己的笔记本电脑上准备了她的结婚和订婚戒指及一些有关她的财务状况的文件。

然而，尽管制订着计划，她在去世前几天写给朋友的书信和电子邮件显示，她有过前面讲过的那种强烈的矛盾心理。好多纸上留下了路易丝胡乱写下的想法，最后一天在不同时间给自己发送了电子邮件。有些表明她想要活着，有些则暗示她在做着自杀的打算。当天早些时候，她似乎放弃了一个计划，因为在她死后，口袋里发现有残余的火车票，以及一封写给铁路当局，为自己的行为道歉的信件（当天晚些时候，她在家中自杀了）。

如果大家对人们为什么要自杀感兴趣的话，我强烈建议你们读读加里的书《继续呼吸：经历自杀和丧偶幸存的一年》[36]，不仅因为这本书用不加掩饰的恐怖来讲述所爱之人自杀后的悲痛，还因为它是从路易丝的角度进行的描写。她的声音跃然纸上。他用她的笔记和文字试图了解，为什么这样一位成功、健康、有爱、有婚姻、才华横溢的女性，似乎只是因为那几日极其暗淡的时光，就甘愿放弃一切。在书中，加里对她的动机，尤其是她选择的方式进行了深入探讨。

自杀的预防

要防止十分罕见的自杀行为的发生，需要鉴别哪些人会完成自杀的举动，哪些人只不过是表达自杀的想法，这不是没有可能，但却是极其困难的。

自杀的想法很常见。然而，有这样的想法并不意味着就会实施[37]。自杀的想法多种多样，从转瞬即逝的想法（如思考"我想知道假设……会怎样"），到有策略地预谋的自杀计划。有关自杀想法的文献没有区分这两种极端。有自杀想法并不一定意味着这个人处于"自杀前"的状态。医务人员应具备的技能是设法确定渴望死亡的程度。问一个人"你打算自杀吗？"对于判断真正的自杀意图几乎没有帮助，也并不可靠。由于负罪感和羞耻感，以及需要确保自杀作为一种逃避的手段，自杀幻想的强度变得更加难以判断。而且，很多医生知道如何给出正确答案以掩盖自己的真实感受。

医生当中自杀的想法如此普遍[38, 39]，令我震惊，我想知道这是否出于一种防御的目的，可能是为了对抗全能或自恋情结。满载着痛苦的遭遇，与其沉浸在损失、悲痛、工作失误当中，不如转向自杀的想法。我相信这有助于医生从痛苦中解脱。显然，自杀和自杀想法之间有着某些重叠（每个自杀的人都会有自杀的想法）。然而，大量有自杀想法的人并没有进一步采取行动来结束自己的生命。

用自杀想法作为自杀筛查的工具并不可靠。一篇自杀风险评估的系统性综述得出结论，绝大多数可能被视为自杀"高风险"的人不会自杀，约一半的自杀发生在被视为"低风险"者身上[40]。其他研究人员在仔细研究预测自杀高风险的问卷时发现了类似的结果，没有一个在临床上是有用的[41]。但是我们仍然可以尝试判断哪些人可能有较高的风险。坎贝尔和哈勒在他们关于自杀的书《在黑暗中工作》中鉴别出危险信号（第75～76页）[34]。他们将危险分为三类：与过去的行为关联的危险，如以前的自杀企图或家族自杀史；与当前的生活状况关联的风险，如最近的失败或损失；与移情有关的风险，即在就诊时的表现（孤僻、隔绝、放弃）。依照我的临床经验，当自杀的想法不断出现，甚至日之所想、夜之所梦也都与自杀相关时，我会非常担心。最好让患者不只是回答"你有自杀的想法吗"，而是"跟我说说你自杀的想法"。

如果一个人下定决心自杀，即使利用所有的时间、工具和可能的治疗方法，甚至是对其 24 小时监禁并观察，他总会找到办法的。我认为唯一真正能减少自杀行为的方法是确保我们可以讨论自杀，让这个问题公开化，希望那些认真考虑可能选择自杀的人能够寻求帮助。

第二个预防自杀的策略是确保提供便利的服务，包括为那些除了寻死找不到出路的人提供危机热线和紧急缓解服务。幸而，在工作中我们有这样的服务，我们每天 24 小时提供危机信息热线服务（www.practitionerhealth.nhs.uk）。还有好心人愿意倾听那些需要帮助者的心声（www.samaritans.org）。

虽然不是每个自杀者都有精神健康问题，但有些人确实有，因此获得保密性帮助而不用担心受到惩罚对医生来说很重要。消除或解决一些明显的自杀的前因（我觉得英国医学总会一直在做）也可能阻止一些人痛苦地走上绝路。很小的事就可能把人推到悬崖边上，去除这些小的风险可能意味着让生命规避了死亡。此时，强制性培训这种预防自杀的干预方法，是不会起作用的，而且可能会让事情变得更糟。谈论自杀是很重要的，这意味着要与人交谈，而不是对人评头论足。

自杀的解决办法应该是多维的。这要求我们尽可能改变自杀的社会因素（对医生来说，这意味着要解决责备文化、投诉增加、检查和工作压力问题），减少个人面临的压力，并在他们处于困境时给予支持，减少不可避免的负面事件和生活变故的影响，限制获取能结束自己生命的手段（如危险药物）等。这不仅是医疗保健服务的职责范围，也是整个系统——教育者、监管者和政策制定者的责任。

自杀的后果

几乎没有人能接受所爱的人自杀离世。每一起自杀都让留世者面临许多得不到答案也无法回答的问题，并承受着失去亲人的痛苦。自杀和自杀企图对个人及其社交网络和团体能产生持久的影响。作为临床医生，当失去患者时，我们会感到内疚、悲伤、恐惧和羞愧，甚至可能会出现抑郁和偏执的内疚想法。而家人们会觉得他们对亲人的离世负有责任。

自杀死亡的影响还会扩散到朋友和家人亲密的小圈子之外。2018年我在为医疗从业者举办的一次会议上，向400多名听众提问，自己认识的同事中是否有自杀身亡的。几乎所有人都举起手来。麻醉医师群体还受邀参加一项更为科学的线上调查，有近40%经历过同事自杀死亡[42]。

正如前面提到的，自杀是一种罕见的行为，却会对留世者产生持久深远的心理影响。自杀招致的污名根深蒂固。在人们的记忆中，自杀曾是一种犯罪行为，因此英语使用同一个动词"commit"将"自杀"归于"罪行"。即使在今天，人们也会用"懦夫的方式"或"自私的行为"这样的词来形容自杀者。而那些企图自杀又幸存下来的人可能被说成是"表演"

或"求关注"。自杀导致的丧亲特点跟正常的丧亲不同，美国研究人员威廉·费格尔曼（William Feigelman）[43] 称之为"沉默之墙"：漠不关心或不感兴趣，再或者从朋友和亲戚那里得到一连串讨厌和难堪的建议。丧亲者会重新审视自杀事件，常出现创伤后应激障碍的症状，患精神疾病和自杀的风险也较高[44]。他们会感到内疚，觉得应该受到责备，对所爱之人的举动负有责任。毕竟，怎么能够"允许"自己的亲人、朋友或同事以这种方式辞世呢？如果丧亲者同在医疗行业，这种感觉尤其普遍[45]。自杀幸存者是一个备受指责的群体[46]。在中世纪，自杀者的家庭会被拒绝为他们逝去的亲人举行教堂葬礼，死者亲属往往被迫处理家庭财产以偿还教会债务，附近居民也往往躲避他们。这种社会的不赞同延续至今。

费格尔曼将儿童因伤害（谋杀或自杀）死亡与自然原因死亡遭受的耻辱进行对比，发现前一组父母经历的耻辱、被他人排斥和躲避的程度要高得多[43]。重要的是，该研究还发现，即使控制死后的时间变量，蒙羞仍与悲伤困境、抑郁和自杀想法有关。

丧亲之痛是一种孤独的经历，因自杀而起的更是如此。如果自杀的是医生，其朋友、同事或亲人与死者在同一个医疗系统工作，情况会更加复杂。相关各方（死者和幸存者）都可能与当地机构既有私人也有职业性的关系。这导致责任归属很难理清，当首席临床医生也是一位私人朋友或亲密的同事时更是如此。另外说起来，令人惊叹的是，有多少失去亲人的人将悲痛转化为创造力——帮助防止他人陷入类似的境地[47]。

那些有员工自杀的机构经常问我，事后应该做些什么。我给出的第一条建议总是很明显：承认员工的自杀会对同事的心理健康产生重大影响。当自杀被认为与工作问题有关时，员工的情绪会特别强烈。经历不管何种丧亲之痛，个人的感受各不相同，但最主要的是内疚和悲伤。身居要职的管理者、主管、人力资源员工和医务主任等，往往会感到自己负有责任，并担心自己会因死亡事件受到指责。只要有可能，在保密的范围内，上级可以通过提供准确的信息（最好是向整个团队提供），并允许员工提问，来帮助消除谣言和错误信息。安排一个或多个反思活动，由有经验的团队协调者主持，并让尽可能多的员工参与，也会很有帮助。让同事们参加葬礼或追悼会可以获得某种宽慰，会有助于疗伤，或者组织一场工作场所的悼念活动也有所帮助。在单位中，受影响最大的不一定是那些与死者最亲近的同事。有人自杀身亡这件事本身可能会重新揭开旧的伤疤，或者给已经存在的伤痛添加额外的重负。对大多数人来说，往往只需倾听或提供一个交谈、哀悼的空间，并与志同道合、有爱心的同事相处就足够了。然而，对少数人来说，悲伤、内疚或耻辱的感觉会持续存在；对有些人，这可能会导致抑郁或是对当权者的愤怒。这少部分人可能需要额外的帮助。高级管理人员在处理员工自杀的善后工作中发挥着至关重要的作用。同情、善意和开放的政策，提供交谈的场所，这些都能帮助员工们接受同事的离世。

结论

其实，绝大多数医生是不会自杀的，多数医生在工作环境中表现出色。但每一起死亡都是悲剧，会在整个系统引起反响，带来"传染"的风险。随后，我们必须阻止医生士气的下降。这就要解决造成不幸的一系列问题：改变指名道姓、指责和羞辱的文化；让医生合理保持工作与生活的平衡；不能忽视员工的基本需求，他们把一切都给了患者。我们必须创建一种使其技能得以发扬的文化来重拾医生的集体自尊。我们需要确保医生能够获得早期干预和保密性的支持服务[48]。最后，我们得保证所有的医务人员能获得同情，就跟他们理应给予患者的同情一样。

参考文献

[1] Center C, Davis M, Detre T, et al. Confronting depression and suicide in physicians. A consensus statement. *JAMA* 2003; **289**(23): 3161–6.

[2] Council on Scientific Affairs. Results and implications of the AMA-APA Physician Mortality Project. Stage II. *JAMA* 1987; **257**(21): 2949–53.

[3] Pitts FN, Schuller AB, Rich CL, Pitts AF. Suicide among U.S. women physicians, 1967–1972. *Am J Psychiatry* 1979; **136**(5): 694–6.

[4] Milner A, Maheen H, Bismark M, Spittal M. Suicide by health professionals: a retrospective mortality study in Australia, 2001–2012. *Med J Aust* 2016; **205**(6): 260–5.

[5] Schernhammer ES, Colditz GA. Suicide rates among physicians: a quantitative and gender assessment (meta-analysis). *Am J Psychiatry* 2004; **161**: 2295–2302.

[6] Lindeman S, Laara E, Hakko H, Lonnqvist J. A systematic review on genderspecific suicide mortality in medical doctors. *Br J Psychiatry* 1996; **168**: 274–9.

[7] Hawton K, Agerbo E, Simkin S, et al. Risk of suicide in medical and related occupational groups: a national study based on Danish case populationbased registers. *J Affect Disord* 2011; **134**: 320–6.

[8] Windsor-Shellard B, Gunnell D. Occupation-specific suicide risk in England: 2011–2015. *Br J Psychiatry* 2019; **215**: 594–9.

[9] Duarte D, El-Hagrassy MM, Couto TCE, Gurgel W, Fregni F, Correa H. Male and female physician suicidality: a systematic review and meta-analysis. *JAMA Psychiatry* Published online 4 March 2020. doi: 10.1001/jamapsychiatry.2020.0011.

[10] Agerbo E, Gunnell D, Bonde JP, Mortensen PB, Nordentoft M. Suicide and occupation: the impact of socio-economic, demographic and psychiatric differences. *Psychol Med* 2007; **37**(8): 1131–40.

[11] Dutheil F, Aubert C, Pereira B, *et al*. Suicide among physicians and healthcare workers: a systematic review and meta-analysis (05/30/2019 20:47:04). Available from SSRN: https://ssrn.com/abstract=3397193.

[12] Hawton K, Malmber A, Simkin S. Suicide in doctors a psychological autopsy study. *J Psychosom Res* 2004; **57**: 1–4.

[13] Kolves K, De Leo D. Suicide in medical doctors and nurses: an analysis of the Queensland Suicide Register. *J Nerv Ment Dis* 2013; **201**: 987–90.

[14] Skegg K, Firth H, Gray A, Cox B. Suicide by occupation: does access to means increase the risk? *Aust NZ J Psychiatry* 2010; **44**: 429–34.

[15] Suicide among doctors. *BMJ* 1964; **5386**: 789–90. Available from: www.ncbi. nlm. nih.gov/pmc/articles/PMC1815019/pdf/brmedj02621–0011.pdf.

[16] World Health Organization. Preventing suicide: a global imperative [Internet]. 2014. Available from: www.who.int/mental_health/suicide-prevention/world_report_ 2014/en.

[17] Gerada C. Doctors, suicide and mental illness. BJPsych Bull 2018; **42**(4): 165–8.

[18] Department of Health. (2009). Mental health and ill health in doctors. Available from: www.em-online.com/download/medical_article/36516_DH_083090[1].pdf.

[19] Beghi M, Rosenbaum J, Cerri C, Cornaggia CM. Risk factors for fatal and nonfatal repetition of suicide attempts: a literature review. *Neuropsychiatr Dis Treat* 2013; **9**: 1725–35.

[20] Chesney E, Goodwin G, Fazel S. Risks of all-cause and suicide mortality in mental disorders: a meta-review. *World Psychiatry* 2014; **13**(2): 153–60.

[21] Hawton K, Zahl D, Weatherall R. Suicide following deliberate self-harm: long-term follow-up of patients who presented to a general hospital. *Br J Psychiatry* 2003; **182**(6): 537–42.

[22] Brådvik L. Suicide risk and mental disorders. *Int J Environ Res Pub Health* 2018; **15**(9): 2028.

[23] Hawton K, Clements A, Sakarovitch C. Suicide in doctors: a study of risk according to gender, seniority and specialty in medical practitioners in England and Wales, 1979–1995. *J Epidemiol Community Health* 2001; **55**(5): 296–300.

[24] Antoniou ASG, Davidson MJ, Cooper CL. Occupational stress, job satisfaction and health state in male and female junior hospital doctors in Greece. *J Manag Psychology* 2003; **18**(6): 592–621.

[25] Riska E. Towards gender balance: but will women physicians have an impact on medicine? *Social Sci Med* 2001; **52**(2): 179–87.

[26] Boulis A, Jacobs J. *The Changing Face of Medicine: Women Doctors and the Evolution of Health Care in America*. Ithaca: Cornell University Press, 2008.

[27] Crawshaw R, Bruce JA, Eraker PL, Marvin G, Lindermann JE, Schmidt DE. An epidemic of suicide among physicians on probation. *JAMA* 1980; **243**(19): 1915–17. doi: 10.1001/jama.1980.03300450029016 https://jamanetwork.com/journals/jama/ article-abstract/369845.

[28] Horsfall S, General Medical Council. Doctors who commit suicide while under GMC fitness to practise investigation: Internal review [Internet]. 2014. Available from: www.gmc-uk.org/–/media/documents/Internal_review_into_suicide_in_FTP_ processes.pdf_59088696.pdf.

[29] Bourne T, Wynants L, Peters M, et al. The impact of complaints procedures on the welfare, health and clinical practise of 7926 doctors in the UK: a cross-sectional survey. *BMJ Open* 2015; **5**(1): e006687.

[30] Williams S. Multiple jeopardy. *Medical Protection Society: Casebook* 2009; **17**(3):

8–10.

[31] Office for National Statistics. Suicides in the UK: 2018 registrations [Internet]. 2018. Available from: www.ons.gov.uk/peoplepopulationand community/ birthsdeathsandmarriages/deaths/bulletins/suicidesinthe unitedkingdom/2018registrations.

[32] Camus A. *The Myth of Sisyphus*. 1942. Available from: https://postarchive. files. wordpress.com/2015/03/myth-of-sisyphus-and-other-essays-the-albertcamus.pdf.

[33] Gibbons R, Brand F, Carbonnier A, Croft A. Effects of patient suicide on psychiatrists: survey of experiences and support required. *BJPsych Bull* 2019; **43**(5): 236–41. Available from: http://bit.ly/2R1TsCE [open access].

[34] [Cited in] Campbell D, Hale R. *Working in the Dark*. Abingdon: Routledge, 2017, p. 43.

[35] Myers M. *Why Physicians Die by Suicide: Lessons Learned from Their Families and Others Who Cared*, 1st edn. Myers, 2017.

[36] Mason G. *Just Carry on Breathing: A Year Surviving Suicide and Widowhood*. Oakamoor: Dark River, 2016.

[37] Anderson P. Doctors'suicide rate highest of any profession [Internet]. WebMD. 2018 [cited 10 November 2019]. Available from: www.webmd.com/mentalhealth/ news/20180508/doctors-suicide-rate-highest-of-any-profession#1.

[38] Beyond Blue. National Mental Health Survey of Doctors and Medical Students [Internet]. 2013. Available from: www.beyondblue.org.au/docs/default-source/ research-project-files/bl1132–report-–-nmhdmss-fullreport_web.

[39] Shanafelt T, Balch CM, Dybre L. Special Report: Suicidal ideation among American Surgeons. *Arch Surg* 2011; **146**(1): 54.

[40] Large M, Ryan C, Carter G, Kapur N. Can we usefully stratify patients according to suicide risk? *BMJ* 2017; **359**: j4627.

[41] Carter G, Milner A, McGill K, Pirkis J, Kapur N, Spittal M. Predicting suicidal behaviours using clinical instruments: systematic review and meta-analysis of positive predictive values for risk scales. *Br J Psychiatry* 2017; **210**(6): 387–95.

[42] Yentis SM, Shinde S, Plunkett E, Mortimore A. Suicide amongst anaesthetists-an Association of Anaesthetists survey. *Anaesthesia* 2019; **74**(11): 1365–73. doi: 10.1111/anae.14727. Epub 2019 Jul 2.

[43] Feigelman W, Gorman B, Jordan J. Stigmatization and suicide bereavement. *Death Studies* 2009; **33**(7): 591–608.

[44] Farberow NL. (1991). Adult survivors after suicide: Research problems and needs. In: Leenaars AA (ed). *Life-Span Perspectives of Suicides: Timelines in the Suicide Process*. New York: Plenum Press, 1991, pp. 259–79.

[45] Bailley SE, Kral MJ, Dunham K. (1999). Suicide survivors do grieve differently: empirical support for a commonsense proposition. *Suicide and LifeThreatening*

Behavior 1999; **29**: 256–71.

[46] Cvinar J. Do suicide survivors suffer social stigma? A review of the literature. *Perspect Psychiatr Care* 2005; 41: 14–21.

[47] Gerada C, Griffiths F. Groups for the dead. Group Analysis 2019. Available from: https://doi.org/10.1177/0533316419881609.

[48] Brooks S, Gerada C, Chalder T. Review of literature on the mental health of doctors: are specialist services needed? *J Ment Health* 2011; **1**: 1–11.

第 14 章　双相情感障碍及其他精神病状态

Clare Gerada　著　　　曲丽娟　译

概述

来我这看病的多数医生都有比较常见的精神健康问题 [尤其是焦虑和（或）抑郁]，但也有少数人有其他的精神健康病症，如双相情感障碍、精神病性障碍和人格障碍。

双相情感障碍

双相情感障碍患者会经历一段时期的抑郁（通常感觉心境低落和无精打采），然后间以躁狂发作，这时患者感到心境高涨和过度活跃（不太极端的躁狂形式称为轻躁狂）[1]。每次发作可持续数天、数周甚至更长时间。双相情感障碍的高涨和低落阶段可能反差极大，以至于影响到日常生活。双相情感障碍是一种慢性的、终身的疾病。缓解和复发的模式是多变的。随着时间的推移，无症状期趋于缩短，抑郁发作变得更频繁，持续时间更长。患者 1 年的复发率为 50%，4 年为 75%，之后为 10%[2]。

双相情感障碍患者终身的自杀风险都很高；25%～56% 的患者在一生中至少有过一次自杀企图，其中 15%～19% 的人最终自杀身亡 [3, 4]。这意味着，要让患者得到良好的治疗，要理解他们的需求，要有支持系统来鉴别是否病情复发。

对于双相情感障碍在医生中的患病率，还没有明确的研究。这个数字可能低于一般人群（0.4%～2%）[5]，毕竟医学任务过于繁重，令人不堪折磨，可能因此筛掉了那些有严重精神健康问题的人。

在过去的 10 年里，我接诊的医生患者中有 100 多名罹患这种疾病，约占这段时间在我们这里注册的所有医生的 2.5%。男女比例为 50∶50。平均年龄为 40 岁出头。在我们的这些双相情感障碍患者中，10% 还有酒精或药物滥用问题，6% 另外患有其他精神疾病（如严重的强迫症、饮食紊乱症或其他精神健康问题）。在患有双相情感障碍的医生中，约 25% 是精神科医生，33% 是全科医生，其余的则涉及所有专科。

在我开始治疗医生之前，我（错误地）认为，双相情感障碍诊断会断送患者的医生职业。当然，这不奇怪，毕竟当初促使我开展这项工作的原因是一名患有双相情感障碍的精神科医生达克莎·埃姆森（Daksha Emson）的离世，我在本书中一直提到她。她的病很严重，反复发作，不得不住院好几次。然而，她仍然能够工作，在去世之前，她是一位受人尊敬且能力很强的医生。如果当初她复发时能得到治疗，在产假结束后她很有可能继续工作，不过，我们永远也无法知道了。

双相情感障碍医生很少会写个人描述，许多人害怕说出这种被视为耻辱的疾病。一位患者告诉我，如果她公开自己的病情，就等于是职业自杀。全科医生温迪·波茨（Wendy Potts）就自杀了。在写了一篇关于经历双相情感障碍生活的博客后，她收到了一位患者的投诉[6]。精神科医生艾哈迈德·汉克尔（Ahmed Hankir）写下并公开讲述了自己的经历，使用 @ 带伤的治疗者（@WoundedHealer）的话题标签发推。他用第一人称对严重精神疾病患者的叙述进行回顾，并以自己的经历作为文章的背景[7]。当他还是一名医学生时，疾病就产生了苗头。尽管感觉自己病得很重，但他不愿意寻求帮助，他写道：

我拒绝寻求精神病治疗，因为害怕自己不懂得感激生活给予我的一切。

后来躁狂症全面发作……后果一如既往是抑郁症……我开始陷入昏天暗地的抑郁深渊，抑郁得可怕，难以形容。

他最终接受了治疗，逐渐康复（尽管过程中不得不经历无家可归和社会孤立），重新振作起精神开始学习，并取得了医学院的学历。2013 年，他获得了皇家精神病学院基金会年度医生奖。他现在是一名精神科医生，努力用自己的经历减少医学行业里精神疾病的污名。

整本书中，我都谈到对医生来说变成患者是多么艰难，而且通常很晚才会接受治疗，对于患有双相情感障碍的医生来说尤其如此。即使试图寻求治疗，他们的病情也可能被误诊。一项对双相情感障碍医生进行的综述研究发现，医生患者通常经历 10 年之后才会被确诊[8]，与其他患者 3%～22% 的误诊率类似[9]。患者通常被告知他们患有复发性抑郁症，甚至是边缘性人格障碍。然而，对于医生来说，患有严重精神疾病是一种耻辱，治疗医生和医生患者双方都有一种"既定"倾向，即回避提及显而易见的精神疾病，而给出另外的解释。这种串通比较容易，因为医生能够"掩蔽"自己的症状，尤其是将活跃过度转化成工作更努力，呆得更晚，加班的时间更长，表面上看起来都还正常。

精神科医生克莱尔·波尔金霍恩（Claire Polkinghorn）写过她的双相情感障碍经历[10]。即使当身体极度不适时，她也装出一副勇敢的样子，通过更加努力地工作来竭力控制病情。据说她的患者发现了她情绪的变化，但是同事们没有注意到——抑郁的情绪融入到了医疗工作中似乎一直存在的消极氛围当中。当工作中出现问题时，内疚的想法会令医生过度自责，并让别人轻易地接受他们的解释，使自己成为替罪羊，将一切归咎于自己。当躁狂发作时，患病医生会借此完成更多的工作，感觉自己充满了创造性，并通过富有感染力的乐观精神给团体也灌注希望，这并不少见。然而，这些医生感觉不舒服，经常不睡觉，变得极度疲劳。

他们的"想法"虽然听起来真实可信，但当真正进行检验时，会有一种妄想的感觉。一位全科医生匿名写下了她的经历，"关于疯狂：一份快速循环型双相情感障碍的个人描述"[11]，描述了她感到易怒和极度焦虑，但将这些症状归因于工作压力。有一段时间，她感觉糟糕透了，甚至一度恨不得把车撞进高速公路中间的隔离带（她没这么做）。

要帮助双相情感障碍的医生，就得认真查找病史，从他们的过去获取信息，并让生活中与他们有重要关系的人参与评估，仔细地拼凑出发作史，以做出准确的诊断。这需要时间，但公共健康服务系统任务繁忙，往往缺乏足够的时间，这可能是误诊率高的原因。由于内心交织着耻辱、害怕和否认的情感，患者往往推迟就诊。美国精神科医生凯·雷德菲尔德·贾米森（Kay Redfield Jamison）就是如此。她在《不安的心灵》一书中描述了自己病情的切身经历。多年以来她一直存在情绪波动，严重的抑郁症发作并伴有情绪高涨及自杀的想法（并曾付诸实施）。她也有躁狂发作，直到精神濒临崩溃时，她才不情愿地向精神科医生寻求帮助。她写道：

当我第一次打电话预约时，我已病得很重，而且非常害怕，感到难堪。我别无选择[12]。

她描述了自己堪称积极的经历，以及她如何能够放弃专业和专家角色（她是双相情感障碍方面的专家），成为一名患者，尽管她仍然觉得这一过程令人难以接受。

我意识到自己居然成了精神病病史的检查对象：这些问题都是我所熟悉的，我问过别人上百次，但发现一旦自己必须回答这些问题时，会感到非常不安，不知道问题会引向何方，并意识到成为患者的感觉真是让人困惑无措。

对克莱尔·波尔金霍恩来说，成为患者并不是一种解脱。她形容这就像在一个戒备森严的监狱里：

我发现自己无法接受从一名医者变成患者。通常来说，以前一切由我掌控，但现在我觉得自己变成了囚徒。我怒不可遏，甚至试着从网上订购一把密钥来打开我的窗户。患者们分享着他们过去成功逃脱的故事。我们都喜欢看《肖申克的救赎》[10]。

我在本章的前面提到过污名，这是贯穿本书反复出现的主题，尤其是当涉及严重的精神疾病问题时。波尔金霍恩在她的个人叙述中写到她是如何经历这种污名的：

我成了一个精神病患者，难堪的是，这种耻辱让我感觉身体有恙。我为自己的"虚弱"而感到羞愧，怨恨地想到个人信息和"缺陷"将保存在国家医疗服务体系数据库里。大家都知道我一直很抑郁，多数同事很友好，也都支持我，但也有人会避开我，或者在我面前显得很不自在。为患癌症的同事打掩护肯定不是这样。要消除医生患有精神疾病的污名并不是一件容易的事——这仍然是一个禁忌话题[10]。

污名会造成伤害，对温迪和达克莎来说，这导致了她们死亡的悲剧。耻辱感还会使得医生迟迟不愿寻求帮助，掩蔽自己症状的严重性，让他们更难以接受自己生病的事实。

疾病的治疗和结果差别很大。凯·贾米森有一位精神病治疗师，多年来，她需要时就可以经常去，有时每周去看两到三次。她能与这位医生建立起一种亲密的、持续的、专业的关系。

她写道：

他见证过我的疯狂、绝望，美妙及可怕的爱情遭遇……一次几乎致命的自杀企图……以及我职业生涯中无数的乐趣和烦恼——简言之，他几乎从始至终见证了我心理和情感生活的方方面面。他以尊重的态度、智慧的方式和绝对的专业精神对待我，坚信我有能力康复，有能力参与竞争，并有所作为[12]。

这种程度的持续性和专业性是不多见的（当然是在我们公共资助的医疗服务中）。由于培训需要，医生频繁搬家，因此可能会搬到其他的服务地区。即使是搬到马路对面，也可能意味着改变治疗团队，需要转诊接受新的治疗，这可能需要很长时间才能到位。也会经常有这样的情况，我的患者被认为状态"很好"，不需要充满压力的公共医疗服务进行跟踪治疗，而只是告诉他们当感觉状态恶化时再重新进行治疗，幻想着因为他们本身就是医生，会认识到什么时候不舒服，而非治疗期间他们可以进行自我控制。

医生们担心，如果别人知道他们患有双相情感障碍，他们将被禁止工作。虽然保住固定工作很难，但这不是不可能的。通过治疗，患双相情感障碍的医生可以工作，而且在我们的诊疗中，大多数人确实在继续工作，不过有时也需要进行合理的调整（如限制随时出诊的工作量或不进行全职工作）。来找我们治疗的双相情感障碍医生，在治疗初期只有38%在职，但在治疗结束时，这个数字上升到了73%，远高于普通人群；在普通人群中，只有21%的长期精神健康疾病（包括双相情感障碍）患者在职工作[13]。这意味着这些医生回到了工作岗位，从事着他们受过培训的工作，并且达到了很高的标准。这些医生需要付出大量的个人努力才能重返工作岗位，因为他们经常遭遇强烈的否定和污名。

双相情感障碍医生可能无法工作的原因主要有 3 个：第一，他们的疾病（或治疗的不良反应）太严重了，在缓解期内不足以胜任持续的工作。第二是污名，医院管理方认为他们不能工作，并设法不再雇佣他们或终止已签的合同。我们知道有些患者告诉院方他们患有双相情感障碍，却被立即告知"请病假"，就好像他们得了某种传染病一样。这是歧视。如果他们承认刚被诊断的是癌症或癫痫，则会得到不同的对待。如果医生接受并遵循临床医师的建议，并在必要时在工作场所做出合理调整，那就没有理由说明这些医生不能工作。第三是监管机构可能认为他们不适合行医。许多患者关心的一个问题是，是否应该通知监管机构自己的诊断结果。这得取决于疾病的严重程度，他们是否在进行治疗，以及是否需要由监管机构（在北美由医生健康服务机构）提供的高水平监测。在我们的治疗服务中，虽然双相情感障碍患者有监管参与的比例（21%）高于患其他精神疾病的医生（15%），但绝大多数双相情感障碍患者（79%）仍然没有受到任何监管。

本章的所有描述都是由精神科医生或全科医生所写，这可能并非巧合。在我们的诊疗中，这两个专科占所有双相情感障碍医生人数的近60%，而在整个医疗界，这一比例可能没有这么高。这可能是因为这些专科的医生更愿意坦陈自己的病情，并寻求治疗，或者这些专科更适合患有严重精神疾病的医生。

一位外科医生举例说明了双相情感障碍医生在工作中可能面临的问题。下面的个人观点取自于她的讲述，经同意一些细节有所更改，但故事的精髓仍在：

在成长的过程中，我一直认为想要去死是很正常的。没有人会猜到我的感受，因为我努力使自己看起来快乐。我在医学院学习及后来取得资格证时，一直戴着这个面具。有一段时间我情绪特别低落，开始从不同的药店购买并积攒药片，也向丈夫吐露了自己的感受。之后我去看医生，他给我开了抗抑郁药。四周后的一天，我的情绪发生了极大的变化，我想"药物确实起作用了"。我觉得自己精力充沛、聪明、漂亮，而且灵感频现。我早早起来，忙着在日记里写下所有绝妙的想法。我变得善于交际，工作时也很健谈。同事们说我诊所里常常传出很大的笑声（会诊时有笑声对我来说很正常，但没有那么大声，也没持续这么长时间）。我接管会议，会议被我组织得极其混乱。抗抑郁药引发了躁狂症（当然，当时我不知道）。躁狂发作时，间或有几天几乎不能从床上爬起来，上班的路上一直哭，甚至想把车从高速公路的立交桥上开下去。

工作提供了一种常规的生活方式，这时我处于最稳定的状态。在躁狂的阶段，我持续疯狂地消费，幸好我天生的挥霍本性是花钱买廉价的打折商品，尽管我只在亚马逊、宜家、好市多和阿尔迪购买特价商品，但还是花光了 3 万英镑的积蓄。我丈夫是第一个说"我认为你有躁狂抑郁症"的人。我对此反应非常强烈，读了《不安的心灵》，我并没有觉得自己的特征符合书中的描述。但最后，我还是同意去看我的全科医生，他让我去看精神科医生，最终确诊了。我开始接受治疗，请了一段时间的假，然后经精神科医生批准，我又回去工作了。我把这个新诊断告诉了级别较高的同事，并预约好去看职业健康医生（约在 4 周后，因为她在休年假）。

第二天，外科主任把我叫到他的办公室，告诉我必须立即暂停临床工作，马上预约进行职业健康检查，否则就会被停职。回到家我沮丧透顶。直到那一刻，我才意识到外科医生这一职业对自己的身份认同有多大程度的影响。日常工作能让我的状态保持稳定，但从生活中被夺走了，我感到屈辱和羞愧。双相情感障碍这个词导致了这种污名化——正如我对主任说的，如果我摔断一条腿，他们会找到某种折中的解决办法让我能工作。为了避免在全科医生档案中留下精神疾病记录，我花钱私下接受了心理援助，但我的情绪还是一直在恶化。我最担心的是，我再也不会被认真对待了，富有想象力的想法会被当成疯子的胡言乱语而被摒弃。我和丈夫一起去看了职业健康医生，她同意我应该重返工作。

我已经有 6 个星期没有上班了，当我回去时，遭遇的是"冷漠的背影"，好像我得了传染病一样。主任看着我说，"绝对猜不到你曾有精神病；你看起来很正常"，另一个人取笑我的名字（很像"疯狂"这个词）。现在回想起来，我意识到，把单位同事没有能力处理的信息向其和盘托出，是多么幼稚。我之前从未经历过歧视——在这里，我是亚裔，一名曾在海外培训的女性（也是位母亲），成功成为一名外科顾问医师。然而也是在这里，我的精神健康给我带来了问题，有工作方面的，也有同事方面的。我希望我的故事有一个好的结局。但是并没有，我现在要离开国家医疗服务体系了。我无法相信上级会对我的信息保密。有太多的人觉得他们有权利知道我的健康状况，我感觉因为生病受到了惩罚，而不是得到支持，然而，这不是我造成的。但我不会放弃外科专业，我将在私营机构继续工作。

偏执的妄想状态

到我们这就医的医生，有人患有未曾确诊的偏执性精神病，这让我很是惊讶，尽管与来治疗的所有医生人数相比，这只是一个很小的数字，但仍然让人感到意外。这些医生虽然身体不适，但都在工作。他们表现出以工作为中心的妄想症；这些错觉（和许多妄想一样）有一定的真实性，例如，他们经常陷入被（通常是医疗质量管理委员会或医学总会）关注、检查、监视的错觉。他们几乎都是国际医学毕业生，其幻想与现实混为一体，例如，他们是种族主义的受害者，人们出来抓他们是因为他们来自海外。由医生"揭发"工作场所发生的事而引起的关注和检举也不罕见。我们接诊的这些医生几乎都是临时医生，或短期实习医生。这意味着，虽然古怪的行为可能会被人们注意到，但往往在有关部门采取行动前这位医生就已经离开了。即使这些医生接受了职业健康部门的评估或由其家庭医生诊治，也会出现漏诊。对智商高、口齿伶俐、能对自己的想法给出合理解释的人，需要时间、信任和专业知识来确定他们是否患有慢性精神病性障碍。

我们治疗的一小部分医生患有与药物有关的精神病，这一直是对任何有精神病症状的医生进行鉴别诊断的一部分。

结论

双相情感障碍在医生中并不常见，但也并非不存在。与普通人群一样，双相情感障碍经常被误诊或难以确诊。病情常常控制得不好（医生尤其如此，因为他们的培训需要与接受连续性治疗相冲突）。即使病情严重，通过正确治疗，双相情感障碍医生仍然能够工作，也不需要任何管理机构的介入。

参考文献

[1] Fountoulakis K. *Bipolar Disorder*. Springer, 2015.

[2] Geddes J, Miklowitz D. Treatment of bipolar disorder. *Lancet*. 2013; **381**(9878): 1672–82.

[3] Abreu LN, Lafer B, Baca-Garcia E, et al. Suicidal ideation and suicide attempts in bipolar disorder type I: an update for the clinician. *Rev Bras Psiquiatr* 2009; **31**(3): 271–80. Epub 2009 Aug 7.

[4] NHS. Help for suicidal thoughts [Internet]. nhs.uk. 2018 [cited 29 October 2019]. Available from: www.nhs.uk/Conditions/Suicide/Pages/Causes.aspx.

[5] Merikangas KR, Jin R, He JP, et al. Prevalence and correlates of bipolar spectrum disorder in the world mental health survey initiative. *Arch Gen Psychiatry* 2011;

68(3): 241–51. doi: 10.1001/archgenpsychiatry.2011.12.

[6] www.theguardian.com/uk-news/2016/aug/26/gp-found-dead-after-beingsuspended-over-bipolar-disorder-blog.

[7] Hankir A, Zaman R. Jung's archetype, 'The Wounded Healer', mental illness in the medical profession and the role of the health humanities in psychiatry. *BMJ Case Rep* 2013; 2013(jul12 1): bcr2013009990–bcr2013009990. www. ncbi.nlm.nih.gov/pmc/articles/PMC3736293.

[8] Albuquerque J, Deshauer D, Fergusson D, Doucette S, MacWilliam C, Kaufmann I. Recurrence rates in Ontario physicians monitored for major depression and bipolar disorder. *Can J Psychiatry* 2009; **54**(11): 777–82.

[9] Smith DJ, Griffiths E, Kelly M, et al. Unrecognised bipolar disorder in primary care patients with depression. *Br J Psychiatry* 2011; *199*(1): 49–56. Epub 2011 Feb 3.

[10] Polkinghorn C. Doctors Go Mad Too. Available from: www.rcpsych.ac.uk/docs/default-source/about-us/prizes-bursaries/morris-markowe-publiceducation-prize-2012–doctors-go-mad-too.pdf?sfvrsn=bedd75ee_2.

[11] Anonymous. On madness: a personal account of rapid cycling bipolar disorder. *Br J Gen Pract* 2006; **56**(530): 726–8.

[12] Redfield Jamison K. *An Unquiet Mind. A Memoir of Moods and Madness*. Picador, 2011.

[13] Office for National Statistics. Social and Vital Statistics Division, Northern Ireland Statistics and Research Agency. Central Survey Unit. Quarterly Labour Force Survey, October– December, 2006 [Internet]. UK Data Service; 2014. Available from: http://doi.org/10.5255/UKDA-SN-5609–2.

第 15 章　新型冠状病毒感染与精神疾病

Clare Gerada　著　　　曲丽娟　译

　　我写这本书的时候，新型冠状病毒感染（COVID-19，简称新冠病毒感染）疫情还没有彻底改变世界，而书中加入这一章时，我的国家正处于第一波感染病例的高峰。大流行病让每个人都感到恐惧，新冠病毒感染也不例外。记忆中，它是对健康、幸福、社会福利和全球经济的最大威胁。第一例感染者确认后的几周内，每个国家都不同程度地实施了新规来阻止病毒的蔓延：保持社交距离，隔离，检疫，戴口罩，关闭学校、大学、商店、图书馆等。除了必要的工作人员，我们都被要求待在家里，只有在运动、购买食物及就医时允许外出，目的是"让感染曲线变得平缓"，或者说，是为了避免出现重症高峰，从而减轻医院和重症监护的压力。

　　2020 年 3 月初，我在纽约参加一个精神病学会议时感染了新冠病毒。我住在时代广场附近的一家酒店里，虽然当时新冠病毒感染严重（当时许多国家及地区正处于封控状态），但这座城市没有采取相应的预防措施，你不会意识到这里也处于病毒传播区。除了几瓶洗手液外，纽约仍然是一个闻名于世的活力四射、昼夜运转的大都市。回到伦敦后不久，我开始出现剧烈的头痛、高热、咳嗽和肌肉疼痛等严重症状。整整 4 天，我都躺在床上，起床只是为了去上卫生间。想要抬头喝水都相当费力，如同马拉松比赛中那种"撞墙"的感觉。我强迫自己喝水，因为我知道这可能引发急性肾功能衰竭的严重后果。后来高热退去，但我的腿仍然疼痛难忍。随后是疲劳感，就连最简单的体力活动，如爬一小段楼梯，都会让我筋疲力尽，需要休息一下才能继续。病情持续了约 3 周时间，从第 3 周开始，我恢复得可以重返工作岗位，帮助同事照顾被感染的患者。因为自认为有了免疫力，甚至去看那些重症患者。我想回去工作，这不足为奇，对医生（和其他医务工作者）来说，想要提供帮助是很正常的——尤其是在遭遇可怕的创伤或悲剧时。我在本书中讲过，医生可能有着强烈的责任感。因此，当患者遭受可怕且传播性很强的病毒威胁时，医生们必将尽其所能地帮助他们。

然而，这种利他主义精神会增加帮助者自身被感染，甚至死亡的风险[1]。从那时起，全世界有数百名医务工作者死于新冠病毒感染。据估计，在意大利，约 8% 的医务人员感染新冠病毒[3]。在英国，截至 2020 年 4 月底，已有 106 名国家医疗服务体系的医疗从业者死于新冠病毒感染，其中 98 人需直接接触患者，89 人在感染大流行时一直在工作，25 人是医生[4]。截至 2020 年 6 月，英格兰和威尔士至少有 540 名来自医院和社会的医护人员死于新冠病毒感染[5]。

除了身体上的伤害，医务人员还面临着更多的风险。新冠病毒感染还影响着他们的心理健康——对逐渐展露的情况出现了一系列的情感反应。这一点也不奇怪，病毒威胁着我们的生存，随之而来的死亡、恐惧、伤心和丧失自由让我们更加悲痛并且焦虑不已。那些来我这看病的医生，承受着极大的心理创伤和痛苦，他们感到无助和某种绝望。一位医生哭着告诉我，上个月她看到患者相继死去，死亡人数比之前整个职业生涯看到的加起来还要多。这些患者孤独地逝去，身边没有亲人的陪伴。而更让她悲痛欲绝的是，她甚至不能去握握这些临终患者的手，不禁想起祖母在去世时，全家人都围在床边陪伴的情景；相比之下，病房里的患者正奄奄一息，孤苦无依。这位医生经历着道德上的折磨，或者说经受了道德创伤。

虽然道德创伤本身不是一种精神疾病，但可能是新冠病毒感染和其他流行病造成的最普遍的心理影响。流行病将医务人员置于未知的领域，给他们带来极大的痛苦。例如，他们必须做出极其艰难的生死抉择——当遇到两个同等病况的患者时，他们需要选择谁将得到优先治疗，而另外一个则因为不能及时使用救护设备而死去；有时，他们不得不将自己的需求置于患者之上（例如，如果缺乏个人防护装备，医务人员就不能进行抢救）。

"道德创伤"一词起源于军队，可以借指当前的情况，尤其是在我40年的职业生涯中，第一次看到医务人员在常规的医疗机构中，如同军队一样，为应对病毒蔓延而英勇奋战。

道德创伤不仅影响到那些在所谓"前线"工作的人，也影响那些可能觉得自己没有贡献一份力量，没有将自己置于危险之中，或没有承担起急性临床护理重任的人。以马丁（Martin）为例，他是一名内科医生，离开临床多年，主要从事科研工作。当号召医生重返工作岗位时，他被派到呼叫中心，而不是重症监护室，主要负责与那些需要"防护好自己"的人交谈。作为一名年轻的医生，无法在重症中心或急诊室接替年长同事的工作，他感到很失落。还有玛丽亚（Maria），一名在创伤中心工作的放射科医生，发现自己的工作量减少了约90%，因事故需要进行扫描诊断的患者量大幅减少。这两个人到我这里来时，都带着强烈的愧疚感，觉得自己做得不够好。

除了愧疚，在医生（和其他人）中普遍存在的另一种情绪是悲伤。悲伤是一种情感反应，通常与巨大的损失有关，如失去所爱之人。这是最具挑战性和最普遍的心理体验之一。悲伤的情感从震惊、否认，到愤怒、交涉、悲痛，最后（对我们大多数人来说）是接受。在这段过程中，抑郁，甚至自杀的想法并不少见。在新冠病毒感染大流行期间，来我这就诊的医生因多重损失而悲伤：经历丧亲之痛，失去工作角色或收入，缺少朋友的交往和工作团队的合作，丧失生活中的确定性和预见性。这种悲伤会令人感到窒息，让这些医生失去安全感和希望。当他们试图重启混乱不堪和不断变化的生活时，悲伤的感觉会突然涌现，阻止他们在自己的轨道上正常运行[6]。

在病毒传播期间，医务人员往往在陌生而艰难的环境中工作，处于极端的压力之下。他们还必须与不完善的体系作斗争。例如，安全预防措施（如清洁设备或表面、处理患者用过的床单和个人防护用品、充分洗手等）并不总是严格地按照感染防控指南执行。因此，医务人员发现自己持续生活在随时被感染的恐惧中，使工作和生活受创。

污名

我在本书的许多章中都提到过，污名常常是疾病的一个特征。污名将个人与社会隔开，并给其带来耻辱和孤立。精神疾病患者更常承受污名化，不过这也涉及某些神秘的疾病，以及像新冠病毒感染这样，仍没有明确的治疗方法（截至 2020 年 6 月）的疾病。纵观历史，有些疾病曾让感染者蒙受耻辱（如麻风病），有些疾病则累及整个群体，如艾滋病曾让同性恋者蒙羞。

美国作家和哲学家苏珊·桑塔格（Susan Sontag）在她的《疾病的隐喻》一书中写道，在一个认为医学存在的最重要前提是所有疾病都能治愈的时代，那些不能治愈的疾病（如 19 世纪的结核病，20 世纪的艾滋病，以及可能有人会说的 21 世纪的新冠病毒感染）会引起最大的恐惧。桑塔格认为，任何被视为神秘和令人极度恐惧的疾病，即使不是实质上的，也会被认为具有道德上的传染性。这常会让患者认为这种疾病是可耻的（也暗示患者本人），这是他们的错。据她描述，疾病成为一个人最大恐惧的隐喻，经过这样一个过程：首先，最可怕的主题（如贪污、腐败、污染、社会反常、软弱）被甄别出来，并与疾病联系在一起。然后疾病本身就变成了一种隐喻，疾病的名字（也就是用疾病的名字本身作为隐喻）中蕴含的恐怖被强加到其他事物上 [7]。传染性疾病通常与污名有关，当疾病被认为是个人的过错或被认为是退行性疾病时，更有可能被污名化[8]。20世纪80年代和90年代的艾滋病就是这样的例子，当时患者（无论是静脉注射的吸毒者还是与同性有性关系的男性）被认为是自己招致了感染。来自北卡罗来纳州的前共和党参议员杰里·福尔韦尔（Jerry Falwell）将艾滋病描述为"上帝的审判"和神对同性恋者"变态的"生活方式的惩罚[9]。

虽然艾滋病病毒没有专门感染医生，但针对医生，监管指导的条款强化了有关这一职业群体患此病的污名。在信息披露方面尤其如此。虽然医生对自己的健康状况拥有隐私权，患者也有权要求确保他们的医生不会对自己构成风险。有些情况下，患者的权利与医生的隐私权会产生冲突。20世纪90年代末以前，感染艾滋病病毒的医生有义务向医疗服务机构报告其感染情况，然后会被限制或停止行医。如果他们没能进行适当的咨询或采取相应行动的话，可能导致限制或吊销他们的行医执照。英国绝不是唯一曾实施这些要求的国家，毫无疑问，这令那些处于感染风险中，或已经感染的医生感到恐惧，从而对病情进行隐瞒和保密。

沉默、耻辱和污名，所有这些特征在2014年影响西非大部分地区的埃博拉疫情中都有所体现。埃博拉出血热是人类已知的最恶性、最可怕的疾病之一。死亡通常发生在首次感染后的几天内，患者死于无法控制的内出血或腹泻。埃博拉的严重危机对医务工作者产生极大影响，很多人因为感染而死去，而他们工作在世界上本来就极度缺乏医务人员的地区（利比里亚、塞拉利昂、几内亚）。导致医务人员感染和死亡率高的一个因素是他们对工作的投入，以及"把患者作为他们的首要关注点"。由于检测和个人防护装备的缺乏，这些专业人员会首先将所有装备都提供给患者，而不顾自己的安危。毫无疑问，医务人员承受着沉重的心理负担，不仅要救助大量感染病毒的患者，还要面对同事们的离世。

污名意味着，埃博拉幸存者和与患者打交道的医务人员（或埋葬死者的工作人员）会受到朋友和家人的嫌弃，因此，当他们有情感需求时无法获得支持。那些参与救治埃博拉感染者的人面临着从后勤保障（如获得足够的个人防护装备）到极度情感痛苦的无数挑战，需要应对如此多的疾病和死亡，还必须面对自己的恐惧和悲痛。埃博拉危机中的医护人员不仅成了污名的对象，还被无端指责导致了这种疾病的传播[10]。

医疗系统的不完善和基础设施的不足加剧了埃博拉期间医护人员面临的问题，而在资源更丰富的国家，包括英国在内，也有类似的经历。例如，在新冠病毒感染大流行期间工作的医护人员，特别是护士，遭受了辱骂、暴力、污名和指责。据报道，在新冠病毒恐惧的笼罩下，有医护工作者被唾骂和殴打，并被贴上"疾病传播者"的标签。

当 1918 年西班牙流感袭击纽约时，有报道称，患者把护士"囚禁"在家中，以保护受到惊吓的居民，因为当时医生和护士似乎能免受流感病毒的感染（没幸免多久）[11]。

精神健康

所幸的是，大流行病很少发生，因此关于其对医疗行业心理危害的文献也很少；这些为数不多的文献，确实表明其影响可能是深远的。研究显示，作为流行病的后果之一，多达 50% 的医疗工作者会出现严重的心理健康症状，其中超过 10% 有长期的心理问题[12]。

经历负面影响的不仅是有着感染风险（如在重症监护或急救护理部门工作）的医疗从业者，还包括那些在呼叫中心或咨询热线工作的人员，他们聆听了太多具有创伤感的故事。消极的心理影响包括焦虑、抑郁和创伤后应激症状。在某种程度上，所有这些都是人们面临重大流行病的共同特征，而不论其具体是何种疾病，或发生在何时何地[13]。

在 2000 年初，一种叫作严重急性呼吸综合征的新传染病出现了。作为一种新型类似流感的疾病，首先引起了卡洛·厄巴尼（Carlo Urbani）

医生（当时在越南的一家法国医院工作）的关注，人们才认识到这种疾病的威胁。令人悲伤的是，后来这名医生死于非典的感染。非典迅速传播到东南亚国家，也传播到加拿大多伦多，对普通民众和医疗从业人员的心理影响是显著的。总体而言，疫情结束后，许多患者、家属和医务人员出现创伤和创伤后症状，以及焦虑和抑郁。

研究发现，2003 年多伦多非典爆发期间，在高风险地区工作的医务工作者经历了一系列的心理障碍，特别是焦虑、抑郁和创伤后应激障碍症状加重 [14, 15]，多达 12% 的医务人员出现这种障碍 [16]。应对新冠病毒感染的中国医护人员精神疾病的发生率较高，出现抑郁（50%）、焦虑（45%）、失眠（34%）和心理痛苦（71.5%）的症状 [17]。使人处于特定风险的变量包括：经历健康忧虑、社交隔离及与新冠病毒感染患者接触的增加。女性医生和护士及感染病毒概率更高的人，症状最为严重。

心理痛苦的影响可能是长期的 [18]。和悲伤一样，创伤应激反应的影响对经历者来说可能是痛苦的、难以承受和破坏性的。但与悲伤不同的是，创伤应激反应通常在几天或几周内迅速消退。只有一小部分心理受创的人会留下持续的症状，可能需要专业的心理援助来帮助他们解决这一问题。

对每个人来说，由于隔离或防护而保持社交距离和孤立可能会导致焦虑和抑郁病例的增加，因为受管控者要与所爱的人分离，失去个人自由，丧失日常生活的架构、甚至目的。医生也是如此，许多人的工作和职业生活因疫情而中断。还有一种越来越强的疲倦感，或叫新冠疲劳 [19]。从一开始的渴望在这场危机中发挥作用，渴望"深陷其中"和有所作为，到现在已经被一种强烈的、压倒性的疲劳和易怒所代替。新冠疲劳不仅存在于那些疲惫不堪，需要直接接触患者的临床轮班和进行诊疗的医务人员中，也存在于那些整天盯着电脑屏幕的幕后工作人员中（有时会更严重）。形成对比的是，随着日常通勤减少，从卧室到家里的新"办公室"只需一小段步行，但网上办公的工作量和强度反而增加了好几倍，因为从一个会议奔赴另一个会议之间的缓冲消失了。会议开始时的寒暄，彼此日常经历的分享，以及例行的要杯咖啡或喝点儿茶作为消遣，都已不复存在。新冠疲劳也会影响那些未参与工作，但已做好准备、还没投入到行动中的人，如招募来帮忙的刚退休的医生，目前很大程度上未得到充分利用，或者那些准备就绪，静待病毒出现的人，但疫情在当地从未达到最初预计的量级。

我见过的很多医生都承认自己喝酒比平时更多了——试图麻痹因为工作导致的痛苦或厌倦感。还没有针对医生在新冠病毒感染期间的饮酒情况进行的研究，但在英国各地，有报道称，普通人群的饮酒情况日益加剧，尤其是老年人。就在封控开始前，由于人们担心短缺而囤酒，导致酒类销量增长了30%；有15%的饮酒者比封控前喝得更多[20]。

但同时也要记住，并不是所有人都只能承受痛苦的折磨。医生能够在压力和挑战中成长，能够经历"创伤后成长"，即逆境带来的积极的心理变化。在遇到挑战事件之前、之时和之后获得支持的方式不同，结果也截然不同，很可能影响着一个人是受到心理伤害还是经历心理成长。

结论

新冠病毒感染独一无二的特征是"我们都置身其中"。不仅是医生和患者，而且整个世界都承受着它的冲击。作为一名医生，我的生活和所有人的生活一样，已经改变了，也许是永远改变了。作为一名照顾医生的医疗工作者，令我印象颇深的是，多少人的生活已经发生了翻天覆地的变化。尽管有预测称，许多人会患上精神疾病，但目前据医生们报告称，他们感觉重新恢复活力，状态可控，并在某种程度上与同事建立起疫情之前没有的联系。医院重新设立了医生休息室、减压室或福利室，所有员工都可以去。其中一些和头等舱的航空休息室没什么区别（当然没有航班通知），且由空中乘务员管理。员工可以免费享用茶点，在躺椅上休息，如果需要，还有按摩和咨询服务。英国国家医疗服务体系对年度评估、重新验证和检查的要求都已暂停，并建立起复职快速通道系统，让医生重返临床实践工作。全世界范围内，医务工作者受到赞扬（在许多地方是公开的），人们一再感谢他们的救助和奉献；号召给予他们经济上的奖励。这在其他疾病大流行中是前所未有的——比如新冠病毒感染暴发之前，那些与患者打交道的工作人员曾被拒之门外，以防传染其他人，而且他们在一线工作时所做的努力很少得到认可。所有这些都可能会降低医疗行业的倦怠水平（见第 12 章）[21]——当恢复正常的时候，希望我们仍能学习并保留已经实施的这些积极的心理干预措施。只有时间会告诉我们答案。

参考文献

[1] Choi SH, Chung JW, Jeon MH, Lee MS. Risk factors for pandemic H1N1 2009 infection in healthcare personnel of four general hospitals. *J Infect* 2011; **63**(4): 267–73. doi: 10.1016/j.jinf.2011.04.009. Epub 2011 May 1. Available from: www.ncbi.nlm.nih.gov/pubmed/21601925.

[2] The Novel Coronavirus Pneumonia Emergency Response Epidemiology Team. The epidemiological characteristics of an outbreak of 2019 novel coronavirus diseases (COVID-19) — China, 2020. *China CDC Weekly* 2020; **2**(8): 113–22. http://weekly.chinacdc.cn/en/article/id/e53946e2–c6c4–41e9–9a9b-fea8db1a8f51.

[3] COVID-19 Task Force. Integrated surveillance of COVID-19 in Italy. www.epicentro.iss.it/coronavirus/bollettino/Infografica_19marzo% 20ENG.pdf.

[4] Cook T, Kursumovic E, Lennane S. Exclusive: deaths of NHS staff from covid- 19 analysed. Available from: www.hsj.co.uk/exclusive-deaths-of-nhs-stafffrom-COVID-19–analysed/7027471.article.

[5] Amnesty International. UK amongst highest COVID-19 health worker deaths in the world. www.amnesty.org.uk/press-releases/uk-among-highestcovid-19–health-worker-deaths-world.

[6] Walker C, Gerada C. Extraordinary times: coping psychologically through the impact of covid-19. *BMJ* 2020. Available from: https://blogs.bmj.com/bmj/2020/03/31/extraordinary-times-coping-psychologically-throughthe-impact-of-covid-19.

[7] Sontag S. *Illness as a Metaphor and Aids and its metaphors*. London: Allen Lan, 1989.

[8] Green K, Banerjee S. Disease related stigma: comparing predictors of AIDS and cancer stigma. *J Homosexuality* 2006; **50**(4): 185–209.

[9] Reed C. The Rev Jerry Falwell. 2007. Available from: www.theguardian.com/media/2007/may/17/broadcasting.guardianobituaries.

[10] Shah N, Kuriansky J. The impact of trauma for health care workers facing the ebola epidemic. In: Kuriansky J (ed). *The Psychosocial Aspects of a Deadly Epidemic. What Ebola has taught us about holistic healing*. Santa Barbara: Praeger, 2016.

[11] Honigsbaum M. *The Pandemic Century*. London: Hurst & Co, 2019.

[12] Holmes EA, O' Connor RC, Perry VH, et al. Multidisciplinary research priorities for the COVID-19 pandemic: a call for action for mental health science. *Lancet Psychiatry* 2020; published online 15 April 2020. Available from: https://doi.org/10.1016/S2215–0366(20)30168–1.

[13] Douglas, PK, Douglas DB, Harrigan DC, Douglas KN. Preparing for pandemic influenza and its aftermath: mental health issues considered. *Int J Emerg Mental Health* 2009; **11**: 137–14.

[14] Styra R, Hawryluck L, Robinson S, et al. Impact on health care workers employed in high-risk areas during the Toronto SARS outbreak. *J Psychosom Res* 2008; **64**: 177–83.

[15] Boudreau R, Grieco R, Cahoon S, Robertson RC, Wedel RJ. The pandemic from within: two surveys of physician burnout in Canada. *Can J Comm Mental Health* 2006; **25**(2): 71–88. Available from: https://doi.org/10.7870/cjcmh-2006–0014.

[16] Nortje CR, Moller CB, Andre AT. Judgment of risk in traumatized and nontraumatized emergency medical service personnel. *Psychol Rep* 2004; **95**: 1119–28.

[17] Lai J, Ma S, Wang Y, et al. Factors associated with mental health outcomes among health care workers exposed to coronavirus disease 2019. *JAMA Netw Open* 2020; **3**(3): e203976. Available from: https://jamanetwork.com/journals/jamanetworkopen/fullarticle/2763229.

[18] Maunder RG, Lancee WJ, Balderson KE, et al. Long-term psychological and occupational effects of providing hospital healthcare during SARS outbreak. *Emerg Infect Dis* 2006; **12**(12): 1924–32.

[19] Gerada C, Walker C. Covid fatigue is taking an enormous toll on healthcare workers. *BMJ* 2020. Available from: https://blogs.bmj.com/bmj/2020/05/04/covid-fatigue-is-

taking-an-enormous-toll-on-healthcare-workers.

[20] Holmes L. Drinking during lockdown: headline findings. Alcohol Change UK. https://alcoholchange.org.uk/blog/2020/covid19–drinking-during-lock–downheadline-findings.

[21] Hartzband P, Groopman J. Physician burnout, interrupted. *N Engl J Med* 2020. Available from: www.nejm.org/doi/full/10.1056/NEJMp2003 149?query=RP.

第三篇

当医生成为患者

第 16 章　当医生成为患者

Clare Gerada　著　　李继光　王子颖慧　译

人们常说，医生是最糟糕的患者。寻求治疗阻碍重重，叠加文化和个人因素使医生面对诊室踌躇不前，转而进行自我调理或私下求助"同行"[1]。也许我们不愿寻求帮助是因为我们都太熟悉生病和脆弱的感受，放弃自己的权威转而服从他人的命令，这些都让我们感到畏惧。我当然希望能掌控自己的健康，但有一些是我一生中不得不寻求的帮助（如我不能为自己接生），除此之外，如果我占用别人的宝贵时间，我就会感到羞愧和尴尬。我有过精神健康方面的问题，在近 40 年的从医过程中，很难有医生的情感不会受到患者的影响，即使是最坚强的人，也无法摆脱生活中重大事件的痛苦。当抑郁来临，当我变得难过、觉得自己毫无价值、毫无希望，甚至产生自杀的想法时，我发现很难求助其他医生，也很难去找自己的全科医生（我认识的专业人士）看病。我担心她会认为我没有价值，无法再医治患者，或者强迫我去求助于院方。我确实寻求了帮助，但没有通过常规途径，而是用假名私下联系了一位心理医生。然而终究还是露出端倪，一些患者也试图用母亲的名字来掩饰自己真实的身份，我的电子邮件地址暴露了我的信息。我和多数医生的这种担忧并不一定是理性的，却是真实存在的。也许是因为我的年纪大了，比年轻、开明的一代显得更顽固，所以我发现自己很难接受治疗。也许就像我遇到的大多数医生一样，成为一名患者意味着放弃我们渊博的专业知识、战无不胜的专业人士身份，这显然是非常困难的。

虽然本章所描述的问题并非医学界独有，但由于我们被灌输的教育理念、监管模式和管理方式的原因，导致这些问题在医生身上尤为凸显。

不愿寻求帮助

2008 年，医生自杀问题受到越来越多关注，《医生心理健康和疾病》报告予以发表，讨论了与医生群体有关的一系列宏观问题，包括耻辱感、污名化和羞愧感[2]。该报告指出，这 3 个因素导致了医生无法接受自己是患者的角色，而是在生病的时候选择继续工作。报告还指出，医生平均每年患病天数少于 3 天，而普通人群的数字是 8 天，护士是 15 天。两年后发表的论文《隐形患者》，同样探讨了医生寻求帮助的障碍，以及由于未能及时治疗而给患者和医生带来的后续风险[3]。此外，还有许多调查结果显示，医生不愿接受精神健康方面的服务。例如，2009 年发表的一项研究发现，只有 13% 的医生会通过专业途径寻求帮助，大多数会像我一样，选择其他途径，如自我调理或从朋友、家人那里获得非正式帮助。当被问及原因时，他们担心，如果找同事看病，可能会危及自己的职业生涯[4]。一项由我参与的关于医生寻求治疗的障碍和影响因素研究[5]和另一项由益普索·莫里（Ipsos MORI）进行调查的研究都发现，医生会对他们的精神疾病保密，同时正如莫里调查发现的那样，对成瘾问题更是守口如瓶[6]。

一项针对德文郡（Devon）和康沃尔郡（Cornwall）全科医生和精神科医生的调查问卷显示，近一半的人认为他们有过抑郁症经历，其中 14% 是发生在去年。然而，尽管医生们存在精神疾病高发的情况（且他们具有精神健康服务方面的专业知识），他们宁愿默默忍受，也不愿接受治疗。理由（按回答顺序）分别是：不想让同事失望、担忧病情泄露、怕患者不再信任及担心前途[7]。令人惊讶的是，最不愿寻求精神问题方面治疗的群体是精神科医生，正如一项研究报告显示，近 90% 的人不愿咨询同行[8]。

患病医生和职业健康从业人员都不愿参与精神健康服务。职业健康服务是英国国家医疗服务体系为在岗职工提供的保密服务，职业健康从业人员会在服务人群生病、伤残后，就如何安置或重返工作方面给予宝贵意见。由于医生身份的重要性，他们希望寻求有价值的帮助似乎是合理的。然而，曾患精神疾病的医生中，只有41%的人向职业健康部门主动上报病情。即使接受过精神疾病方面的培训，了解职业健康专家对于其重返工作岗位大有帮助，这些医生也不愿公开自己的病情。当医生被问及原因时，最常见的回答往往是一致的："不想被贴上患病的标签[9]。"

一项关于医生在寻求帮助时所面临问题的叙事研究中，再次强调了公开信息所带来的焦虑——他们担心自己会被视为失败者，从而影响他们的职业生涯。研究中接受采访的医生提到[10]：

你也许会担心别人认为你懦弱无能。由于患病医生并没有恢复，因此我听说管理者会建议他们接受治疗，但这无疑是没有任何作用的。

我知道有些地方即使有精神疾病方面的相关政策，而实际上只要因精神健康问题休假，就可能会升职无望。

恐惧常常是医生不寻求治疗的主要原因。对一些患者来说，恐惧感十分强烈，仿佛他们在试图掩盖弥天大罪。他们不会向任何人倾诉内心感受，即使是最亲近的人。其他人则尝试向私立医院医生咨询，错误地认为这样可以隐藏真实姓名。即使在我进行精神健康服务时，患者也常常会隐瞒病情。我的一位患者就只字未提每天都喝两瓶酒并且吸食可卡因的病史，但即使不说，从他身上散发出的恶臭、紧张不安的神情和蓬头垢面的打扮依然可以明显看出这一点。

根据我的经验，医生最担心的主要是两个问题。第一，在未经同意的情况下，自己的精神疾病问题被泄露，治疗缺乏保密性。第二，公开精神疾病意味着将被提交给监管机构或受到某些制裁。这两种说法都有一定的现实依据。医疗界的圈子其实很小，两个从未谋面的医生很快就能找到共同的朋友或同事，许多医生住在工作单位附近（我就是这种情况），他们通常在当地医院工作，周围的诊所与他们自己的单位同属一个医疗体系。其他人和医生之间也存在着某种关系，具有一定的关联性，或者像我这样，和医生结婚，这使得我们在这个职业中的社交网络更加错综复杂，找一个没有任何关联的医生进行咨询变得非常困难。如果需要咨询的问题并不敏感，患病医生可能会去就医。但如果是精神疾病或个人隐私问题，医生可能很难与朋友或同事探讨。我记忆中最典型的例子大概是一位难以掩盖病情的精神科医生，他曾因抑郁向自己的全科医生寻求帮助，可几周后在多学科转诊小组会议上，他惊讶地发现被转诊到自己的小组。

对泄密的恐惧还涉及担心个人隐私被诊室外教育界、医学界或工作圈中的其他人得知。坦率地说，医生不相信医疗体系会对他们的情况保密，尤其是患有精神疾病，一旦被工作单位得知（如被上级领导得知），就会尽人皆知，类似情况并不少见，有机会得知病情的人员包括评估师、培训师、医务主任、高层管理人员、人力资源和文秘人员。我曾经计算过，有 17 个人被告知一位医生最近确诊患有注意缺陷障碍，而他们都认为自己有权得知。尽管医生的健康状况工作单位应该保密，但实际却往往事与愿违。每个工作人员都"诚恳"地告诉另一个人："我在要求严格保密的情况下只告诉你，我认为你应该知道，请不要外传……某医生生病了，患有……"，然后这个人又传给另一个工作人员，即使是那些不相关的人，还会以讹传讹。最后，可能所有人都得知患病医生的情况。更可悲的是，根据我的经验，如果某些医生的疾病与药物成瘾有关，还会成为其他医生无聊日常生活的谈资，身边的同事也会因此而津津乐道。此外，病情一旦被公开就会记录在册，并无法消除，这一记录将带到新的工作岗位。每当医生工作发生变动（受训医生可能每 6 个月轮岗 1 次）

时，都会被追问疾病既往史，并被询问是否适合继续行医。除了严重的精神疾病史，还会涉及抑郁症史、饮食失调、运动障碍或记录在案的所有诊断。

医生还担心自己会被提交给监管机构。这种担心在很大程度上是毫无根据的（在英国肯定如此），因为很少有患精神疾病的医生受到英国监管机构——英国医学总会（General Medical Council）的调查，受到处罚的医生则更少，我将在第 4 篇对此进行深入讨论。但这并不能消除他们的顾虑，即使没有违法或违规行为，仅仅因患有精神疾病就会被提交给有关部门的想法仍普遍存在。例如，在一项小规模研究中，采访了 13 名医生，这些医生都是高层领导或培训师（他们中的一些人有精神疾病史），采访目的是询问他们为什么不愿因精神疾病寻求帮助。鉴于其资历及对监管体系的理解，本以为他们可能更愿意寻求帮助，但事实并非如此，他们都担心公开信息有可能会导致他们丢掉饭碗[11]。

不仅仅是英国的医生有这些担忧，在过去的 20 年里，越来越多的美国医疗资格委员会也开始在他们的聘任和续聘申请表上调查医生精神疾病史。截至 2017 年，50 个州中有 43 个州调查了精神健康相关问题，43 个州调查了身体健康相关问题，47 个州调查了药物使用相关问题[12]。与身体疾病史相比，精神疾病史和药物使用的治疗史和住院史更受委员会关注，这说明人们并未将身体疾病和精神疾病等量齐观，并且始终认为精神疾病本身必然会影响到医生的执业能力。因此，40% 的医生表示，他们不会因精神健康问题寻求帮助，这样做只会影响职业生涯[13]。美国目前患有精神疾病的女性医生中，只有 6% 的人向州政府告知了自己的状况[14]。有人担心其合法性[15]。事实是法院判决和美国司法部已明确这种行为确实违反了美国伤残条例[16]。

澳大利亚于 2018 年颁布了一项新法案，即《卫生从业人员条例——国家法律及其他立法修正案》[17]。该法案要求，如果医生认为其行为、健康或表现有可能对公众造成重大危害，医生需告知就医患者。同时还规定，对不遵守该法案的医生将处以重罚甚至可能判处三年监禁。新法案引起了医疗从业人员的极大不安，他们担心患病医生今后无法获得保密性治疗。在一项对澳大利亚医生的民意调查中，近60%的受访者强烈反对并拒绝接受"他们可以告知医生自己患有精神疾病，却无须担心职业生涯"的说法，这表明许多人正在默默忍受疾病带来的痛苦，也意味着增加了自杀的风险[18]。这项法案虽然明确了有待解决的问题，即鼓励医生公开精神疾病情况，但也产生了更多的麻烦，就像主治医生所认为的那样，他们必须报告所有可能会导致损害的症状。相比之下，英国在这方面还没有针对医生的法律制裁，相关要求仅在《优质临床医疗》有所提及。

医生所担心的事情，其一是精神健康问题，其二是当他们身体不适、需要治疗时无法得到理解，这是真正的担忧所在。一位不愿透露姓名的医生讲述了自己的亲身经历，她提到当她在自残事件后去急救中心时，护士会说，"你这么聪明怎么会这样对待自己？"，或者"你应该知道这种情况该如何处理[19]。"我的医生患者常遇到这样的情况，当被告知类似"你是医生，你应该负担得起私人医疗费用"时，他们对此感到的不是不适，而是厌恶。

罗伯特·斯普纳（Robert Spooner），一个患者的父亲，他的女儿死于神经性厌食症（死时体重不足25kg），记录了女儿的经历：

我们的女儿，已故的梅尔（Mel）医生，13岁时得了厌食症，当时医生说对青少年而言出现这个问题很正常。然而我们发现事实并非如此，在接下来的17年里，她每天都饱受精神的折磨。她是剑桥大学的优秀毕业生，大学期间多次获得一等奖学金，毕业后，她成了一名医生，在伦敦地区接受过培训。在培训期间，儿科医生询问她有过什么疾病史，当听她说："我有厌食症"时，医生说："梅尔，你太可爱了！你还没长大吗？"出事前，她刚刚结束连续四晚的值班，由于刚刚返回工作岗位，我们知道她不应该工作那么长时间，但她还是被安排去做这些工作。尽管死因是心律失常，但我们仍然在信件中发现，有两次她觉得生活太糟糕甚至产生过自杀的念头。我们失去了女儿，医学界失去了一位杰出、优秀、敬业的儿科医生。

尽管梅尔在医生那里的经历让她觉得自己就像一个孩子，而不是一个渴望找到治疗饮食失调方案的成年人，但她仍全力寻求救治。

成为患者

了解医学的"规则"，我们应该就会明白为什么自己很难接受患者角色。我认为这是由于这意味着越过了医生和患者之间的雷池，这是对我们个人和职业身份的重大挑战。诊室里感到不适的是患者，而不是医生。在美国神经外科医生保罗·卡拉尼什（Paul Kalanithi）去世后，他的著作《当呼吸化为空气》得以出版，描述了其患病经历，并提到患脑瘤后，他感受到医生成为患者是多么困难。他写道："为什么我穿着外科医生的白袍时如此权威，而穿着病号服时却如此听话？"作为完整的个体（医生），我们在周围营造出医生至高无上的氛围。很难接受自己患病的事实（即使是短期内），因为随之而来的是医疗行业规则所赋予的权力、知识、地位和权威的丧失。在一项关于全科医生对自身健康态度的研究中，有人提到："我们认为自己是超人，不会生病，或者即使生病了，我们也能应对 [20]。"由此可以看出许多医生坚信凭借自身医学背景，就能免于生病。正如作者罗伯特·克里茨曼（Robert Klitzman）在《当医生成为患者》一书中所写的那样，"我们穿着神奇的白袍……我们一直在消灭疾病：疾病怎么会侵袭我们呢[21]？"

或者像《上帝之家》里"胖子"说的那样。

有条准则你得知道，患者才是有病的人[22]。

《上帝之家》于1978年首次出版，该作品展现了对住院医师工作的讽刺。亚当·凯（Adam Kay）的《弃业医生日志》是现代版本的作品。两部作品均以极其真实、优美、有趣及悲伤的方式对医生的日常工作进行刻画，这两本书都被视为准医生的必读书目。

正如我所说的，通过所谓的隐性或不成文课程，我们在职业生涯早期的教育中就已经以非正式的形式被灌输医生不同于患者的理念。一项对患病住院医师的研究发现，他们对"患者角色"感到陌生和羞愧。尽管这些住院医师还处于职业生涯的初期，但他们发现内心很难接受自己生病。有人评论道："我有个奇怪的想法，错误地认为作为一个医生是不会生病的……"尽管后来她觉得这种想法很幼稚，但她坚持认为，"因为你是医生，他们是患者，你们之间就会有某种界限。"研究普遍认为，医生不健康等同于无能，因此，寻求帮助就成了个人缺陷[23]。老师和医生往往效仿这种信条——当他们身体不舒服的时候会继续上班，甚至以此为荣，在我的职业生涯中也曾多次这样做过。

这种"带病工作"的行为，展现给同事、患者的"职业精神"和我们的处理方式，是与医学文化紧密相连的[24，25]。休假医生往往不受其他同事认同，因为他们休假其他人就要承担更多工作，从而形成了生病等同于无能的认知，医生应该强身健体从而更好地面对疾病和压力。因病休假，他们会更容易地被视为"体弱"，受到责怪，而不是获取同情和理解。

当医生进入诊疗室，他们的举止通常异于常人，意欲通过对行业的夸夸其谈或掩饰疾病症状的方式来重新获得对医生身份的掌控。不得已就医时，我也会对自己的病情轻描淡写。尽管我的问题不应受到指责，但我仍然因不能自己解决而感到难堪。即使疼痛难忍，我仍没有将其如实告知医生。这次诊疗对我没有任何帮助，我和医生把大部分时间花在谈论医疗体制和当地的八卦上（医生咨询其他医生时，这种情况很常见）。结果是病情恶化，如果我尽早坦承病情，治疗方法绝不会像现在这样复杂。与保罗·卡拉尼什（Paul Kalanithi）一样，我和其他医生无论怎样都很难脱掉手术服，换上病服。这也是一位乳腺外科主任医师的经历，她本人患了乳腺癌，在她所工作的医院接受治疗，她写道：

最难的一件事就是放弃医生身份，学会做一名患者……而我不想为了自己本应该能解决的问题而去打扰别人[26]。

从医生到患者的转变涉及对自我的挑战，以及"我是谁？""我来自哪里？"的困惑，下面这段文字节选自《解剖医生》，提到一名医生的妻子即将死于肾衰竭，他准备将一个肾脏捐献给妻子：

我下定决心不能像普通患者那样紧张兮兮，而是要从容地面对这一切，但捐肾涉及很多医疗工作……你得在医院过夜，他们会剃掉你的阴毛，这即使对于一名42岁、无所畏惧的医生来说也是相当可怕的。我不想做那种另类的神经质式的医生患者，所以我只是表现得颇感兴趣，并和医生讨论了整个手术过程[27]。

这位医生否认自己的脆弱，行为举止有意与患者相区分，关键在于，他失去了一个肾脏（此事非同小可），还要面对生命垂危的妻子，他唯有通过维护自己的医生身份来消除种种恐惧，应对创伤。他坚信作为一名医生，自己必须勇敢，否则就是无法被接受的，用他的话来说，就是神经质（让人联想到"脆弱"的弱势个体）。

患病医生在咨询其他医生时常常感到尴尬。一个网名为"床单下面：特殊情况？"（The other side of the sheets：a special case?）的医生在描述她住院的经历时写道：

我讲述自己的经历，并不是为了寻求同情，而是为了说明医生是特殊的患者。从一开始，我就列出了一份鉴别诊断清单，而不是症状清单。对剖腹手术的恐惧使我认定自己的腹痛"不太严重"或"可以忍受"，而不是"可怕"。关注到护士忙碌的身影，我忽略了自己服用过吗啡，然后被发现瘫倒在地板上。那一夜我闷闷不乐，泣涕涟涟，虚弱和恐惧难以言表。而且，作为一名医生，我无法忽视我的病友[28]。

这个匿名账号及其他例子都说明了医生患者和其他患者存在明显差异。他们往往在自我诊断后才姗姗来迟，并不提自己到底出了什么问题，在酗酒调查问卷中故意降低分数，或是掩盖病痛真实程度以弱化症状。

结论

医生发现成为患者很难，这在某种程度上与我们的教育方式有关（不能表现出脆弱的一面），也与害怕公开信息从而招惹麻烦有关。在治愈数千名患有精神疾病的医生后，我觉得这种情况将逐渐转变。一旦服务机构能够严格保密、有效遏制病情并妥善处理问题，医生就会愿意接受救治，这样就减少了他们寻求帮助时的恐惧。医疗体系往往认为患有精神疾病的医生可能是危险的，需要进行监管，甚至限制他们行医，这和认为患有癌症的医生需要类似处置一样，都是大错特错的。当然，患病医生，就像那些可能患有急性疾病或腿部骨折的人，需要时间来恢复和休养，当重返工作岗位时，他们可能还需要做出相应的调整。但我从一万多名患精神疾病的医生那里得到的经验是，他们中的绝大多数不会给患者带来任何危险，医疗团队也有可能提前发现这种潜在危险，并采取积极措施降低危险发生的可能，具体我们会在第 19 章中继续讨论。

参考文献

[1] Kay M, Mitchell G, Clavarina A, Doust J. Doctors as patients: a systematic review of doctors' health access and barriers they experience. *Br J Gen Pract* 2008; **58**(552): 501–8.

[2] Department of Health. Mental health and ill health in doctors, 2008. Available from: www.em-online.com/download/medical_article/36516_DH_083090% 5B1%5D.pdf.

[3] Department of Health. Invisible patients: report of the working group on the health of health professionals, 2010. Available from: www.champspublichealth. com/writedir/4344Invisible%20patients%20–%20The%20Working%20 Group%20on%20 the%20Health%20of%20Health%20Professionals%20– %20Report.pdf.

[4] Hassan T, Ahmed S, White A, Galbraith N. A postal survey of doctors' attitudes to becoming mentally ill. *Clin Med* 2009; **9**(4): 327–332.

[5] Spiers J, Buszewicz M, Chew-Graham C, et al. Barriers, facilitators, and survival strategies for GPs seeking treatment for distress: a qualitative study. *Br J Genl Pract* 2017; **67**(663): e700–8.

[6] Ipsos MORI. Fitness to Practice: The Health of Healthcare Professionals [Internet]. 2009. Available from: https://webarchive.nationalarchives.gov.uk/+/www.dh.gov.uk/prod_consum_dh/groups/dh_digitalassets/@dh/@en/@ps/documents/digitalasset/dh_113549.pdf.

[7] Adams EF, Lee AJ, Pritchard CW, White RJ. What stops us from healing the healers: a survey of help-seeking behaviour, stigmatisation and depression within the medical profession. *Int J Soc Psychiatry* 2010; **56**(4): 359–70. doi: 10.1177/0020764008099123. Epub 2009 Jul 17.

[8] White A, Shiralkar P, Hassan T, Galbraith N, Callaghan R. Barriers to mental healthcare for psychiatrists. *Psychiatric Bull* 2006; **30**: 382–4.

[9] Cohen D, Winstanley S, Greene G. Understanding doctors' attitudes towards self-disclosure of mental ill health. *Occup Med* 2016; **66**(5): 383–9.

[10] British Medical Association. Mental health and wellbeing in the medical profession [Internet]. 2019. Available from: www.bma.org.uk/collectivevoice/policy-and-research/education-training-and-workforce/supporting-the-mental-health-of-doctors-

in-the-workforce#report2 BMA-Mental-Health-and-Wellbeing-Medical-Profession-Oct-19.pdf.

[11] Bianchi E, Bhattacharyya M, Meakin R. Exploring senior doctors' beliefs and attitudes regarding mental illness within the medical profession: a qualitative study. *BMJ Open* 2016; **6**(9): e012598.

[12] Gold KJ, Shih ER, Goldman EB, Schwenk TL. Do US Medical Licensing Applications treat mental and physical illness equivalently? *Fam Med* 2017; **49**(6): 464–7.

[13] Dyrbye L, West C, Sinsky C, Goeders L, Satele D, Shanafelt T. Medical Licensure questions and physician reluctance to seek care for mental health conditions. *Mayo Clin Proc* 2017; **92**(10): 1486–93.

[14] Gold KJ, Andrew LB, Goldman EB, Schwenk TL. " I would never want to have a mental health diagnosis on my record ": a survey of female physicians on mental health diagnosis, treatment, and reporting. *Gen Hosp Psychiatry* 2016; **43**: 51–7.

[15] Schroeder R, Brazeau CM, Zackin F, et al. Do state medical board applications violate the Americans With Disabilities Act? *Acad Med* 2009; **84**(6): 776–81.

[16] Jones J, North C, Vogel-Scibilia S, Myers MF, Owen R. Medical Licensure questions about mental illness and compliance with the Americans With Disabilities Act. *J Am Acad Psychiatry Law* 2018; **46**(4): 458–71.

[17] Health Practitioner Regulation National Law and Other Legislation Amendment Bill 2018 [Internet]. Parliamentary Committees; 2019. Available from: www.parliament. qld.gov.au/Documents/TableOffice/TabledPapers/2019/5619T6.pdf.

[18] Insight+ Polls-InsightPlus [Internet]. InsightPlus. 2019 [cited 13 September 2019]. Available from: https://insightplus.mja.com.au/polls.

[19] Anonymous. Medicine and mental illness: how can the obstacles sick doctors face be overcome? *Psychiatrist* 2012; **36**: 104–7.

[20] Thompson W, Cupples M, Sibbett C, Skan D, Bradley T. Challenge of culture, conscience, and contract to general practitioners' care of their own health: qualitative study. *BMJ* 2001; **323**(7315): 728–31.

[21] Klitzman R. Magic white coats. In: Klitzman R. *When Doctors Become Patients*. Oxford: Oxford University Press, 2008. Available from: https://epdf. pub/when-doctors-become-patients.html.

[22] Shem S. *The House of God*. London: Black Swan, 1985.

[23] Fox F, Doran N, Rodham K, Taylor G, Harris M, O' Connor M. Junior doctors' experiences of personal illness: a qualitative study. *Med Educ* 2011; **45**(12): 1251–61.

[24] Harris FM, Taylor G, Rodham K, et al. What happens when doctors are patients? Qualitative study of GPs. *Br J Gen Pract* 2009; **59**(568): 811–18.

[25] McKevitt C, Morgan M. Illness doesn' t belong to us. *J Royal Soc Med* 1997; **90**(9): 491–5.

[26] Ball L. The other side: doctors as patients. *Medical Women* 2016; Spring: 24–25.

[27] Haynes J, Scurr M (eds). *Doctors Dissected*, 1st edn. London: Quartet Books, 2015.

[28] Anon. The other side of the sheets: a special case. In: Petra Jones (ed). Oxford: Radcliffe Publishing, 2005, p. 37.

第 17 章 医生治疗医生

Clare Gerada 著　　　李继光 译

概述

不仅是患病医生很难接受自己会生病，给他们看病的医生也很难接受。医生常常觉得治疗自己的同行很尴尬，而且他们（主治医生）可能还不如患病的医生更博学、临床经验更丰富。由于医学界存在严格的等级制度，咨询资深人士可能十分困难，我们都经历过这种情况，就像与药理学教授探讨抗抑郁药的药效和不良反应一样的令人尴尬。但重要的是，要在承认并尊重患病医生具备的广博专业技术知识的同时，也要允许他们成为脆弱、无知和恐慌的患者，需要给予他们充分的解释、安慰和同情。

当医生成为患者，尤其是涉及精神健康方面的问题时，他们可能很难去专业诊室进行咨询，而是更喜欢在非医疗环境下咨询同行。在正常医疗环境之外进行治疗，可能会对患病医生产生不利影响，因为非常规途径有可能影响治疗效果。至少，如果患病医生不能及时就诊，就无法参加后期的正常治疗，他们可能会错过药物检查或必要化验的最佳时期。对某些人来说，这可能会带来悲剧性后果，比如达克莎·埃姆森（Daksha Emson）和她的女儿。在达克莎的案例中，她就医时，模糊了自身患者角色的定位，使她错过了重症患者安全保障措施。我之前在谈医生的痛苦和污名化时，提到过达克莎，她是一名年轻的精神科医生，在第一个孩子出生后，她患上了严重的产后抑郁症，在杀死仅有 3 个月大的孩子弗雷娅（Freya）后，选择了自杀。死亡调查结果显示，正因为她是一名医生，达克莎的治疗方案与其他患者有很大不同，这是导致她和孩子死亡的主要原因。多年来一直为她看病的主任医师在她怀孕前退休了，主任医师退休后，达克莎被转诊回社区，由全科医生继续治疗，但在转诊信中，主任医师淡化了病情，更侧重于"好"的一面，对她的健康状况做出了过度乐观的评估。可事实是达克莎多年来身体极度不适，需要长时间住院治疗，有时甚至需要强制住院。达克莎也未向精神科医生透露现状和继往史，因为她担心，如果公开病情会对她的职业生涯产生负面影响。为了"尊重"她的隐私，参与治疗的医生（全科医生和精神科医生）之间也没有共享信息。对于其他患者来说，共享信息往往是一种常规做法。因此，当她身体不适时，她的精神科医生并没有把她纳入治疗体系（该体系可以提供更好的救治），也未在小组会议上针对她这个病例与同事之间进行讨论，因为他觉得应该为她保密。最后，他们在社区精神护理照料中心对她进行了非正式治疗，这对她来说是远远不够的，但他们坚信，她是一名精神科医生，她知道该怎么做。虽然这些非常规做法都不是导致她死亡的直接原因，但这些因素累加到一起便酿成了悲剧。她虽病情危重，却无法得到如普通患者一样的常规治疗。

正如达克莎所说，就算到诊室就诊，患病医生也会受到不同的对待，他们更被当成是同事而不是患者，有时医生甚至会建议患病医生自我调理，或认为他们至少应该知道如何自我管理及自我检查。这当然是我的经历，但这段经历意味着我们被接受的唯一角色是"医生"患者。这是一种相互的默契，因为双方在维持现状方面都可以受益，但这也是对患病医生的一种否定。

多年来，出现过很多医生成为患者的例子，其中大多数都证实了患病医生和主治医生很难面对这种局面，例如，某医生描述了"不愿占用精神科医生诊疗室"的经历。这位医生就如何"照顾好我们其中一员"（患精神疾病医生）提出了一些建议，其中很多都强调把患病医生当作患者而不是同行来对待的重要性[1]。我十分认同。

然而经常出现的情况是，由于患有精神疾病的医生超越了医患之间的界限，会被培训师、院方和监管机构视为制造麻烦的人或过错方。

同行默契

医生接受的教育理念是照顾他人，而不是照顾彼此。即使团队成员看起来很痛苦，也很少有人会注意到这一点或进行询问。我们缺乏一种彼此关照的文化，这就是精神分析学家迈克尔·巴林特（Michael Balint）所描述的同行默契。这通常被用来描述当"患者从一个专家转给另一个专家，没有专家对患者完全负责"时发生的情况[2]。患病医生如果带病工作，虽然人人都能察觉出问题，甚至可能会向同事表示担心，但没有人愿意承担责任，只希望其他人会来处理或问题本身自动消失。在我看来，救死扶伤并不意味着我们对彼此有"救治义务"，但我们至少有责任像医疗团队成员一样互相关爱，并为了救治患者这一目标而共同努力。

记得许多年前，我在莫兹利医院（Maudsley Hospital）接受精神病学培训时，忙碌的食堂中，一名精神科医生突然跳到食堂中央的餐桌上。他声嘶力竭地声讨这家医院暴露出的腐败问题，大意是他的主任医师（一个著名的教授）曾试图掩盖关于秘密机关的丑闻，只有他（约翰）可以拯救世界于水火。很明显，他患有精神疾病。现场有几十名精神科医生，他们中的一个明显很悲痛，但大家都很麻木。

最后，厨房的一名工作人员慢慢把他从桌子上哄下来，拉着他的手，来到了走廊不远处的精神病急诊科。如果这位医生不是出现精神疾病问题，而是出现了急症，在场医生都会对他伸出援助之手。据我后来了解，约翰患有双相情感障碍，上个星期向他的全科医生寻求帮助，却被告知，作为一名精神科医生，他一定了解最佳治疗方案，或者可以向他的同事寻求帮助。显然，他不知道如何获得救治，相反，问题越来越严重，周围的同事对他的异常行为往往视而不见。更遗憾的是，在我与患精神疾病医生共事的经历中，这种情况并不少见。

医生往往忽视同行的痛苦，得知患病医生病情后他们会很震惊，身为同事的他们此时才将记忆中医生的种种问题作为线索进行回顾，这些线索，他们也可以从普通患者或自己身上发现：酒瘾留下的痕迹（没有人能完全掩盖呼吸时或衣服上留下的酒精味道），因抑郁难以进食而导致体重锐减，自我伤害时留下的小伤口（"裸露出肘部以下"的习惯让它们更加明显）痕迹。通常只有在患病医生的病情公开后，其他人才承认"觉得他们出了问题"，这也深刻揭示出无论在集体还是个人层面上，医生都认为他们不应该生病。

患者、公众对患病医生的看法

患者都是急于想要治愈疾病的，他们很难接受医生状态不好，因为他们往往认为医生一般不会生病。社会学家塔尔科特·帕森斯（Talcott Parsons）将"患者角色"明确描述为，通过维持医患角色之间家长式的关系和严格界限，完成特定的角色和责任。这样的角色维护了医患之间的默契关系，生病的是患者，而不是医生，患者和医生都进入了无意识的共生状态。精神病学家托马斯·梅因（Thomas Main）在描述施救者和患者之间的防御性相互影响及两者之间"莫名的"默契时，就谈到了这一点：

施救者潜意识里不要求他人提供帮助，而被施救者会要求他人提供帮助。因此，在某种程度上，医护人员和患者之间必然是相互影响的[3]。

216

由于曾接受的专业训练及自身的社会责任，医生们在诊治患者的过程中，接受了疾病肮脏、可怕和令人厌恶的一面。只是医生若是生病了，他们怎么能忍受这种痛苦呢？

医生对待同行患者的默契问题成为约翰·厄普代克（John Updike）《上帝之家》一书引言中的主题：

我们期待走进医生的世界。出于我们自身的需求，我们敬重他们；我们认为他们的教育经历、专业知识和无私奉献已经消除了我们的怀疑、恐惧和厌恶，信任他们，并安心接受他们的治疗。对于血液、呕吐物、脓液，他们并不反感；对于衰老与痴呆，他们并不畏惧；对于处置内脏器官粘连在一起的感染者和接触者，并不会引起他们的恐慌[4]。

患者希望医生身体健康，这是符合情理的，因为医生生病会影响患者的治疗。

一项患者相关研究也明确了他们如何通过个人经历感知医生的健康状况，并将此与治疗效果联系在一起，主要归纳为 3 个步骤。首先，患者会注意到医生的暗示，并将其解读为身体健康或不舒服的表现（比如医生的着装方式，他们是否看起来很累、是否迟到、是否看起来很紧张、是否与患者进行常规交谈等）。其次，患者会根据所见，得出自己的判断，这些判断将直接影响他们对治疗的感受。最后，患者会将医生的健康状况与他们所接受的治疗联系起来。

从这项研究可以看出，患者对患病医生持否定态度。比如，这样的医生会被认为能力较差，更容易犯错；缺乏沟通技巧，工作没有头绪；往往会让患者承担更多的责任，以避免出现问题。患者还描述到，患病医生使他们感到不适，也不太信任他们，甚至想去别处求医[5]。

结论

　　本章重点强调了医生在治疗同行时所遇到的困难，患病医生和主治医生都感到尴尬并难以接受这种角色的转变（从专业人士到患者）。但重要的是，当需要帮助时，我们必须要接受"这种转变"。患病医生寻求帮助，可以减少他们的痛苦和损伤，降低药物成瘾率，全面改善精神健康状况。这是鼓励医生迈出从专业人士到患者重要一步（对他们来说）的原因。也许下次当我身体不舒服的时候，将光明正大地身体力行我所倡导的观念。

参考文献

[1] McKall K. An insider's guide to depression. *BMJ* 2001; **323**(7319): 1011.

[2] Balint E, Courtenay M, Elder A, Hull S, Julian P. *The Doctor, the Patient and the Group: Balint Revisited*. London and New York: Routledge, 1993.

[3] Main T. Some psychodynamics of large groups. In: Kreeger L (ed). The Large Group. London: Constable, 1975, pp. 57–86.

[4] Shen S. *The House of God*. London: Black Swan, 1985.

[5] Lemaire J, Ewashina D, Polachek A, Dixit J, Yiu V. Understanding how patients perceive physician wellness and its links to patient care: a qualitative study. *PLoS One* 2018; **13**(5): e0196888.

第 18 章 为医生治疗

Richard Duggins 著 李继光 译

12 年来，我一直对医生进行评估和治疗，这是我临床工作的核心。作为医生的精神科医生和心理治疗师，我将在本章把个人心得和工作学习反思分享给大家，这些仅代表个人观点。

认同的重要性

在我治疗患病医生时，出于职业本能，会过于同情患者的痛苦，这是要克服的最大障碍。当然，患者需要同理心，对于我来说，怀着同情心（同理心的基石）倾听他们，可以使患者感到舒适，并向我真正地敞开心扉。我会很自然地认同我的医生患者，毕竟，我们可能有着相似的童年时光，类似的教育背景，当然还有共同的工作和个人奋斗经历。但这很容易产生过度认同，尤其是当我坐下来倾听他们的故事时，会非常焦虑地想到"要不是上帝的眷顾，我可能会成为他们中的一员"，这是一种幸存者的罪恶感。我对患者的不幸感同身受。因为过度的同理心意味着我要承受他们的痛苦、压力和焦虑，我会渴望替他们发火，并且替他们斥责不公的处境。这种让我体会他们的感受，经历他们的经历，从而替他们感到绝望和无助的情感，其实就是一种反移情。

而过度认同可能会导致以下两种结果：一种结果是想要拉近与患者身体上或情感上的距离，以此帮助他们在某种程度上减轻痛苦并解决问题。这样可能会让我全力以赴，甚至会有些"烦人"。比如在患者不需要的时候提供解决方案或做无谓的修补。过度认同还会模糊治疗的界限。我可能会延长就诊时间，提供额外治疗，更加和蔼可亲，并帮忙做一些通常我不会做的事情。

另一种结果是，过度认同会适得其反，让我们之间更加疏远，让我不再愿意询问，对他们不再好奇。当我反思为什么会这样时，我觉得是因为在潜意识中不想自己被影响，或者是不想在他们的痛苦中看到自己的影子。这种认同可能会让我回避他们的痛苦，尽快为他们办理出院或转院。因此，两种结果之间必须取得平衡。

要想给我的患者带来最好的结果，我需要保持常规的治疗立场和距离，为了实现这一点，我必须时常反思并接受心理督导，不断尝试探索我和患者之间治疗关系的动态平衡。

接受关爱

以我的行医经验来看，与患者打交道最重要的是，医生可以将关爱当作是治疗的一部分。这不是风花雪月之爱，而是一种与移情有关的治疗性关爱。我们需要将对患者的关爱从疾病转移到患者的当前经历、相关情感和过去未满足的某种心愿上。我们要知道并理解移情的两种方式，我已经体会了对医生患者过度认同带来的强大移情，在我看来，这意味着照顾他们不可能是一份"朝九晚五"的工作。尽管我完成了我的临床任务，但回到家时他们的挣扎和痛苦仍在脑海中盘旋。

保持治疗界限

作为一名心理治疗师，我知道在所有治疗关系中保持界限的重要性。界限与临床工作的安全密切相关，它为患者和治疗师都提供了包容的空间。鉴于医生们的生活空间几乎都是共通的（如通过医学院、后期培训及常用的社交网络建立联系），与非医生患者相比，他们很难保持严格的界限。然而，多年来我发现，医生患者希望有严格的界限（在治疗之初当然如此），因为如果把我当作"医生"，他们更容易变成"患者"。他们试图了解适合我们关系的界限，而我也尽一切可能帮助他们找到合适的界限。他们也许并不确定自己应该是我的患者、我的同事，还是介于两者之间。虽然敞开心扉对他们的治疗来说是至关重要的，但由于他们认为我是个超负荷工作的临床医生，常常会因为怕给我带来负担而不向我吐露心声。我学会了与患者保持清晰的界限，明确界定了在出诊以外的时间何时可以与我取得联系、以何种方式联系及其原因。

尽管我被这个"特殊群体"所吸引，但我知道需要和其他患者保持同样的界限，不要太严格或太随意，这样医生患者就能从我这里得到最好的治疗。我已经学会了克制自己不去与他们分享我自己的故事，也学会了在他们谈论相关事件时不讲述个人轶事。

尊重羞愧感

出于对疾病的羞愧感，医生会找我进行治疗。这些年来，我目睹了由他们身体不适所引发的挫败感，就像投资银行家破产时的感觉一样。我发现我的许多患者对身体和精神疾病都有着深深的恐惧，并相信成为医生可以神奇地保护他们远离疾病。为避免感到羞愧至极，他们一开始就要学会对自己的身体不适负责。我知道在诊疗过程中，羞愧感十分重要，几乎会影响一切，因此我尽量唤起患者的羞愧感从而进一步巩固治疗关系。暂时无法工作会导致医生极度羞愧，而这种羞愧往往是非理性的，因为医生的病情显然没有得到缓解，无法控制的严重症状阻碍着他们重返工作岗位。

不要期望太多

我对我的患者印象都十分深刻，毕竟他们接受过漫长而艰苦的医学专业训练，能够每天面对苦难、残疾和疾病。他们通常具有很强的适应能力，然而（或许是由于）许多人过去经历过种种烦恼，童年时期他们必须自力更生、"快速成长"，在身心均未成熟的情况下，要像父母那样照顾自己等。据我了解，医生有一个很重要的特点，他们往往智力发展超前，而其他方面（如情商发展）则相对滞后。

在评估和治疗医生的过程中，我发现他们很容易理解过去的情感创伤或情感困扰对自身所造成的影响。但我知道，能够深刻且理性地理解困难所在并不代表他们同样可以快速处理情感方面的问题。我已经学会在探讨令人困扰的情感话题时，和对待其他患者一样，以谨慎的态度对待周围的医生。高智商不等于心理同样成熟，明智的做法是谨慎行事、以尊重的态度增进诊疗情感。当我在情感上触及这些高智商的医生的内心深处时，我非常后悔，因为我没有按照他们的节奏去做，这让他们感到困惑和痛苦。

认识个性结构和防御保护

合理化、最小化和否认构成了医生"三位一体"的心理防御机制，也是医生不去就医或推迟治疗（结果往往比其他人更难受）的原因。他们往往要花费数月或数年的时间来说服自己去就医，这就像我的患者第一次预约的时候，总会向我解释，他们觉得自己在浪费我的时间，然后才开始描述严重的精神疾病症状。诊治过程中，患病医生会淡化他们的症状和痛苦。我发现"心怀同情，心存怀疑"这个概念很有帮助，可以让我询问更多现存的问题。患病医生往往故作坚强或应付了事，他们甚至可能不如实表现出自己的绝望，或者在常规的精神健康问卷上不如实作答。询问像睡眠障碍或体重减轻这类疾病症状是必要的，我会特别关注容易被忽视的部分，比如可能会引发自杀的想法、酗酒史及吸毒史。

本书阐述了医生常见的性格特征，特别是完美主义、偏执和强迫，我和患者都发现这些性格特点对治疗疾病很有帮助，但也各有利弊。这些品质使我们成为好医生，能够努力工作、走向成功、坚持不懈、安全行医。这些医生是医学院培养出来的精英，在接受医学专业训练时受到了激励。但许多医生注意到，当他们变得异常焦虑时，这些品质也随之变得更加明显和僵化。这意味着，压力之下，那些让我们成为好医生的品质会使我们更容易生病。医生的高要求和严厉批评通常只针对自己，我认为这要归因于医生的成长经历。成长过程中他们学会了对自己苛刻，从来不让父母生气，尽量避免受到父母的批评和指责。我发现，在诊疗过程中，我经常受到患病医生保护，不被批评，这在某种程度上反映出他们在生活中是如何保护他人的。他们的高要求也会导致工作过度，忽视社交和娱乐活动。尽管医生对患者具有同情心和仁慈心，但同时他们可能对自己的脆弱却异常苛刻，无法容忍，特别是在身体不适的时候，这可能会导致他们萌生自杀的念头。医生是自杀的高危群体，每次我在诊疗时都牢记这一点。我发现，如果我和他们一样，希望将此类风险最小化、合理化并予以否认，可能会导致潜在的危险局面。我已经学会帮助他们（和我自己）更加勇敢、平静地面对现实。

确定强迫性关怀和受害者之间的联系

"强迫性关怀"和"带伤的治疗者"的概念源于用医生职业来治愈不完美童年的想法。医生接受的教育理念是，即使自己身体不适，也要把别人放在第一位。也许这样做，不仅仅是因为我们推崇"患者至上"，同时可以让我们避免承认自己的脆弱。别人"脆弱"有助于增强我们的自信。另一个原因是，许多医生都在与愤怒情绪做斗争。以我的经验，医生会将愤怒视为一种消极情绪，并且常常从童年起就将其深深埋藏于内心，以保护他人免受愤怒之害。压抑愤怒的问题在于，不知何时应该去就医，尤其是不能有效地说"不"。我遇到过许多医生，表面上看，他们的业务能力很强，但他们觉得自己几乎无法处理超负荷工作和人际关系问题。更极端的情况是，由于我的患者不能进行自我调理，这种压抑会导致他们成为受害者，忍受着虐待人的工作安排及糟糕的人际关系。

一个相关的理论概念是"习得性无助"。医生通常会有身体或情感上缺乏父母陪伴的童年经历，因此他们知道尽管自己无法改变父母，但他们可以变得自力更生。这种自力更生会导致他们始终被动地容忍他人（无论是院方还是伴侣）关爱的不足，而且没有可借鉴的经验来改变这种状况。

基于依恋模式施治，坚持合而不同

每个人都有各自的依恋类型，这是我们"首选"的独特交往方式。依恋模式的概念来自依恋理论，依恋理论是了解情绪调节、人格发展和人际关系的主要框架之一。依恋模式通常是在童年时期形成的，并会持续一生。

根据我的经验，我在医生身上看到的典型依恋模式是"不屑一顾"，这意味着他们常常淡化情感和人际关系的重要性。在医学生涯中，"不屑一顾"的依恋模式有时可能是有用的，例如，我们在接受医学专业训练的过程中，当面对长期的重大压力时，它可能有助于消除我们自己和他人的痛苦。我发现这样的医生具有自力更生、独立的特点，但"像天鹅一样"，冷静的外表下也隐藏着慌乱而又忐忑的心情。接受这种依恋模式很重要，因为单刀直入地剖析情绪问题会让医生觉得不自然，从而影响彼此关系。因此，在和医生见面的时候，我经常把我们的初次会面安排得相对正式且商业化，以迎合他们喜欢的交流方式。我会主动进行交流，提出问题，并明确解释为什么他们的答案至关重要。通过对他们情绪的讨论，给出合理解释，明确合作重点和目标，从而帮助这些医生在治疗中找到安全感。但我们需要打破这种平衡，重要的是，我不能总是通过回避情感话题的方式来迎合他们"不屑一顾"的依恋方式。随着治疗的进展，一旦时机成熟，就开始尽量深入了解他们的情感及人际关系情况。这一点至关重要，因为他们通常很难处理情感问题，或无法应对人际关系中柔弱的一面，从而导致他们的现状，我们需要在这些方面向他们提供帮助。

虽然不太常见，但我在医生身上遇到的另一种依恋模式是"全神贯注"。根据我的经验，具有这种依恋模式的医生往往能自由地表达他们的情感，即使放弃自我照护也要努力地维持人际关系。这些医生在职业生涯中通常没有或很少有抱怨，因为他们的第二天性就是多付出一些努力，从而能给别人带来快乐。对于这样的医生，一开始就遵循他们的依恋模式很重要，在这种情况下，就需要用到更开放、更放松的方法，使他们能表达出人际关系方面的情感和恐惧。"全神贯注"依恋方式的人会挣扎着放慢脚步，理性地思考下一步的想法和行动。我们要达到的平衡是让这些医生参与进来，确保他们在情感上可以被倾听和理解，争取帮助他们循序渐进地放慢脚步，最终反思并规划他们的康复事宜。

照顾无所不能之人

医生认为自己无所不能，尽管他们不愿承认。无所不能是优点，我们也被教育要努力做到无所不能，因为这样能够让我们勇于面对困难，并相信阳光总在风雨后。作为一名年轻医生，我当然需要无所不能的人来陪我上令人畏惧的夜班。无所不能使我们的感受不同于患者，不像他们那样脆弱、容易受伤。

这种无所不能的自信也有缺点，意味着我们可能会超负荷工作。在生活中，由于我们身兼数职，或者每周要工作 60 个小时以上，我们就要承担得更多。医生的无所不能使他们更加独立，不用求助他人，每个人都来找医生寻求帮助，而医生却不希望自己得到他人的帮助。

患病医生反复出现的最典型症状就是所谓的"表现悬崖"。这是一种工作表现的突然崩溃，是从全能到无能、超级英雄到一无是处的内在转变。在痛苦的转变过程中，我的患者说他们突然发现自己无法继续坚持工作。一开始，当我看到那些有着辉煌履历的高年资医生对我说，他们不可能成为一名医生，他们是失败者，死了也许会更好时，我感到很困惑。但我慢慢认识到，这是突然失去"无所不能感"庇护的结果，这是医生多年来一直赖以支撑自尊和掩饰脆弱的法宝。当无所不能的状态降到极限时，他们对能力不足的潜意识恐惧最终便会爆发。我知道要非常谨慎地处理这种情况，因为医生经常在这个时候感到绝望并产生自杀的念头。然而，我发现保持坚定、确信及持续的治疗关系可以迅速缓解这种状况。我的工作是帮助医生康复，而无须恢复他们无所不能的状态，这样他们就能认识到自己需要关注作为普通人的一面。

在与患病医生打交道时，我必须意识到我自身的无所不能的自信是可以被激发出来的，这让我在治疗医生时更具自主性，而不是仅起到辅助作用，不需其他专家或我团队的协助。为了保护自己不受这种无益行为的影响，我密切关注这种"无所不能感"，并定期进行自我监督。

激发潜意识契约

我发现一些医生潜意识中与工作之间有着根深蒂固的契约，当他们觉得这些契约被打破时，就仿佛感到了背叛。例如，"如果我尽最大努力工作，就会得到好的结果"或"如果我公平地对待别人，他们也会公平地对待我"。另一种常见的契约与延迟满足心理有关，医生相信，如果他们现在努力工作，将来一定会得到回报。我发现医生表现出类似于背叛的感觉时，意识到这些信念很有帮助。通常，直到我们揭示出这些信念，他们才会明确地意识到。

心理教育和家庭参与

我的患者发现，我定期为他们提供诊断、治疗和预后的心理教育对他们很有帮助，而且我确实不会想当然地认为他们接受过医学专业训练就无所不知。这也并不意味着我总是墨守成规，个性化的心理教育某种程度上是治疗的好方法。

我最近的处理方式是让家庭成员参与进来，这是一种非常有益的做法。通常由于羞愧感和个性因素，医生会尽量减少生病，并在生病时保持孤立。我知道他们很容易将孤立感和羞耻感结合到一起，但我学会了大胆地反驳他们，特别是通过鼓励亲密的家庭成员或朋友参与。在了解医生患者的初期，与家庭成员的会面能让我获得更多信息，也方便进行动员支持，分享我的评估和治疗目标。在治疗接近尾声时，此类会面有助于分享相应的预防复发计划，并可以寻求家庭成员的帮助，从而使医生保持健康。

精心选择治疗方案

对我来说，与医生共事最有意义的一点是，适度治疗后他们很快就会康复。我认为这是因为医生群体上进、聪明、坚定，这些都是很好的预后因素。我发现他们都能很好地接受这种短期治疗。

在为医生考虑治疗方案时，我越来越重视他们的个性和依恋模式。如果他们不重视、忽视自己的感受，那么他们可能会接受认知疗法，尤其是认知行为疗法。令人意想不到的是通常这些患者可以从明确而又直接的情绪治疗中受益，这些疗法包括心理动力学疗法、人际心理疗法和认知分析疗法，它们能更好地起到治疗效果。同样，如果医生患者都情绪饱满，发现自己难以放慢脚步，那么心理动力学疗法可能会很适用，但实际上认知行为疗法可能更有助于促进结构性反思和改变。

我在管理医生治疗小组的过程中获得了成就感，使患者大为受益，这也让我感受颇深。小组治疗帮助医生向他们的羞耻感、耻辱感和孤立感发起有力挑战。小组还提供了利他主义的机会，这对那些目前因健康状况不佳而无法工作的人大有裨益。

结论

医生是需要特别关照的人群，对我来说，他们是值得照顾的患者。和其他人一样，他们也怀着复杂的心情接受治疗。如果想帮助他们进行及时、有效的治疗，这些复杂心情就需要被我们充分理解和谅解。尽管身份认同、界限、期望和默契都有强大的推动作用，但我仍需要培养勇气和信心，以坚定地提供优质的临床治疗。定期的个人反思及同行反思实践和心理督导都有助于我顺利完成工作。我工作的乐趣之一是总能够不断地学习，而最宽宏大量、最有魅力的导师就是我的患者。

第 19 章　如何成为合格的患者：从疾病到健康

Practitioner Health Patient　Volunteer Group　Clare Gerada　著

李继光　译

给自己看病的医生很愚蠢。

——威廉·奥斯勒爵士（1849—1919 年）（Sir William Osler）

由患病医生组成的志愿者小组参与准备了本章的内容，从患者视角为医生向患者角色转变提供建议和支持。

- 如何承认脆弱、如何成为患者。

- 我们如何在工作场所与生病的同事相处，如何安全而又富有同情心地处理这件事。

给患病医生的建议

如果你身体不适：

- 要意识到身体不适是正常的，毕竟你也只是普通人。

- 及时寻求帮助，不要等太久。如果别人问你是否还好，不要立即回复，想一想，也许你并不好。

- 向其他医生或保健医生寻求帮助，现在不是自我诊断或自我调理的时候，学会寻求并倾听他人的建议。

- 避免私下咨询同行，预约看病的日期和时间，要明白在这种情况下你是患者，而不是医生。

- 记住，你可以询问关于病情和未来情况的更多信息。接受过医学专业训练，并不意味着在这种特殊情况下你一定是专家，此时你可能会不像平时那样思维清晰。

- 不要参与自己的治疗、化验或检查，这是医生的工作，而非患者职责。

- 多听听保健医生的话，尤其当他们建议你休息的时候。此时你不要逞能。你可能会觉得因为休假，会让患者或同事失望，但如果你遵循医生的建议，会更快地恢复，工作更高效、身体更健康。

- 确保周围的人可以全力支持你。想想谁需要了解你的情况（家人、朋友、主管领导），以及他们需要了解什么细节。医生要么过度分享，要么被孤立，或者在身体不适时（尤其在不工作的时候）不露面。

- 想想你为什么不舒服——在你的工作或生活方式中有什么是应该改变或可以改变的吗？职业健康在帮助你适应各种变化方面真的很有帮助。

如何与患病医生共事

- 要意识到你面前的医生的第一身份是你的患者。他们可能会有一些医学知识，但不要认为他们有能力利用这些知识来帮助自己。

- 回归基本原则——询问患者的担忧、想法和期望。探究他们目前的诉求。

- 要明白，医生患者可能会感到情绪低落，可能对自己的健康状况缺乏了解，或者对自己病情的严重程度小题大做（一知半解可能是危险的事情）。

- 重要的是要认识到，他们可能对自己的病情很了解（令人惊讶的是，有很多医生得了自己所从事专业的疾病），但记住你是医生，他们是患者。要做到认真倾听，回答问题，提供信息，确定最好的治疗或护理计划。

- 良好的沟通至关重要。确保医生患者听懂医生所说的话，必要时可以重复。不要认为他们什么都知道（尽管这可能意味着要向精神科医生解释抗抑郁药的不良反应，或向消化科医生解释酒精的危害）。

- 做好记录，自己开处方并进行检查，不要让患病医生自己做这些事情。

- 患病医生经常担心就诊记录和病历的保密性。想想谁有可能接触到临床病历，怎样才能做到保密。例如，是否可以将电子或纸质记录保存好，以降低管理人员或患病医生的同事无意窥见的可能？能否对电子病历设置警报或访问权限？

- 患病医生在做决定时可能需要帮助，特别是他们需要时间来养病的时候。请记住，无法工作的患病医生会因为觉得自己让患者或同事失望而内疚；他们会被孤立，病情也会随之恶化。需要考虑为他们提供安全保障，确保他们可以得到家人的帮助及后续的治疗。

- 不要在未经讨论的情况下，加重医生患者对是否能够继续工作的担忧。在某些情况下，如果你认为患病医生不应该继续工作——要提醒他们：违背医嘱不是明智之举，而且可能会危及他们的执业医师资格。但同样重要的是，他们需要知道，在大多数情况下，如果患病医生主动寻求帮助并遵循医嘱，监管机构便不会过问他们的健康问题。主动上报健康问题总是比医生患者被"报告"要好，如果需要的话，你也可以支持他们主动上报。

- 除非绝对必要（这应该指的是对自己或他人存在严重风险的情况），否则不要在诊室外透露你所治疗的患病医生的信息。他们可能是进修医生，可能是和你在同一家医院工作的同事，但并不意味着你需要把他们的情况告知他人。如果他们想咨询职业健康部门或医疗主任，你可以进行建议，但不应该在患者不知情、未经授意的情况下擅自做主。

- 记住，英国医学总会本身的指导原则是：如果医生自己寻求适度帮助就能解决他们自己的健康问题，那医生的行医能力就不会受到影响，既然如此，本机构就无须干涉，无须向本部门报告[1]。

- 最后，考虑一下是否力所能及。为患病医生治疗是颇具压力和挑战的，考虑一下你是否需要帮助，或者讨论一下为同行施治对你有什么影响。

给医生患者家人和朋友的建议

- 鼓励你的朋友或家人及时就医，学会倾听并接受别人的建议。

- 无论他们对自己病情了解程度如何，请保持包容的心态。记住，在这个时候，他们可能无法运用自己所学到的医学知识。

- 不要因为他们没有意识到自己的疾病而批评或评判他们——众所周知，医生往往不能意识到自己身体不适并及时寻求帮助。

- 保持联系，特别是在他们下班的时候——这时他们可能会感到孤独或是觉得被孤立了。

- 鼓励他们按时预约就诊，必要时可以请假。

- 做一个挑剔的朋友。如果他们拒绝接受医生的建议或拒绝休息，就要反驳。即便你可能了解一些医学知识，但也要合理运用这些知识，不要擅自为其提供任何建议。

- 确保他们可以得到周围人的帮助。鼓励他们加入互助小组或帮他们找到同病相怜的人。但请记住，对于医生来说，与普通患者一起进入互助小组是很困难的，这不仅出于病情保密的原因，还因为小组成员经常会批评医生和治疗方式，这可能会给患病医生带来更多的压力。

- 想想身体不适对他们的影响。他们可能对自己的未来（教育或工作）感到担忧；如果暂停工作，可能会有经济及其他方面的担忧。可以问问他们，并帮他们寻求援助。
- 保持友善——众所周知，医生在生病时对自己很苛刻，所以你的存在对于他们来说是十分宝贵的。

恢复资格并重返职场

也许一些人会因为长期患病或受到医院、英国医学总会的限制无法继续工作。但幸运的是，另有许多人已经可以重返工作岗位了，以下是他们就如何应对失业和重返职场给出的建议。

休假及病假期间注意事项

- 一定要在全科医生那里报备。
- 提交病假条时，务必保留一份副本。
- 如果要离开家或几天内无法取得联系，一定要提前通知领导，以免错过邮件或预约。如果是带薪病假，你仍可以在休假期间获得工资。

如果想要回到工作岗位，就需要在职业健康咨询之后，尽快和单位预约返岗时间并预留出足够的收发邮件的时间，注意一定不要在咨询之前这么做。大多数职业健康报告不涉及临床细节，仅限于与工作有关的健康状况、可能需要做的调整及重返工作岗位期限方面的问题。你无须与同事或领导讨论疾病的细节。如果合同有问题，或者院方原因不能返岗，必要时可向工会寻求建议。

定期与你的业务主任或行政主管联系至关重要，这样可以将总体进度报告交由特定的一人掌握，而不是让所有人获知病情。这同样对你返岗的计划（或不返岗）更加有利，还可以协调解决问题。与同事和工作单位保持联系，有助于避免对其产生疏离感。重返工作岗位时可能会遇到各种限制，因此提前计划好返岗工作中可能会发生的变数十分重要。

如果工作场所及其压力是生病的重要因素，可以通过仔细探讨这些问题来减少疾病复发的可能。返回岗位后持续的回访应考虑到可能出现的新困难被充分讨论。在重返工作岗位之前，不需要恢复到100%的健康状态（事实上，没有人能保持100%的身体或精神状态），但要记住，一旦你重返工作岗位，就很难获得更多休假，所以同样要坦然接受因过早返岗而产生的压力。

返回工作岗位之前要做的事

- 预演返岗情景——如果你已经有一段时间没上班了，这一点尤其重要。至少提前一周练习早起，提前几天在交通高峰时段选择上班的路线出行。

- 尽量找一个愿意在返岗前陪伴你的同事。

- 如果工作场所发生了变化，或者即将进入一个新的环境，那么就要适应环境。

- 长时间未工作可能会累积年假。如果请了6个月以上的病假，那么工资会减半，但在病假后和重返工作岗位前这段时间享受年假则是全额工资。一些同事可能会感觉不公，但这两周的休假和病假是两码事。

- 每个医院都有关于保留前一年未休年假（通常是5天）的规定。这应由相关领导确认并记录在案，其他事宜均可面议。

- 重要的是，科室主任和值班负责人需要知道英国医学总会的规定或自愿承诺对你特殊照顾，因为有些事情（如关于监管、值班或不单独工作的要求）需要被纳入返岗计划的考虑范围。

- 如果患有抑郁症，在治疗中保持情绪稳定很重要。例如，初期夜间用药会引起早晨嗜睡，这对于你的稳定治疗又很重要，就可能需要推迟开始值夜班时间。这种情况就像因酒驾而不能开车一样，必须给予谅解。

返回工作岗位

复工日期应与相关人员讨论后确定。不要急于返岗或试图把返岗日期提前，医生比我们更知道如何合理安排时间。你自己认为对的事情，不一定能为科室所接受，你可能会在一段时间内变得"玻璃心"，可能经常会有一种被同事"考验"和批评的感觉。在你逐步返岗过程中，要随时提出问题，并及时调整之前的治疗方案，这很重要。当你第一次回到这个部门时，不要一味讨好，不要承担太多工作。一开始，你可能会觉得被孤立，同事们也对你存有戒心。

记住，在休病假之前，同事可能要替你的班，并忍受你因病而产生的异常行为，一些人可能还会因此感到不满，所以信任需要慢慢重建。参加"12步法"会议或寻求咨询会让自己更加坦诚，乐于分享一些个人信息。确保安全的情况下，可以采用上述方法，但那些不熟悉"12步法"恢复方案的人，往往会觉得这种坦诚具有威胁性，既不希望这么做也不知道如何应对。你会成为别人的谈资，这是人之常情，但热度很快会过去，每个人都有自己的生活要忙。即使你的情况成为头条新闻，那也只是"琐碎之事"，也就是说，热度一过，讨论便会烟消云散，生活也将继续向前。

回到工作岗位的前几周

- 早睡。

- 如果感觉有点文化冲击，不要惊讶——它确实存在！

- 如果有一段时间你所做的就是起床、工作、睡个好觉，请不要因此而担心。

- 不要觉得自己有义务承担新的工作——离开一段时间后很容易感到内疚，很想通过自愿接受新任务的方式来弥补。记住，在这个阶段，你的个人利益才是第一位的。

- 尽量积极一些并保持适当的热情，但不要做那些你觉得"份内"的事情。
- 确保所有出诊和预约都已列入初步计划。
- 在一段时间的病假后重返工作岗位可能会让人望而生畏，但请放心，这并不难，而且很多人都能顺利地完成这一过渡。

参考文献

[1] General Medical Council. Your health matters Practical tips and sources of support [Internet]. 2014. Available from: www.gmc-uk.org/–/media/documents/dc7210—your-health-matters-1215_pdf-56661104.pdf.

第20章 为患有精神疾病的医生提供服务

Clare Gerada 著 李继光 译

乔（Jo）感觉糟糕透了。上个月，他参加了一场关于职业倦怠方面的讲座，讲座结束时，他试图拨打卡片上的援助电话，但每次电话还没接通，他就挂断了。现在他每天都有自杀的想法，甚至已经开始绝望到梦见死亡。他开始囤积在不同药店购买的药品，觉得自己好像一直被阴影笼罩着，生活显得那么灰暗和空虚。工作是他唯一的消遣，每晚酗酒使他变得麻木、沮丧。几个月前，他医治的一名婴儿死于败血病，之后就引发了这种情况。他知道这不能怪自己，但在内心深处，作为一名医生，乔还是感到深深的自责。如果他经验再丰富一点，事情可能就会有不一样的结果。现在他每做一件事，都会在心中核对两遍。即使是休息日，乔也开始加班工作，只是为了反复确认自己的决策。他觉得自己作为医生很失职，竭尽全力仍未能挽救这条生命，孩子母亲脸上痛苦的表情在脑海中萦绕。他害怕寻求帮助，如果"他们"把他提交至监管机构怎么办呢？他不想透露任何细节，免得"他们"告知别人，可他甚至都不确定"他们"是谁。最终乔又打了一次电话，这次他让电话接通了，响了四声之后，电话的另一端发出了友好的声音："您好，我是娜迪亚（Nadia），有什么可以帮到您的吗？"乔哭了起来，告诉娜迪亚他很绝望，需要帮助。几分钟后，娜迪亚帮他预约了下周就诊。

医生出现健康问题并不罕见，其工作环境也并不特殊。乔得的是抑郁症，并不是特殊的疾病，他所需要的是同其他患者一样的药物和干预治疗。患精神疾病医生的治疗效果与非医生患者的一样好，甚至在某些情况下更佳。医生的不同之处在于他们寻求帮助及接受治疗的方式（见第 15 章和第 16 章）。罹患精神疾病的医生拖延病情的时间之久着实让我惊讶，对此，我也感到内疚。

本章旨在探讨患病医生可以获得哪些服务，这些服务在世界各地有何不同，以及什么是优质服务（就提高获得治疗机会而言）。

医生医疗服务

医生专属服务的优点：

- 鼓励患者尽早准确表述病情。
- 为患精神疾病的医生提供专家管理。
- 在治疗精神病、处理投诉、重返工作和纪律处分等诸多方面给予帮助。
- 可以迅速做出反应并及时开展治疗。
- 提供物有所值的服务。
- 能够更好地保护普通患者，让潜在患病医生接受治疗。

首个针对医生的具体方案是在北美制定的，主要目的是防止药物和酒精滥用引发医疗事故。现在世界各地也制定了很多方案，其中一些正处于试行期（关于监测、监管、协调），另一些更类似于社区精神健康医疗服务，普遍特征是可以提高医生享用医疗服务的机会。

评估

乔接受了第一次评估，他背靠在椅子上面对医生。医生明确告知他，除非出现事关自身和患者的严重情况，否则他所说的一切都会保密，乔终于放心了。他从来没有见过患精神疾病的人，如今自己却成为患者。尽管接受治疗让他倍感焦虑，但他还是开始陈述病情，他表达出婴儿死后自己的内疚。医生问了一些他并未想过的问题，这些问题引发了他的思考。当被问及为什么选择学医时，乔犹豫了。这听起来像老生常谈，

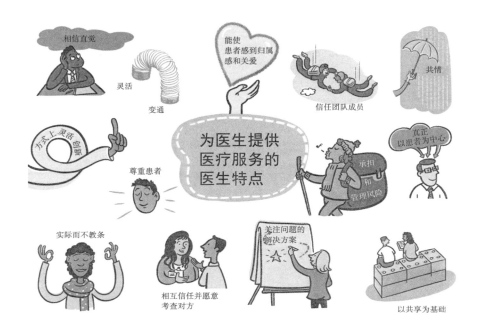

相信直觉

灵活

变通

能使患者感到归属感和关爱

信任团队成员

共情

方式上灵活自如

尊重患者

为医生提供医疗服务的医生特点

承担和管理风险

真正以患者为中心

实际而不教条

相互信任并愿意考查对方

关注问题的解决方案

以共享为基础

但起因是他年轻时受到了当地一位全科医生的激励。他儿时身患重病，去医院治疗是常事。那位医生总是那么和蔼，每次去看病都会给他一小包糖果。他想和这位医生做同样的事情，即"救治儿童"。医生又询问了一些相关问题，并帮他深入挖掘患儿死亡背后的潜在可能原因。寥寥数语的交谈就极大地缓解了他的情绪。咨询结束时，他自己都不知道为什么之前对就医之事如此千推万阻。

给同事进行治疗的医生必须像医治普通患者一样，正确记录病史。这可能是医生第一次讲述他们自己的故事，重要的是怀有同情心去倾听，但同时也要询问一些相关问题，比如他们为什么选择学习医学，是谁影响了他们的决定，为什么选择某医学院校和某专业。这些都让人感觉到他们的医学身份是不可动摇的，以及决定学医背后的强大动力。我们还会了解到他们工作中所产生的抱怨、遇到的困难或服务方面的不足。对于一些患者来说，重要的是要在征得同意的情况下寻求第三方的证实，如家庭成员或亲密的同事，尤其是在治疗成瘾症、双相情感障碍患者或其他复杂的精神健康问题时。

评估可包括身体检查，必要时还可进行血液常规、药物及酒精测试（尿液、血液或毛发）。

评估项目包括：

- 个人和家族病史（包括家族的其他医生）。
- 既往史和精神病史，包括所有成瘾行为。
- 在学校、研究生院和医学院的教育和工作经历。
- 休学和离岗经历及其原因。
- 目前的工作（包括私人诊所、学术工作）。
- 学术成就，包括获奖、突出贡献、未完成学业或学业延期情况。
- 是否涉及投诉、重大事件、移交监管机构。
- 财务问题。

记录病史有助于阐述医生的问题。我发现 5P 框架对此很有效果[1]。

易感因素（predisposing factor）——如早期创伤事件、家族精神病史、童年创伤和残疾。

诱发因素（precipitating factor）——导致某人寻求帮助的诱因，以及为什么现在才这么做。

提出问题（presenting problem）——描述求助的问题，思考问题出在何处。

持续性因素（perpetuating factor）——过于关注诸如财务或健康等次生问题，而忽略了当前疾病。

保护性因素（protective factor）——包括健康的应对策略、人际关系和愉悦的工作氛围。

多学科团队

以多学科方式为医生提供医疗服务时，临床医生的丰富专业知识对患者极为有益。共享决策和风险，对于工作环境艰难并极具风险的医生患者来说尤为重要。

治疗过程中，我们每周见面，讨论新患者的病情，并对每位患者施以关注。情况通常很简单，但有时需要仔细推敲，如还需要哪些医生参与、这些人选是否值得信任，或者他们是否需要暂停医疗团队中工作，以及可能存在的其他风险因素。

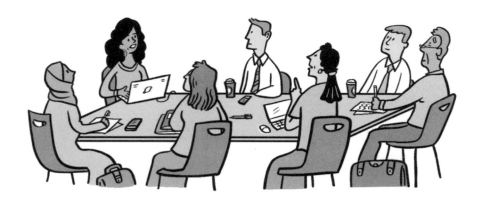

风险评估

大多数医生医疗服务中都有评估、处理和减少风险的方法。治疗患精神疾病的医生时，这一点很重要，而且我们必须注意到，其中存在两种患者：第一种，我们面前的患者（医生），可能对自己构成危险（包括职业性自我伤害）；第二种，这些患病医生正在治疗的患者，和患病医生不适宜继续工作时，可能受到伤害的患者，患病医生也可能对所在机构造成潜在的危害。我们提供医疗服务时，会对每一位患者进行风险评估。

根据问题的严重程度，我们将患者的风险等级分为绿色（最低）、琥珀色或红色（最高）。风险等级决定了患者的就诊频率及我们的随访频率。以绿色为例，它表示患者在必要时需要接受治疗。红色，表示患者需要特别关注，至少每周进行检查（面对面或电话）。对患者进行风险评级能使我们深入了解病情及其对行为造成的影响（如自杀风险或工作中崩溃的风险）。评估中重要的一点是确认医生能否在身体不适时，继续安全地工作。

阿里夫（Arif）住在医院里，他在最近成了代理医生。阿里夫的家人生活在利比亚，几年前他来到英国工作，现在很难再回去了。最近，阿里夫被一名患者投诉，称其对患者大喊大叫、态度粗鲁。他否认了这一点，解释患者不想找外国医生看病，有种族歧视，对此他很难过。然而在这之前，他就已经注意到了自己的变化，脾气暴躁，处事消极，除了工作，无所事事。他在英国没有朋友，没有家人，也没有真正的社交圈。他很悲伤，甚至是绝望。

阿里夫被评估风险等级为红色，属于高危人群。他一个人生活，住在医院里，过着与世隔绝的日子。他是在海外取得住院医师资格的，这意味着需要应对更多的文化、专业和社会问题。受到投诉，并被停职导致他情绪低落。我们要做的是务必与他保持密切联系（至少每周一次），并提供治疗，通常包括抗抑郁药、谈话疗法，以及让这些无法工作的医生参加我们的小组。我们也会围绕投诉提供帮助，希望可以解决矛盾，并帮助他正确地看待问题。

风险评估组评级	示 例
风险评估组评级为绿色（必要时检查）	• 轻至中度症状 • 良好的社会和家庭关系 • 其他因素（如没有重大经济问题，有同伴支持） • 同事的参与和支持

风险评估组评级	示　例
风险评估组评级为琥珀色 （每月检查）	• 双相情感障碍，接受过其他治疗，但仍极度不适 • 精神疾病伴其他可能引起的状况的问题（如等待监管决定的结果） • 社会支持不足 • 经济困难，但还能维持生活
风险评估组评级为红色 （每周或更频繁地检查）	• 双相情感障碍，未接受任何其他治疗 • 严重的抑郁情绪 • 体重指数（BMI）< 16 • 静脉注射药物 • 服用药物的麻醉师 • 患抑郁症的麻醉师 • 重大投诉或提交至监管机构 • 独居——尤其是在医院住宿时曾有过自杀企图 • 国际医学毕业生

保密

保密性：医务人员要了解医生工作的规章制度，这是保密工作的特点。重要的是，临床主治医生可以判断何时应对患者保密及保密等级。我们最好以团队合作的方式讨论问题、评估风险和制订治疗计划，从而明确保密的界限。那些不熟悉给医生患者治疗的精神科医生可能会在非必要情况下扩大事态。我还记得有一位因患有抑郁症而寻求帮助的患者，他发现自己的精神科医生在他不知情的情况下将其上报给监管机构，可悲的是，这位精神科医生错误地认为所有的精神疾病都需要公开。

医生必须信任提供援助的服务机构，并真正相信他们会得到保密的治疗。害怕信息公开可能是医生不去寻求精神疾病治疗的最常见原因。

确保我们保密治疗的一系列措施包括以下内容。

• 所有电子通信都使用唯一的保密号码。

• 尽可能避免书面通信。

- 医生可以使用假名注册。

- 所有员工，包括外部承包商，都必须遵守保密协议。

- 患者有权禁止任何临床医生查看记录或参与相关讨论。

- 当同一家庭成员、亲密朋友或同事也参与治疗时（这经常发生），要特别留意并做相应记录。除法律规定外，不向任何第三方透露记录内容。

- 坚持"他人之事，与我无关"的工作原则。这意味着，除特殊情况外，工作期间的言论不要带到工作以外，医生的保密性是最重要的。

即使有了这些保证，违反保密规定的情况仍难以避免。对于任何专业背景的患者都是如此。例如，在英国，必须通报某些传染病、某些犯罪行为，以及涉及危害儿童和成人人身安全的问题。对于主治医生来说，考虑到我们在患者身上所扮演的多重角色，有时有义务向监管机构上报其情况（或患病医生主动上报）。有证据表明，患病医生可能将自己的患者置于危险境地或继续其犯罪行为。

辅助服务

优质的医生医疗服务会提供系统的病后护理与治疗，包括集体与个人护理，还会提供一系列其他服务，如住院患者康复治疗、帮助重返工作岗位和开具处方药物。

医生医疗服务典范

北美医生医疗服务模式

北美的医生医疗服务已经开展了 50 余年 [2]。它们是为了应对医生高自杀率和高成瘾率而创建的，并试图用一种更富有同理心、类似治疗的方法来替代纪律处分。自创立以来，已发展成为数十亿美元的产业，基本覆盖全美各州，专为医生提供帮助和监管。它在美国医学会（American

Medical Association）的资助下，经医疗资格委员会授权得以发展。其具有双重角色，一方面帮助药物成瘾的医生康复，另一方面又向其同事、医疗保险公司、执照颁发委员会和公众保证这些医生可以安全行医[3]。尽管在教育、培训和预防方面其也具有职能，但基本上处于试行阶段。其设想是尽早发现物质使用障碍并积极展开治疗，从而可以保护患者和公众，有效避免医生遇到法律、监管和就业问题，进而保护其职业和生活权益。

北美医生医疗服务模式对签署正式、有约束力合同（一般为 5 年）的医生进行监督和监管。若有医生未能遵从建议，或者酒精或药物成瘾症复发，经报告后，国家医疗资格委员会对其加强监管，而不是施加纪律处分。合同中通常会指定权威的主治医生，定期随机进行药物测试（通常每周进行 5 次，至少 5 年），以及长时间不定期的工作现场考察。虽然北美医生医疗模式不直接提供治疗，但他们推荐医生必须要遵循的治疗方式。在大多数情况下，包括针对控制药物成瘾的住院治疗和基于"12步法"的门诊治疗，普遍依照匿名戒酒会、匿名戒毒会和其他"12 步法"项目的原则。同时由患病医生本人承担治疗和药物检测产生的费用及治疗师或精神科医生的费用。

参与并配合治疗且提供阴性检测报告的医生，将得到北美医生医疗服务模式及其资格委员会和其他机构的支持。相反，拒绝合同条款或被医疗资格委员会发现存在继续使用药物风险的医生，可能会被吊销执照。

北美医生医疗服务模式自称其本质是非处罚性的。例如，无权传讯、强制要求、实施制裁及进行惩罚或纪律处分。然而，参与者签署的监管合同中，大多数都要求将不遵守规定或病情复发及其他特殊的情况进行上报，包括治疗医生的行医资质批准报告。因此，尽管这一模式没有权力直接限制或吊销医生的执业资格，但通过这些报告机制能在很大程度上间接进行约束。虽然他们自称"严格保密"，但实际上这并不是传统的医患关系。从另一个角度来看，北美医生医疗服务模式可以帮助医生免于正式投诉，以及与此伴行的医务委员会的惩罚措施。这一模式的体系和问责制度，可以向医生提供支持、长期监督和管理及其他帮助。多年来，这些干预措施在改善药物成瘾、重返工作岗位和拯救医生生命方面取得了巨大的成功。对于那些参与该模式的人来说卓有成效，据报道，药物滥用患者的 5 年禁药率为 81%，复工率为 86%，鲜有证据表明它们会对患者产生严重的风险或伤害 [3]。

尽管它取得了成功，但也有人对其提出批评，特别是盈利与服务的利益冲突，可能会导致一些医生被迫接受不必要的治疗方案，从而背负巨额的债务 [4]。由于在参与过程中，费用可能高达数十万美元，因此有人指责北美医生医疗服务模式是医生自杀的导火索 [5]。某些方案被谴责缺少监管并具有惩罚性，剥夺了医生的权利，致使其无权质疑诊断结果 [6]。诊断治疗和干预几乎都是自费的，预后效果不佳或有经济困难的医生可能一开始就不会参与，调查结果没有包括此类医生数据。

英国医学总会

英国医学总会是英国的医疗监管机构，与北美医生医疗服务模式一样，英国医学总会不治疗医生，而是通过在医生行医执照上提出的保证（"承诺"）或条件（强制性要求）来提供病例管理 [7, 8]。总体要求包括以下内容。

- 定期参加康复会议（"12 步法"）。

- 参加治疗。

- 同意继续接受精神科医生的治疗。

- 允许参与医生患者治疗和管理的工作人员之间的信息共享。

- 限制工作时间。

- 同意测试（若涉及酒精或药物滥用）。

对于有其他精神健康问题需求的医生，可以寻求精神科主治医生的帮助并坚持其建议的治疗方案、监视工作场所、限制工作时间或工作地点。与北美医生医疗服务模式一样，患病医生应参与治疗，并遵循主治医生的建议。他们还将配有一名英国医学总会批准的医务监督员（由精神科医生担任）来负责监督进展情况，并根据医生工作场所监督员和其他医务从业人员提供的信息，向英国医学总会病例管理员发送报告。

英国国家医疗服务体系中的医生医疗服务

我负责的服务项目充分体现了"如果存在，就会有人来"的道理。我们是在 2008 年 11 月开始营业的，我记得当时非常担心是否会有医生来看病。其实我本不必担心，第一个患者在几分钟内就与我们取得了联系，10 年后，已经有数千人登记注册。该服务项目在英国开了先河（国家资助，免费使用），现在已经成为世界上最大的医生医疗服务项目之一。尽管有些医生是被主管或院方鼓励参加的，但他们不能将其作为纪律要求或绩效考核的一部分强迫医生参加。2019 年 10 月起，英国所有的注册医生和牙医都可以参与该服务。

我们提供的干预措施通常可以在常规的精神疾病门诊获得，此外还提供成瘾方面的住院治疗。如果需要，我们可以开处方并进行一系列的心理干预，包括小组治疗、远程治疗、面对面治疗和网络治疗。如果由于纪律或规章制度方面的要求，需要对医生进行监管，那么我们不会参与，而是由其他机构来负责，如英国医学总会、院方或职业健康部门。这是一项深思熟虑后的举措，以确保我们的核心功能仍然是治疗，而不是监管。

该服务提供以下干预措施。

- 电话咨询。
- 首次接触性评估、制订方案和多学科护理法的治疗计划。
- 短期干预，认知行为治疗，复发预防，短期心理治疗，病例管理。
- 针对精神疾病开具处方。

- 基于社区的脱瘾治疗、获得住院药物、戒酒及康复。

- 用其他药物替代阿片类药物依赖。

- 借助血液、尿液和毛发检测进行治疗。

- 报告撰写。

- 出席就业法庭或其他与工作相关的听证会。

- 具体的干预措施，如针对考试反复失败的行为疗法。

- 直接与辩护机构或律师联系。

- 必要时与教育主管或培训项目主管联系。

- 治疗小组。

- 为长期失业的医生提供专家援助（如因疾病或被开除）。

- 专家患者论坛。

在最初的 10 年里，已有超过 6200 名医生来我们这里寻求帮助 [9]。这些人中约 80% 都有精神健康问题；10% 有药物滥用问题，其余的则是各种其他问题。在有精神健康问题的患者中，约 80% 存在焦虑、抑郁、强迫症或适应障碍等问题；剩下的 20% 有严重的精神健康问题，主要是饮食失调或双相情感障碍，少数人有人格障碍或精神病。至于物质使用障碍，约 75% 与酒精滥用有关，10% 与药物使用有关，其余的与成瘾行为有关，其中成瘾行为或与药物和酒精滥用混合存在。10 年来，医生面临的问题几乎没有改变，即焦虑、抑郁、强迫症、酗酒和药物成瘾，发生变化的是它们的比例。在第 1 年，超过 1/3 的医生（36%）出现了与药物或酒精滥用（主要是酒精）有关的问题。而这一数字在 10 年间（2008—2018 年）已经下降到 10.1%；2017—2018 年，只有 7% 的医生出现成瘾问题。

从实际数字来看，在所有专科中，全科医生最有可能出现与成瘾有关的问题（占总数的 35%），这是因为全科医疗是体量最大的专科。然而，依据每个专科的人数加权，麻醉师、急诊科医生和牙科医生存在与成瘾相关问题的比例最高。这几年的另一个变化是相关监管机构的数量显著下降，从 33%（2008—2009 年）下降到 5.1%（2017—2018 年），2008—2018 年的平均值是 11%。同时，在过去的 10 年里，患者变得更加年轻，且女性更多。最初，男性比女性多（男性 53%，女性 47%），但 10 年后，女性人数远远超过男性（男性 32.5%，女性 67.5%）。平均年龄从 51.6 岁（2008—2009 年）下降到 38.9 岁（2017—2018 年）；在这 10 年里，患者的平均年龄为 41 岁（范围为 24 岁至 70 多岁）。此外，咨询师和全科医生更有可能出现复杂的精神疾病。成瘾是所有年龄段的特征。

结论

乔被建议进行认知行为治疗，并且他最终选择在线和面对面结合的方式进行治疗。当去精神科医生那里进行后续随访时，他感觉有明显好转。随着身体慢慢恢复，他更加认为参加同行反思性实践互助小组对今后的精神健康会有帮助，他选择加入互助小组。

给予医生适当的援助，他们不仅能成为合格的患者，还会成为优秀的患者，能够平安返回工作岗位。他们能听从建议，治疗效果普遍良好。医生会专注于康复治疗，世界各地成千上万的人已经参加了我的服务项目和其他类似的服务项目，并且病情得到了改善。所有这些因素都说明了为医生提供便利且保密服务的重要性，而提供服务的工作人员也十分了解这一难以接触人群的特殊需求。

参考文献

[1] Friendly Formulation-Psychology Tools [Internet]. Psychology Tools. 2020 [cited 23 January 2020]. Available from: www.psychologytools.com/resource/friendly-formulation.

[2] Federation of State Health Physician Programs [Internet]. Fsphp.org. 2018 [cited 28

September 2019]. Available from: www.fsphp.org/state-programs.

[3] McLellan A, Skipper G, Campbell M, DuPont R. Five-year outcomes in a cohort study of physicians treated for substance use disorders in the United States. *BMJ* 2008; **337**(1): a2038.

[4] Tjia J, Givens J, Shea J. Factors associated with undertreatment of medical student depression. *J Am Coll Health* 2005; **53**(5): 219–24.

[5] Lenzer J. Physician health programs under fire. *BMJ* 2016; **353**: i3568.

[6] Anderson P. Physician Health Programs: More Harm Than Good? [Internet]. Medscape. 2015 [cited 28 September 2019]. Available from: www.medscape. com/ viewarticle/849772#vp_5 and https://disruptedphysician.blog/2015/09/12/physician-health-programs-more-harm-than-good-state-based-programsunder-fire-pauline-anderson.

[7] General Medical Council. How we work with doctors with health concerns [Internet]. Improving medical education and practice across the UK. 2017 [cited 23 January 2020]. Available from: https://gmcuk.wordpress.com/2017/09/12/how-we-work-with-doctors-with-health-concerns.

[8] General Medical Council. Your health matters. Practical tips and sources of support [Internet]. Available from: www.gmc-uk.org/-/media/documents/dc7210---your-health-matters-1215_pdf-56661104.pdf.

[9] Gerada C, Ashworth M, Warner L, Willis J, Keen J. Mental health outcomes for doctors treated at UK Practitioner Health Service: a pilot study. *Res Adv Psychiatry* 2019; **6**(1): 7–14.

第 21 章　移民医生

Clare Gerada　著　　　李继光　译

几个相关概念：

国际医学毕业生一词是指在海外获得住院医师资格的医生。

专科医生助理员工是指担任主任医师（领导）助理或无培训职级的医生。

亚裔黑种人少数族裔群体（black Asian minority ethnic group，BAME）。

有确凿证据表明，在海外取得住院医师资格的医生会面临更多的挑战和歧视。与英国本土医生相比，这些医生面临以下难题[1]。

- 更有可能遭遇欺凌和骚扰。

- 更有可能感到自己在单位的参与度不高。

- 更加没有信心关注患者的护理（其比例是其他医生的 2 倍）。

- 害怕被指责或承受不利后果。

种族歧视等因素会影响精神健康，反过来会影响临床表现，导致工作困难，甚至带来更多的精神痛苦，这形成了一种恶性循环。移民医生的问题变得更加复杂，因为他们需要适应新的国家、陌生的工作环境和不同的职业文化，还要应对移居新国家所要面临的实际问题，如寻找住处、开立银行账户等。而这些医生在治疗服务中没有发言权，容易受纪律处分。

国际医学毕业生和精神疾病

罹患精神疾病的医生比其他人更容易被忽视。尽管国际医学毕业生占英国医生注册人数的 40%，但在我的患者中，只有 15% 是国际医学毕业生，该数据在新冠病毒流行期间上升至 25%[2]。这可能是因为国际医学毕业生的精神疾病发病率比在英国接受医学教育的人要低。但我认为这不是实际情况，我更相信原因在于他们难以获得治疗。有证据表明，在移民输出国和输入国，被迫移民者的健康状况往往优于一般人群。那些横跨欧亚大陆的人必须经过几次考验才能到达所在国，这种健康移民效应反映了只有适者才能生存。然而，不论在哪个国家取得住院医师资格，医生往往是流动性非常强且接受过良好教育的特殊群体，似乎没有理由解释移民者的健康状况与一般人群的明显不同。但在对此进行详细和系统的研究之前，这只能是猜测。我们在服务过程中看到的这些国际医学毕业生会经常独自面对问题，不知该向谁寻求帮助，并且初来乍到时情绪往往不稳定。由于语言和文化上的差异，他们一般不去职业健康部门或家庭医生那里就诊，他们的精神疾病更有可能被误诊为行为问题，甚至可能会受到纪律处分。而这些医生就诊的原因是他们在工作中受到投诉后变得抑郁，通常是因为被指责缺乏团队精神或对他人有攻击性。这就像我认识的一些医生，他们来自世界上那些饱受战争摧残的地区，患有创伤后应激障碍，当时并未就医确诊，但如今却被误诊为不善沟通。

国际医学毕业生不仅寻求帮助困难重重，接受罹患精神疾病这一事实也同样难度不小。受文化因素影响，医生往往不承认精神疾病的存在，认为它只是伪装或升华成为一种身体健康（躯体）障碍。国际医学毕业生经常会担心，如果他们承认有精神疾病，行医执照将被吊销，甚至可能面临自己和亲人被驱逐出境的风险。如果国内或国外的家人要靠他们的这份医生工作维持生活，这种担忧就会加剧。

国际医学毕业生所面临的具体问题

国际医学毕业生面临着英国本土医生所没有的更多压力。离开自己的祖国对任何人（不仅仅是医生）来说都是艰难的。移民者要面临并应对被孤立，以及孤独感所带来的痛苦和各种歧视。我的父亲在 20 世纪 60 年代中期从马耳他来到英国，并在海外取得了职业资格。为了找到工作，他不得不低三下四带着妻子和 4 个不满 5 岁的孩子在英国各地从事各种临时工作。我们最终选择定居在英格兰东部，我父亲在那里独自承担着彼得伯勒（Peterborough）贫困地区的全科医生工作。尽管他后来在事业上取得了成功，但父亲再也没有机会进入到更知名的本土全科医生团体，他觉得自己一生都和新兴的皇家全科医师学会（Royal College of General Practitioner）无缘。我很好奇，如果他当时知道自己的女儿最终能成为这个学会的领导会怎么想。我感到很荣幸，因为我做到了，而且我是学院近 50 年历史上第二位担任这个职务的女性。我父亲的故事并不稀奇，20 世纪 60 年代，大批来自东南亚的医生被招募去贫困社区或很难满足临床需求的领域。这些领域难以招募到足够数量的医生的原因和今天一样，如偏远和农村地区（如北威尔士）、有大量移民的市中心地区（如英格兰中部或东北部），以及精神病学、全科医学和急诊医学等专业。这些人往往无法继续从事原有专业，有些人甚至在以后的职业生涯中无法从事主任医师或具有职级的岗位。和我父亲一样，他们都为国家医疗服务事业和社区做出了重要贡献。正如英国皇家全科医学院前院长马尤尔·拉克哈尼（Mayur Lakhani）在南亚医生庆祝活动时说：

如果没有前辈们的汗水、创新和勇气，没有对患者全心全意的奉献，英国的全科医疗服务事业就不会有今天的成就。事实上，没有他们，我们的职业和英国国家医疗服务体系可能根本就不存在 [3]。

尽管他们为此做出了贡献，但这些医生和此后的每一位移民医生都面临着种种问题，更易罹患精神疾病。

来到另一个国家意味着无法获得社会、文化、经济和其他各个方面的支持。从决定离开家乡的那一刻起，移民医生就面临着生活保障方面的难题，如严格的签证审批、复杂的医疗注册程序及语言考核。移民之后，挑战还在继续，因为他们必须完成复杂的就业和专业培训要求[4]。即使他们能流利地使用当地语言，也需要掌握习语、特殊语法和口音，非言语方面的交流也必不可少。他们需要学习如何掌握和理解面部表情、手势、姿势、语调和身体动作，例如，在诊治过程中，向患者告知噩耗时，何时应该与对方接近以示善意；当患者误解非言语交流时，也会出现困难，如果医生不能识别患者的信号，可能会被视为冷漠甚至粗鲁[5]。

经济上缺乏保障是移民医生普遍担心的问题。即使跨过了初步的生活障碍（可能需要数月甚至数年），在工作中立足也是非常困难的。通常情况下，国际医学毕业生在申请带薪工作前，必须先从事无薪临床实习工作，而带薪工作也可能是无职级、一系列临时合约（临时或短期）或医生助理级别的工作[6]。因此，英国培养的白种人医生在主任医师和具有职级的培训岗位中占主导地位，而黑种人、亚裔和少数民族群体，尤其是国际医学毕业生，在低级别岗位（如专科医生助理员工）中占更大比例也就不足为奇了[7]。

人们有与他人建立社会关系的基本需求。在困难时期，这种关系维系着我们的生活。对于那些不断更换临时性工作，或者岗位流动性强（如急救或兼职）的不稳定人群，想建立社会关系就变得尤为困难，而这些都是移民医生最有可能从事的医学岗位。一位移民医生在个人观点中描述了这种无归属感：

两年前，我因参加精神病学海外医生培训计划来到英国。这是我第一次出国旅行，我带的钱很少，在英国也没有亲戚朋友。对于像我们这样的人来说，很难想象刚到一个新的国家，自己会是一种什么状态。乡村万籁俱寂；与陌生人凝视时感觉明显不适；在伦敦地铁里，每个人都试图躲在报纸后面，他深感惊异；无法对陌生人的微笑做出回应（因未曾见过陌生人的微笑）；以及初识种族刻板印象带来的影响。所有这一切都是令人不安的经历。对大多数人来说，这一系列互不相关的经历汇聚成了一种与众不同的感觉，究竟应该保持接触还是需要回避，令人左右为难[8]。

学者多音·阿特沃洛金（Doyin Atewologyn）和罗杰·克莱恩（Roger Kline）共同发表了一份广为传阅的报告，题为《无法就医》，他们在向英国医学总会报告减少健身和锻炼不均衡问题时发现，国际医学毕业生面临着强烈的"外群体"偏见和排斥，他们被视为"苦力""隐形劳动力""二等公民"和"不知名的人"[9]。他还描述了医疗机构圈内人和局外人的群体特征，这与许多人可能在童年时期的操场分组游戏中所熟悉的广泛社交过程相似。这揭示了他们拥有特权的途径，并与来自不同种族、文化和用工关系的医生的地位按等级顺序联系在一起。国际医学毕业生通常被视为这一层级的底层，因其被视为"没有良好的医疗资质"；临时医生不被管理人员接受，专科医生助理医生认为他们的同事觉得他们"不够好，不能成为主任医师"。此外，在报告的研究过程中，作者从医生那里了解到他们在医疗服务中有不同的"群体"，这些"群体"主要是根据人的肤色来划分的，未在英国接受医学教育的非白种人（被视为"圈外人"），以及在英国接受医学教育的白种人（被视为"圈内人"）。若想建立这两个群体之间的交流极其困难，他们都因各种原因，固守各自的信念、期望、工作模式和社交网络。其中"圈内人"的特点是拥有强大的凝聚力和向心力，并在困难时期相互支持和帮助。

或许国际医学毕业生面临的最大（也是最少被提及的）问题是歧视，它可能来自于患者、同事、管理人员或公众。亚裔黑种人少数族裔群体中，3/4 的全科医生（其中许多人有海外医学教育经历）都面临着来自患者的种族歧视 [10]。苏格兰医生普南·克里山（Punam Krishan）和英格兰西北部的外科主任医师拉达克里希纳·山巴格（Radhakrishna Shanbhag）所经历的种族歧视，使人们意识到种族歧视如何影响医生，并使他们成为这种行为的受害者的 [11, 12]。这两个人都是拥有印度血统的英国医生，普南是格拉斯哥的一名全科医生，得知一位患者不想预约"亚洲"医生。当接待员说："她是苏格兰人"时，患者回答道："她看起来不像苏格兰人"，于是接待员问道："那苏格兰人长什么样？"同样，当拉达克里希纳·山巴格讲述一位患者要求白种人医生为他们治疗时，她流下了眼泪，觉得自己一无是处。

普南和拉达克里希纳在面对种族歧视时多次勇敢地说"不"。两名有海外教育经历的成功医生——卡伊拉什·昌德（Kailash Chand）和巴姆拉（JS Bamrah）也讲述了自己在考试、面试和择业时遭到歧视的经历。他们说到，尽管两人在各自的职业领域都很成功（一个是高级心理咨询师，另一个是全科医生领导），但也并不总是一帆风顺。他们讲到，那些看似善意的同事却对他们说了一些如今看来是歧视性的话语。这种事发生在他们身上的压力之大，是我们难以想象的 [13]。

当我还是英国皇家全科医学院主席时，我因被指控在学院的专业考试中歧视少数民族医生而面临司法审查，该考试是英国所有全科医生必须参加的专业考试。对于大多数考试来说，无论是机考、笔试、模拟考试还是口试，不同人群在相同测试中的成绩会存在差异，这是由于一系列复杂的个人、文化、制度和结构性因素对平等所造成的影响。在所有医学专业和所有非白种人族裔群体中，不同人群之间相同测试的成绩存在差距是普遍存在的，亚裔、黑种人和少数族裔医生的不及格率比白种人医生要高出 2.5 倍 [14]。在学院专业考试中，英国的亚裔、黑种人和少数族裔毕业生初次考试不及格的可能性是英国白种人毕业生的近 4 倍，其中亚裔、黑种人和少数族裔国际医学毕业生初次考试不及格的可能性是英国白种人毕业生的近 15 倍 [15, 16]。这种成绩模式在不同的专业考试中是相同的 [17]。学院专业考试遭到质疑是我领导生涯中一段非常痛苦的回忆，言外之意，我觉得自己是因剥夺他们成为全科医生的权利，才被指责歧视亚裔、黑种人和少数族裔和国际医学毕业生的。想到我也是移民的女儿，因此这一指控发生在我任期内似乎很具有讽刺意味。这项质疑最终被驳回，但它引发了其他皇家学院（不仅仅是我自己的学院）的深刻反省，为什么不同群体通过率会有如此大的差异，为什么我们建立的体系会让努力工作的同事感到失望。英国医学总会的报告指出，通过率的差异反映的是学习方式，而不是学术能力或考试本身 [18]。学习是一种社会活动，因此，在医学领域，强大的伙伴支持和学习网络对成绩有显著影响也就不足为奇了。我之前提到过"群体"一词，非白种人医生很可能无法参加学习和复习小组来促进学习，他们失去了效仿有英国考试经验者答题的机会。有证据显示，教员在给来自不同背景的人反馈时可能也会感到不安，这意味不良习惯或做法难以根除。不可否认，考试是基于所在国的社会文化规范进行的，因此，在英国可能会优先考虑占主导地位的白种人文化而不是其他文化的学习和考试方式，这也是英国出生的亚裔、黑种人和少数族裔医生不及格率更高的原因。

除了考试不及格之外，非白种人和非英国本土医生在其他方面同样占更高的比例。这些医生更有可能遭到投诉，并受到纪律处分，与非国际医学毕业生相比他们往往会受到更严厉的制裁。在 2012—2016 年，国际医学毕业生亚裔、黑种人和少数族裔医生中有将近 25% 受到投诉，而英国亚裔、黑种人和少数族裔医生中这一比例为 17%。国际医学毕业生受到严重纪律处分和被提交至英国医学总会的比例比英国毕业的医生高2.5 倍 [9]。其根本原因是医疗体系中根深蒂固的偏见对国际医学毕业生所产生的不公正影响。国际医学毕业生也可能在更贫困的地区工作（就像我父亲一样），这些地区由于人力缺乏、患者疾病负担重和资金不足，导致工作压力更大。而国际医学毕业生很少会选择治疗移民和少数族裔群体，在这些人中，全科医生和患者之间往往会缺乏共同语言[18]。

脱离了家庭和社交圈的人在自经济、生活和情感方面获得的支持更少，而这些支持是保持精神健康的关键。巴姆拉和昌德写道，移民的情感负担是造成移民医生健康问题的主要原因：

用人单位和法定机构完全有能力妥善处理这些因素。压力和抑郁的后果是严重的，如收入损失、再就业问题、签证限制、精神健康的污名化等，甚至会导致患病医生自杀，因此处理不当不仅会给英国国家医疗服务体系带来巨大的损失，也会给医生个人和家庭带来巨大的灾难[13]。

结论

对国际医学毕业生来说，要想在复杂的医疗监管和医疗保健制度中找到正确的方向十分困难。此外，移民通常还会面临其他障碍——包括学习语言的细微差别、适应文化规范，以及如何在严格的医疗实践等级制度中找到出路——这并不奇怪，对于国际医学毕业生来说，通往成功职业生涯的道路上还有更多的挑战，而正是这些挑战增加了他们患精神疾病的风险。

穆罕默德的经历说明了国际医学毕业生所面临的复杂问题：

穆罕默德在第一次预约就诊时提前了 2 小时 2 分钟到达。医生第一次预约早到并不罕见，但 2 小时 2 分钟可能是一个记录。其实在第一次预约之前，我们办公室就得知了他的情况。他在上个星期打电话求助，说事情很紧急——"你一定要帮我！"他在电话里喊道，"如果你不帮我，我就会失去工作。"他的口音很重、语速很快，让人很难完全理解他的意思，但能听出他苦恼和急切，医生为他安排了最早的就诊时间（4 天后的 17 点 15 分），也已邮件确认。第二天，他打电话确认时间、地点和接诊医生。在就诊前一天，他再次拨打电话，进一步确认就诊事宜。就诊当天赶来的路上，他说由于交通拥堵可能会迟到。但他在 15 点 17 分就已抵达，由于过度焦虑，他误读了 24 小时制时间。

穆罕默德讲述了他的经历。他在埃及取得了职业资格，然而当他的政治信仰被当局得知后，他不得不移居英国。他的本意是去寻求庇护，可是当他从埃及离开外科主任医师岗来到英国时，不得不从住院医师岗位重新开始。他告诉我，在埃及的时候，他一直雄心勃勃，积极努力，在期末考试中名列前茅，并找到了很好的工作，"不像在这个地方"，他突然说道"他们把你当狗屎一样对待，让你做所有糟糕的工作"。他是一个人来的，把妻子和两个年幼的儿子留在埃及的父母身边，每个月还给他们寄生活费。他曾梦想在英国定居，这样就能和家人团聚，但他从未真正定居下来。他见到他两个儿子机会很少，他们现在都成年了，但他还在给家里的妻子寄钱。

通过必要的语言考试后，他先找了一份无薪助理岗位，然后做了长时间的临时医师工作，最后终于找到了从事急诊工作的职位（他尝试过外科岗位，但从未被录用）。最近几个月，他在很多地方担任临时代理医师。在过去 3 个月的时间里，东奔西走就职于英格兰和威尔士的 10 家不同的医院。如果提供住宿，他会入住提供的宿舍，如果不提供住宿，他可能会入住提供早餐的旅馆，但大部分时间他都住在医院停车场内自己的车里。毕竟，这比在酒店床上睡几小时要便宜得多。

他注意到自己毫无食欲，体重下降，尽管当时没有注意到，但现在他意识到自己越来越累，越来越沮丧。他告诉我，他一直感到难过，经常会有自杀的念头。有一次上夜班后，一位护士抱怨他对患者的治疗方案，他拒不接受。但他承认也许是因为疲惫和愤怒，他的声音可能有些大。在接下来的几天里，护士总是看着他，甚至在他值班的时候给他录音，他十分担心。他注意到在员工休息室这个护士一直在嘲笑他。几天后，他被科室主任叫去，然后被告知不能在这里继续工作了，必须离开。他感到很绝望，甚至产生了自杀的念头。在离开之前，他在医院的值班病房里看到了一份传单，联系了我们。

穆罕默德阐述了国际医学毕业生要面临的多重问题。他患有明显的抑郁症——过度警觉、偏执、觉得自己一无是处和绝望。他无法入睡，考虑到他的状况，这并不奇怪。和其他人一样，他在寻求治疗方面存在障碍，而他的孤立感又加剧了这种障碍。他害怕公开自己的精神疾病状况，以防（他认为）自己会被驱逐出境。同样，他缺乏词汇上和情感上的语言来描述他的感受。我的服务帮助他理清了他所面临的问题。我们作为他的支持者，将情况报告给他的工作单位并对他展开治疗，治疗方案包括使用抗抑郁药、进行简短的认知行为治疗课程，以及将他纳入医生专属治疗小组，在那里他可以毫无顾忌地分享自己的经历。

那些最弱势、最脆弱的人在压力下面临着最大的风险。许多国际医学毕业生们都属于这一类人，他们也支撑着并不景气的医疗服务事业。重要的是，我们要认识到这些医生面临的困难和他们不断增长的精神疾病风险。这些医生是英国国家医疗服务体系的命脉，他们做着许多英国本土医生不愿做的工作，包括无休止的繁重的轮班工作。如果没有这些医生，我们的医疗体系就会崩溃，因此我们必须确保他们得到平等的待遇。

参考文献

[1] Harris S. Are BAME doctors treated unfairly? Available from: www.medscape. com/

viewarticle/924049?nlid=133703_5170 & src=WNL_ukmdpls_200129_mscpedit_gen & uac=288666AV & impID=2260058 & faf=1.

[2] The medical register [Internet]. Gmc-uk.org. [cited 18 January 2020]. Available from: www.gmc-uk.org/registration-and-licensing/the-medical-register.

[3] RCGP. Migrants who made the NHS. Available from: www.rcgp.org.uk/about-us/news/2018/april/migrants-who-made-the-nhs-college-pays-tribute-togps.aspx.

[4] Ratcliff C. Integrating international medical graduates. *Future Healthc J* 2019. DOI: https://doi.org/10.7861/futurehosp.6-1-s176.

[5] Coelho K, Galan C. Physician cross-cultural nonverbal communication skills, patient satisfaction and health outcomes in the physician-patient relationship. *Int J Fam Med* 2012; 376907.

[6] Fazel S, Ebmeier K. Specialty choice in UK junior doctors: is psychiatry the least popular specialty for UK and international medical graduates? *BMC Med Edu* 2009; 9(1): 77.

[7] GMC. Survey of specialty and associate specialist (SAS) and locally employed (LE) doctors. Available from: www.gmc-uk.org/education/standards-guidance-and-curricula/projects/survey-of-specialty-and-associate-specialist-and-locally-employed-DOCTORS.

[8] Singh S. Cultural adjustment and the overseas trainee. *BMJ* 1994; **308**(6937): 1169.

[9] Doyin Atewologyn D, Kline R. *Failure to Refer; Reducing Disproportionality in Fitness to Practise Concerns Reported to the GMC 2019*. Available from: www.gmc-uk.org/news/news-archive/fair-to-refer.

[10] Mahase E. Quarter of BME GPs experience patient discrimination at least once a month [Internet]. *Pulse Today*. 2018 [cited 18 January 2020]. Available from: www.pulsetoday.co.uk/news/quarter-of-bme-gps-experience-patient-discrimination-at-least-once-a-month/20036640.article.

[11] Johnson S. My patient made racist remarks about me. I decided to do something about it [Internet]. *The Guardian*. 2019 [cited 18 January 2020]. Available from: www.theguardian.com/society/2019/jan/22/patient-racist-remarks-nhs.

[12] Can I have a white doctor for the operation?': Racist abuse against NHS staff almost triples, ITV News finds [Internet]. ITV News. 2019 [cited 18 January 2020]. Available from: www.itv.com/news/2019-10-31/can-i-have-a-white-doctor-for-the-operation-racist-abuse-against-nhs-staff-almost-triples-itvnews-finds.

[13] Bamrah JS, Chand K. Medics, migration and mental illness. *Sushruta* 2020; 13(1). Available from: www.sushruta.net/March-2020.

[14] Shah R, Ahluwalia S. The challenges of understanding differential attainment in postgraduate medical education. *Br J Gen Pract* 2019; **69**(686): 426427. DOI: https://doi.org/10.3399/bjgp19X705161.

[15] GMC. Relationship between general practice selection scores and MRCGP examination performance. Available from: www.gmc-uk.org/about/what-we-do-and-why/data-and-research/research-and-insight-archive/relationship-between-general-practice-selection-scores-and-mrcgp-examination-performance.

[16] Patterson F, Tiffin P, Lopes S, Zibarras L. Unpacking the dark variance of differential attainment on examinations in overseas graduates. *Med Educ* 2018; **52**(7): 736–46.

[17] Regan de Bere S, Nunn S, Nasser M, Plymouth University Peninsula Schools of Medicine and Dentistry. Understanding differential attainment across medical training pathways: a rapid review of the literature Final report prepared for The General Medical Council [Internet]. Available from: www.gmc-uk.org/–/media/documents/GMC_Understanding_Differential_Attainment.pdf_63533431.pdf.

[18] Atri A, Matorin A, Ruiz P. Integration of international medical graduates in US psychiatry: the role of acculturation and social support. *Acad Psychiatry* 2011; **35**(1): 21–6.

第 22 章　医学生

Clare Gerada　著　　吴锦辉　译

记得那是 1977 年刚过完圣诞节的第二天，我收到了一封信，信里通知我，我被医学院录取了。那是我人生中最幸福的时刻。

我终于踏上了那条小时候就一直梦想的医学之路。动身去学校报到的前几周，爸爸带我去了位于高尔街（Gower Street）拐角的那家叫路易斯（Lewis）的书店，旁边就是我即将就读大学的临床医学院。爸爸给我买了《格氏解剖学》（Gray's Anatomy）和《普莱斯的医学教科书》（Price's Textbook of Medicine）两本书，到现在我还珍藏着。在医学院的解剖台旁，我度过了对我们成长来说至关重要的一段时光，并结交了许多亲密的朋友。我慢慢地爱上了戏剧和美食，还有伦敦这座城市。当然，日子也不总是一帆风顺。刚上医学院的头几个月我倍感孤单、寂寞，因为结交朋友也需要点时间；加上要掌握的医学知识浩如烟海，把我弄得焦头烂额；几段分分合合的感情经历也让我的心情大起大落。毕竟，对于一名还没走出青春期、刚刚就读医学院的女孩来说，生活中还能有什么天大的事情呢？在接下来 5 年的医学院生涯里，我渐渐掌握了医生必备的专业知识，也学会了如何才能在医学的舞台上找到自己的位置。

不知道如今年轻的学子们，走上医学道路的初衷是否和 50 年前的我一样，是否知道自己真正喜欢什么。每个人对于医生这个职业都有着不同的诠释，有的人的理解来自道听途说，而有的人以为医生就像电视上演的那样。其实，即使像我这样一个从小就对医学耳濡目染的女孩，也无法想象学医需要积累如此多的知识——它们五花八门、深不可测，或许今天刚学会，明天就忘得干干净净（到现在我也没弄明白，为什么要记住三羧酸循环这个概念）。

把一名刚进入医学院的门外汉培养成专业医生，绝不是一朝一夕的事情，而且现在这个战线越拉越长。从开始决定学医到最终产出"医生"这个成品，我们必须通过一些"仪式"来完成这一转变，这一点我在第1章也介绍过。医学院的第一年，第一次看到死者的尸体；二年级临床实习，第一次触碰真正的（活的）患者；三年级时骄傲地穿上了白袍；四年级时开始采血；在医学院的最后一年，临床实习时配上了呼叫机，这些都是记忆中的里程碑。而也许最鲜活的记忆，是刚得知期末考试结果时，在公用电话亭里给父亲打的那通电话，"嗨，爸爸，我是杰拉达医生"。直到今天，回忆起这段经历，我还无比自豪。医学培训的结果是，我们学会了用一种不同的方式来思考问题、谈论患者和疾病；看待死亡和残疾也与以前不同——我们不再像普通人那样带着恐惧，而是心怀共情和足够的洒脱。我们渐渐懂得，在医学的道路上理想主义和现实主义并驾齐驱，这源于知识塑造理想主义，而怀疑主义是知识形成的根源。如果有人问我，要是能回到从前，还会选择学医吗，我会说，无论我面前出现多少次不一样的机遇，我还是会毫不犹豫地做出同样的选择。我希望现在的年轻人在踏上医学之旅时也能像我一样不忘初心。

本章将会探讨医学生的精神疾病，以及在医学培训过程中精神健康对个人的影响。由于医学专业涉及的研究领域很多，现在还无法进行不同年代的数据比较，所以目前对医学生精神疾病的比例是否有所上升暂无定论。

医学生的精神健康问题

对医学生精神健康问题的研究已持续数十年。有一些书针对医学生多年医学培训、临床检验、医患关系和个人发展情况进行了跟踪随访的研究，就像研究野生动物一样，研究其自然习性、关系和发展[1]。我最喜欢的一本书是西蒙·辛克莱（Simon Sinclair）撰写的《培养医生：一种制度上的学徒训练》[2]。引用英国皇家精神科医学院前院长西蒙·韦斯利（Simon Wessely）（也就是我丈夫）的话，"所有医生都应该仔细研读这本书[3]。"我同意他的看法。辛克莱先后接受过心理学和医学人类学的培训。他的这本书从人类学视角对医学生进行了深刻剖析。研究时间是从临床前第一年到成为注册医生的阶段。辛克莱曾在我就读的大学临床医学院进行了为期一年的"实地考察"，他在此期间观察学生的工作、休息及娱乐活动。他在参加课堂小组讨论和病房查房时，通过观察学生在解剖室、公共休息室、橄榄球俱乐部、酒吧里的行为来开展研究。这就是他提出的"幕后培训"。"幕后培训"会让学生形成一种他所谓的"性格"（或认知范畴）。这些是有别于通过知识途径来了解世界的方式。在医学培训期间，一个人所获得的知识和经验会不知不觉地对学生造成潜移默化的影响，影响学生未来的经济地位、社会地位和责任感。它会决定学生在迈向成为医生的最后过渡阶段的行为。在整个医学培训的过程中，学生的角色会发生转变。在课堂上是一名观众，到查房时就变成了观众和演员的结合体。处于实习医生阶段时，学生又会成为一名全职演员。在这个实践过程中，他们通过不同的镜头看世界，正如西蒙所描述的那样，"首先是基于科学研究，然后才是病理性治疗。"大多数学生能完成从学生到医生的转变，但在这个过程中他们必须适应不断发生的变化，有一些学生会因为理想破灭，变得愤世嫉俗，精神状态每况愈下，终日郁郁寡欢。

学者珍妮·弗斯·科岑斯（Jenny Firth Cozens）自 20 世纪 80 年代初就致力于研究医学生的精神健康问题。由于要应对学业要求并适应社会环境，所有学生都面临着压力，而医学生的压力尤其巨大。由于学制长、课业重、考核名目繁多，还要应对临床环境，医学生会比普通学生面临更多的挑战。弗斯·科岑斯试图评估这些因素对学生精神健康的影响。我一直对她的研究很感兴趣，不仅仅是因为她的学术水平，还因为她的研究时间正好与我个人的职业发展时间线相吻合。弗斯·科岑斯第一项研究的对象是 1980 年就读临床二年级的学生们，恰好那一年我也是临床二年级。她发现医学生"情绪障碍"的患病率为 31%，并且在男性和女性之间没有明显差异[4]，而年轻失业男性的患病率仅为 10%。没有证据表明，这些高患病率与慢慢转变成为医学生患者的数量有相关性。大多数学生没有寻求帮助，而是"独自应对"（获取执业资格认证后，这种情况还会持续）。当被问及是什么原因让他们如此痛苦时，最常见的回答是"不被重视"和"感觉自己没用"。两年后，她开始了第二项研究，而促使她开展此项研究的催化剂正是两名住院医师的自杀事件[5]。这些学生刚刚成为实习医生（获得学位后第 1 年），他们接受了同样的测试，不同的是这次测试还包括抑郁症的衡量标准。测试结果是"情感障碍"的比例现在是 50%（而公务员的比例是 36%），抑郁症的比例接近 28%，这个数字说明情况相当严重，已经达到需要接受治疗的程度。在医学生中的抑郁症比例如此之高，即使现在，我仍然对这一数字感到震惊，只是当时基本没有人讨论精神健康问题，更不用说思考解决的办法了。这些年轻人刚刚踏入"医学的殿堂"就开始承受这么多的精神痛苦。"工作倦怠"是被提到的导致"精神痛苦"最多的原因。当时住院医师平均每周工作时间为 80 个小时，工作时长会增加到 120 个小时的情况也并不少见，他们在整个周末都要随时待命。然而，令人感到惊讶的是，虽然住院医师自我报告说倦怠是精神痛苦的主要原因，但从倦怠与抑郁症评分图表的分析来看，这两个变量之间并没有相关性。事实上，她后来研究得出的结果恰恰相反[6]：医生精神状态越好，工作时间越长，这一结果也得到了其他研究人员的证实[7]。

今日精神疾病

继珍妮·弗斯·科岑斯开展研究以来（还有其他更早的研究，主要在北美地区开展），已经有数百名来自世界各地的医学生参与。绝大多数研究发现，医生的精神疾病患病率不仅不低于同年龄段的其他背景人群，甚至更高一些。已经发表的多篇系统综述证实了这一点。例如，2016年发表的一项涉及来自43个不同国家的研究证实了这一发现[8]。医学生抑郁症或有抑郁症症状的总体患病率为27%，患病率范围为9%～56%。自杀意念为5%～36%[9, 10]。在对比评估医学院前和医学院期间出现抑郁症症状的研究中，这一症状增加了14%（0.6%～35.3%）。与弗斯·科岑斯早期研究一样，学生们更喜欢"独自应对"，在那些抑郁症筛查呈阳性的人群中，只有16%的人寻求了精神治疗。

学者瓦莱丽·霍普（Valerie Hope）和马克斯·亨德森（Max Henderson）系统回顾了针对医学生精神健康研究发表的论文。所有论文均是1948—2013年在英国、欧洲及北美以外的其他英语国家发表的[11]。焦虑的整体患病率为8%～66%，抑郁症为6%～67%，而心理压力为12%～97%。大多数研究发现，学生离获得学位证书越近，抑郁症、焦虑和心理压力越低，这可能是因为"看到了隧道尽头的曙光"吧。一项涉及葡萄牙医学生的研究发现[12]，培训的两年期间抑郁症患病率从22%降到13%（与葡萄牙抑郁症整体患病率6%～22%相比）。随着培训的进行，他们的抑郁分数会下降，但有20%的医学生在整个培训过程中抑郁分数都处于高水平状态。其他研究也发现，医学生的精神健康状况在医学院读书期间会恶化，开始工作后精神健康状况会变得更糟[13]。

患病率范围较大反映出研究的质量不同，质量越高的研究，患病率往往越低。针对医生精神疾病的研究中，患病率的差异反映了研究的稳定性、样本大小、使用的工具和截止点等。学生们知晓研究目的，也就是说，他们知道这项研究是为了测量精神压力而设计的，因此存在合并比率的风险。大多数研究会使用自我报告工具，不会对情绪状态或控制能力进行独立验证。

对获得执业资格医生的研究显示，精神压力的影响范围很广，医生个人、医患互动，还有医生共情能力[14]等都会受到波及。医生的学术能力水平[15]和专业技术水平[16]也会下降。

医学院学生卡琳·乔斯（Karyn Joss）描述了自己患抑郁症的经历，从中我们能够了解到一些致病因素：

最近，我开始上第二学期的课了，突然觉得周围的一切似乎都笼罩在黑暗中。实际上我感觉我的日子都有点暗无天日了。在这所医学院里，学习紧张、节奏快、人人都追求完美，医生这份职业风险高、竞争激烈，这些都压得我喘不过气来。医学院的生活就像来自一场风暴的袭击，考验着我们每个人的心理承受能力[17]。

医学院营造了一个"完美"的环境，但在这个"完美"环境里，我们目睹的却是痛苦、压抑。我们把在学校表现优异、个人生活和各个学术领域都取得优异成绩的人置于这个"完美"的环境中，所以，按照这个标准，现在有一半的人会在平均水平以下。由于身份认同、个人成功已经与学术成就密切相关，他们会更加拼命学习，取得更多的成就，成为"高于平均水平"的人。我们会给他们更多机会去尝试、去"超越自我"，我们使用大量作业、严格检查和评价、不断和同伴竞争等手段向他们轮番轰炸。我们把他们放在一个决不允许失败、任何学术和个人违规行为都必将受到惩罚的环境下。此外，认为精神疾病就是"弱点"，是性格缺陷的文化仍然存在，这意味着患有精神疾病的人不敢寻求帮助。正如卡琳所说，患有抑郁症的医学生正承受着"完美"风暴的袭击，而这场风暴正是我们自己掀起的。

如何解决医学生精神疾病问题

对医学生精神疾病的研究已经有近 70 年了，但除了收效甚微的"心理弹性训练"外，似乎没有任何措施被用来降低精神疾病的高患病率（见第 6 章）。专家们就如何预防精神疾病也提出了一些建议性措施，比如自我关怀、参与正念、运动、瑜伽等自主干预方式和参与小组活动等，但这些干预措施对解决潜在的系统性原因（如过高的期望给学生带来的心理负担、激烈的竞争、评价、经济压力和霸凌等）时几乎无济于事。我们训练学生更"抗压"，淘汰那些无法应付高压环境的学生，从本质上说，就是"适者生存"的文化。自从 50 年前我开始接受医学培训以来，这种文化并没有明显改变。其实，医学就像是一个充满各种派别的教会，除了那些表现出"最坚强"的人，还需要各种各样的人参与其中。

医学培训文化需要改变。圣路易斯医学院（St Louis medical school）开展了一项试图改变医学培训文化的研究。本研究对临床前医学课程进行了调整，旨在降低学生抑郁症和焦虑水平[18]。在为期 4 年的时间里，他们对评分制进行了调整：放弃原来的打分制，引入及格 / 不及格的评分系统；课程时间减少 10%，缩减细节教学所占比例，延长选修课时间；扩展以主题为基础的小组学习，以及扩大同龄群体反思的空间。除了这些改变外，他们还采取了保密机制跟踪研究患有抑郁症和焦虑的学生。筛查出的抑郁症和焦虑呈阳性的学生可以和心理健康咨询师取得联系，接受治疗。干预效果在学生医学培训的不同阶段有明显不同。这些变化对一年级学生的影响最大。客观调查（与全美医学生调查问卷相比）及主观调查（自由文本评论）显示一年级学生精神疾病患病率较低，对医学培训有更高的"满意度"。但是，学生升入高年级后，干预效果逐渐变小，因为越来越难控制外部压力产生的负面影响，譬如参加国家医学统考就会带来不小的压力。一旦学生进入临床实习阶段，包括同伴支持的干预措施就不会产生任何效果。作者将这种无法降低精神疾病发病率的情况归因于以下四个主要因素。

- 涉及多个岗位的学习环境使提供持续支持变得愈加困难。
- 学生遇到既往精神健康状况不佳的住院医师和医生，会对他们的精神健康有传染性影响。
- 未来住院医师岗位的竞争是压力的主要来源。
- 尽管医学院设法提供"心理弹性训练"，但这对学生在临床岗位上面临的心理压力几乎起不到任何作用。

大多数评论和我在撰写本书过程中进行综述回顾的观点一致，那就是医学教育必须改革，我们必须投入更多的精力和资源来研究不同的教学方法或更新教学内容。然而，几乎无一例外，现在所采取的干预措施都只专注于解决学生健康问题。虽然给学生提供建议，甚至资助增强心理弹性的干预措施，教育者自己也感觉良好，觉得工作正顺利开展，但它只是将干预的焦点转移到了个人身上，而不是放在应该关注的地方——学习环境。除非找到降低心理应激压力方式，否则医学生精神疾病发病率将持续居高不下。只靠心理弹性训练无法解决这个问题。医学院需要致力于关注整个教学过程，将改革贯穿到整个学生培训过程中。这并不意味着，我们要纵容学生，相反，这种改革会让原本苛刻的医学教育培训变得轻松，不再那么痛苦，确保学生有充足的空间、时间和精力成功完成从学生角色到医生角色的转变。

结论

毋庸置疑，在医学院就读的确让人感到压力重重。超负荷的学业、频繁的考试、人人都渴望出类拔萃，学生们环顾四周，发现人才济济，高手如云。显然，医学生之间的竞争异常激烈。竞争就是医学界不成文的游戏规则。虽然许多学生在选择医生这一职业时就已经了解这种情况，但要真正应对、适应这些挑战和压力，对于刚刚通过中学高级水平考试的年轻人来说，只有当他们进入医学院时才会真正面对。本章参考的文献包括心理压力、情感困惑和抑郁等方面的研究。从个人角度来看，文献中引用的精神疾病的发病率和患病率几乎令人难以置信。很明显，绝大多数医学生都做不到像自己想象的那样应对自如。本章重点关注的是医学生在医学培训过程中的困扰。还有更关键的一点，学生们难以解开的心结是，在以优异的成绩完成 13 年的学业后，还是发现自己"很普通"。这种错觉是推动医学生要更长时间工作、更刻苦努力、取得更好成绩、更优秀的强大动力。激烈竞争也会促使这种出人头地的心态更加强烈，他们和朋友、同行陷入无声的内卷中，看谁发表的论文最多、参加学术会议最积极、加入慈善义诊活动最频繁等，以此提升自己的资质，在自己的履历表上增添更多的业绩。追求完美主义固然令人钦佩，但也会让他们陷入一个恶性循环的怪圈，过度的压力和劳累，会使人崩溃，容易患上精神疾病。当代医学生能更多意识到精神健康问题的严重性，他们谈论、分享并解决问题，而不是因为恐惧和羞愧而压抑自己的情绪。虽然他们面临挑战、压力和困难，但我们接到的反馈是，大多数学生还会坚持医学，不会放弃。

医学院一年级研究生迈克尔·欧文（Michael Owen）为本章的写作提供了支持。

参考文献

[1] Becker H, Geer B, Hughes EC, Strauss A. *Boys in White. Student Culture in Medical School*. New Brunswick (USA) and London (UK): Transaction Publishers, 2007.

[2] Sinclair S. Making Doctors. *An Institutional Apprenticeship*. Oxford: Berg, 1997, p. 297.

[3] Wessely S. Making doctors: an institutional apprenticeship. *BMJ Clin Res* 1998; **316**(7132).

[4] Firth J. Levels and sources of stress in medical students. *BMJ* 1986; **310**: 1177–80.

[5] Firth-Cozens J. Emotional distress in junior house offices. *BMJ* 1987; **295**: 533–5.

[6] Firth-Cozens J. The role of early family experiences in the perception of organizational stress; fusing clinical and organisational perspectives. *J Occup Organ Psychol* 1992; **65**: 61–75.

[7] Hale R, Hudson L. The Tavistock study of young doctors: report of the pilot phase. *Br J Hosp Med* 1992; **47**: 452–64.

[8] Rotenstein LS, Marco BA, Ramos A, et al. Prevalence of depression, depressive symptoms, and suicidal ideation among medical students: a systematic review and meta-analysis. *JAMA* 2016; **316**(21): 2214–36. doi: 10.1001/jama.2016.17324.

[9] Wan YH, Gao R, Tao XY, Tao FB, Hu CL. Relationship between deliberate self-harm and suicidal behaviors in college students [in Chinese, Abstract in English]. *Zhonghua Liu Xing Bing Xue Za Zhi* 2012; **33**(5): 474–7.

[10] Osama M, Islam MY, Hussain SA, et al. Suicidal ideation among medical students of Pakistan: a cross-sectional study. *J Forensic Leg Med* 2014; **27**: 65–8.

[11] Hope V, Henderson M. Medical student depression, anxiety and distress outside North America: a systematic review. *Med Educ* 2014; **48**: 963–79.

[12] Silva V, Costa P, Pereira I, et al. Depression in medical students: insights from a longitudinal study. *BMC Med Educ* 2017; **17**: 184. PMCID: PMC5633876. Published online 2017 Oct 10. doi: 10.1186/s12909–017–1006–0 PMID: 29017594.

[13] Dyrbye LN, Thomas MR, Shanafelt TD. Medical student distress: causes, consequences, and proposed solutions. *Mayo Clin Proc* 2005; **80**(12): 1613–22.

[14] Thomas MR, Dyrbye LN, Huntington JL, et al. How do distress and well-being relate to medical student empathy? A multicenter study. *J Gen Intern Med* 2007; **22**: 177–83.

[15] Dyrbye L, Shanafelt T. A narrative review on burnout experienced by medical students and residents. *Med Educ* 2016; **50**: 132–49.

[16] Dyrbye LN, Thomas MR, Shanafelt TD. Systematic review of depression, anxiety, and other indicators of psychological distress among US and Canadian medical students. *Acad Med* 2006; **81**(4): 354–73.

[17] BMA. Darkness or blankness, a medical student's experience of depression. Available from: www.bma.org.uk/connecting-doctors/b/work/posts/darkness-or-blankness-a-medical-student-s-experience-of-depression.

[18] Slavin SJ, Schindler DL, Chibnall JT. Medical student mental health 3.0: Improving student wellness through curricular changes. *Acad Med* 2014; **89**: 573–7.

第 23 章　不同专科与精神疾病的风险

Clare Gerada　著　　　吴锦辉　译

整体问题

专科选择是医生职业发展中第二重要的选择，当然，首要的是先选择医学专业。对某些人来说，他们早已打定主意，选择好自己以后要从事的专科。以我自己为例，我一直想从事全科医学工作，所以在医学院时选修了全科医学和精神病学。后来终于实现了这一目标，像我父亲一样成了一名全科医生。而且，我觉得自己还是一名多面手，每一次轮转，我都很享受整个过程。一个人从出生到死亡，整个一生会遇到各种各样的健康问题，都需要医学来解决。对于另一些人来说，他们的选择是一个渐进的过程，他们尝试着选择不同的专科，进行比较、最后再筛选出最适合自己的。还有一种情况，某些人是被动选择的，自己选择的专科没被录用，被淘汰出局后，不得不选择第二个、第三个甚至是最不想从事的那个专科。另外，对有些人来说，这完全是碰运气。我第一个孩子出生后有 10 个月的"空闲时间"，这期间开始我接触药物滥用的患者，后来我的职业生涯一直致力于全科医生和治疗成瘾患者的工作。

不同专科的医生患精神疾病的风险与他们所从事的专业有关，也与医生的性格、整体医学环境及其他个人因素有关。不同专科之间进行比较很困难，可供借鉴的研究也很少。

重点问题

- 全科医生在我们的医疗机构中所占比例过高
- 麻醉师是最容易上瘾的群体
- 麻醉师是自杀死亡率最高的群体
- 外科医生是最有隐藏意识的群体
- 儿科医生是上瘾率最低的群体（低于 10%），但在我们医疗机构所占比例仍很高

全科医生

就专业背景而言，英国全科医生的培训时间是所有医学专科中最短的，只有三年。其中一年用于全科学习（全科医生），两年医院实习。一旦获得资格，全科医生就可以作为全科医生合伙人 / 负责人工作（对他们行医负全部责任，没有工作量限制，并要求按照英国国家医疗服务体系设定的合同执行，其中包括就诊患者数量和签约名单的比例）。全科医生还可以是授薪医生（根据执业伙伴完成的和签约的工作量支付薪酬）或作为代理医生工作（自己认定工作时长、工作地点和工作模式）。与仅取得执业资格证的全科医生不同，注册全科医生的工作环境受到最好的保护——工作时长限制严格，患者预约时间长，责任有限，实习期间与培训师一对一学习，有半天时间和同行一起接受教育和培训。大多数全科医生诊所不接受实习（即使有实习的，也不超过一两名实习生），与培训级别医生是骨干医生的医院不同。

鉴于全科医生在医疗体系中是"排头兵"，所以他们承担的工作量与日渐减少的医疗资源不成比例。近年来，全科医生的工作量增加了16%，而相应的医生队伍数量却没有增长[1-3]。因此，在整个医疗队伍中

全科医生发生精神疾病和职业倦怠的比例最高，就不足为奇了[4-7]。越来越多的不满、焦虑、慢性压力、抑郁和自杀想法等情绪在全科医生中慢慢滋生[8]。不仅是在英国，欧洲和美国的全科医生也在高度倦怠下苦苦挣扎[9, 10]。

我在一家全科诊所工作了整整30年，不变的诊室、相同的社区患者、固定的开诊时间（上午8点），这一切我都非常熟悉。这些年医疗技术飞速发展，约15年前，无纸化病历开始实行。目前，在联合医疗团队的援助下，我们能够提供更高质量的治疗服务和更强的技能组合。但恰恰是由于这些原因，我每天的工作反而更加忙碌了。30年前，每天11点前，我就能够看完上午的门诊，并在中午前完成家庭随访，然后去幼儿园接孩子、喂饭、陪孩子玩。下午会雷打不动地开个会，16点回诊室出晚间门诊，18点30分回家。每5个晚上有一次在线服务，工作要到在线服务结束时才算完成。我的父亲是上一代的全科医生，他开了一所个体诊所行医多年，后来成为一名签约医生。他一般早上8点开始出门诊，看完门诊后回家吃顿丰盛的午餐，喝杯红酒，下午睡个午觉（患者的电话由诊室的前台护士接听），睡醒后到患者家里做家庭出诊，16点回诊所出晚间门诊，19点回家。他每两晚有一次在线服务，基本上每晚都至少有一次随叫随到出诊任务（和我一样），但还能应付过来。而现在，一名全科医生几乎很少能在晚间门诊前看完上午的门诊患者。每天工作11个小时，没有休息时间，这对全科医生来说都已经成为常态。当今很少有全科医生会在工作时间以外，把手术期间没有完成的书面文件和任务带回家，不过也有人还这样做，甚至经常工作到深夜。在我的职业生涯刚开始的时候，诊所里基本上都是患有轻微自限性疾病的患者，这些患者要求重复开处方或病假证明，还有些是需要产前护理或避孕的女性。现在这类轻微患者在我的诊室里都看不到了，来看诊的患者几乎同时有五至六种健康问题、我需要解决复杂的药物治疗方案、患者的严重精神健康问题、还有些患者不久前还是医疗行业某个领域的专家，这都是很难应付的。再加上阅读文献也相当耗时耗神，让我精疲力竭[11]。

重点问题

- 获得资格认证 1 年后，只有27%的全科医生计划从事全职工作，10 年后只有5%打算全职工作。每日超负荷的工作强度是全科医生不想从事全职工作的主要因素，69%的受访对象提到这点。许多受访对象提到自身健康存在风险[12]。

- 工作量和工作强度使许多全科医生减少工作时间或干脆离职。虽然现在接受全科培训的医生更多，但数字显示全科医生人数持续减少。去年，长期和全职的全科医生人数减少 2%，2019 年 9 月比 2015 年同期减少 6.2%[13]。

- 持续增长的工作压力使得未来 5 年每 10 名全科医生中有 4 名会有离职意向[14]。几乎 90%的全科医生合作伙伴有很高的职业倦怠风险，30%的全科医生合作伙伴和 40%的短期全科医生在他们职业生涯的某个阶段接受过正式的精神健康诊断[15]。

精神科医生

据报道，精神科医生患精神疾病的比例高于其他医生，他们觉得压力大、对工作不满意、抑郁并常常感觉身心疲惫[16, 17]。精神科医生的患病风险增加的原因有很多。这个群体比内科和外科医生更容易经历职业倦怠。精神病科医生成为一个有压力的职业背后的因素是什么，我们进行了分析调查。这些因素包括患者暴力和自杀、医疗资源有限、住院病房拥挤、精神健康服务文化不断发生变化、对医生的工作要求高、会诊医师角色定义不明确、有责任但没有权利、无法从医疗体系上做出改变、于医院管理方和患者的责任之间也存在矛盾，以及被孤立。为了研究暴露在这些压力源下是如何导致倦怠的，我们利用两个理论模型做了研究并提出建议，以解决精神科医生的倦怠问题。与大多数医生相比，精神科医生更多地将自己当作职业的工具，他们要倾听患者的倾诉并对患者进行解读。精神科医生的"勇敢行为"在很大程度上被忽视了。他们日复一日地倾听患者精神上的痛苦，要靠巨大的精神力量支撑才能保持专注力。医患关系紧张、棘手，又不可预测[18]。所有医生都体验过这样的情绪：治疗效果不佳所带来的失败感和挫败感，患者急需抢救时的焦急紧张等（见第 3 章）。而且对于精神科医生来说，尤其有挑战的还是患者患病时间长，病情反复波动，一直无法治愈。多年来负责治疗卡塞尔（The Cassell）社区的精神科医生汤姆·梅因（Tom Main）描述了这些困难。

如果患者的病情出现好转，是医护人员最感欣慰的事情，治愈患者是对医治者最好的回馈；如果患者病情没有改善，可想而知，原本满心期待的医护人员将面临怎样的沮丧心情。而更危险的是，如果患者表面上看是治愈了，但实际上却有潜在的暴力行为，那医护人员遇到的危险就更大了[19]。

其他因素，如患者的暴力行为[20]、拥挤的住院病房、越来越严苛的问责制，都增加了倦怠风险[21]。虽然问责制是整个医疗体系固有的，但对精神科医生来说，这一点尤为严重，因为精神疾病患者结束自己的生命或杀害、伤害他人时，医护人员都要承担责任。患者出院前，精神科医生要评估患者的风险状态，尤其要预测患者的未来行为，这是一项不太容易完成的任务。绝大多数精神科医生在职业生涯中[22]都经历过至少一次患者由于自杀而死亡的事件，这会给他们的个人生活、心理和职业带来深远的、长期的影响 [23]。

进入精神健康领域的人（咨询师、精神科医生、心理治疗师）可能本身就有精神健康问题史，而他们想从事这个领域是为了认知自己的困难，或者希望能修复过去的创伤。我在第 3 章谈到"带伤的治疗者"这一概念时，提到过这点。2015 年对加拿大精神科医生的一项调查发现，487 名回答问卷调查的精神科医生，有将近 1/3 说他们患过精神疾病 [24]。这表明进入精神病学领域的人有可能是因为自己有过精神病史，受此影响才选择从事这一职业。

也有证据表明，尽管精神疾病患病率较高，但精神科医生更不愿意接受治疗，即使治疗也是在保密情况下进行的 [25]。对这一群体来说，精神疾病的耻辱标签不是个抽象的概念，他们每天都能看到饱受精神问题折磨的患者，再联想到自己的问题，让他们怀有深深的羞耻感和愧疚感及自我污名化 [26]。精神科医生也很难获得保密帮助。就像全科医生一样，他们彼此的生活和工作都有交集，如果大家都在同一个地区，在精神健康服务部门工作的人都互相认识熟悉，甚至私底下或业务上都有往来 [27]。

但另一方面，精神科医生也能在工作中找到巨大的目标和意义、极大的个人成就感和工作满意度。他们善于使用应对策略，包括员工支持小组、保密咨询和员工敏感度会议。

外科医生

外科医生被视为权威的象征，他们身上笼罩着光环。外科医生确实比其他专科医生更常面对生死问题，因此他们也常常被视为更自信的群体。与医生注册总人数相比，去精神疾病治疗机构寻求帮助的外科医生很少，原因可能就在于此[28]。我工作的医疗机构情况类似。近 10 年，我们治疗了约 150 名外科医生，其中 90% 有精神健康问题，9% 有成瘾性问题（低于所有其他专科医生的平均值）。

外科医生患精神疾病的比例较低，可能是因为有更好的保护因素（如外科医生有更好的适应能力来应对职业压力）。也有这种可能性，那些无法应对外科职业压力和竞争的人都离开了这个队伍，留下来的是"适者生存"的那部分。由于和同事工作关系密切，他们可以彼此分担压力、分享成功、互相支持，这些都是保护因素。

外科医生精神疾病的发病率确实比其他专科医生低，还存在另外一种解释，即这个群体具有明显的隐藏意识，更不愿意寻求帮助。有证据可以证明这一点。多项调查显示，外科医生有较高水平的自杀意向（尤其在年长医生中）和相当高水平的沮丧、焦虑和（或）倦怠[29, 30]。在 2017 年开展过一项针对美国外科医生倦怠的系统综述研究[31]，其中显示达到倦怠标准的外科医生有 32%～40%，这一数字范围因不同的科室而有波动。沙纳费特（Shanafelt）与同事们[32] 在 2009 年开展了最早、规模最大的美国外科医生倦怠研究。作者调查了来自美国外科医师协会（American College of Surgeons）近 25 000 名医生，其中 40% 达到倦怠标准，30% 被筛查出抑郁症阳性。

针对某家医疗机构外科医生的职业倦怠和酗酒情况，进行了一项为期 25 年的研究[33]。研究包括了 97% 的所有在任和曾经在此工作的医生：共有男性 100 名，女性 14 名。其中 2 人死亡（1 名死于事故，1 名死于自杀）。4 名医生由于有酒精或药物依赖没能继续参与研究项目。参与此项研究的外科医生离婚率为 21.4%。32% 出现较严重的健康问题，其中年龄超过 50 岁的占 50%。在 110 名接受访谈的外科医生中，8 名有严重依赖史的记录；其中 6 名有早期酒精相关依赖史，其他 2 名有阿片制剂依赖史。研究给出的比例为 7.3%，与文献中报告的酒精依赖率估计值一致，低于普通人群。

外科医生工作时间长、工作时间不定、工作压力大，更容易罹患精神疾病。外科医生群体有自己不成文的集体规章制度，这是几代医生一条条累积起来的。对于外科医生来说，这包括长时间工作（有时甚至在还没成为正式医生前）、多项工作任务必须同时在截止日期前完成、不能抱怨，以及不能把情绪或个人问题带到工作中。他们接受医学培训的时间最长，为实现自己选择的职业做出了重大的个人牺牲。外科医生在任何时候都必须在聚光灯下，在其他人（至少是手术室护士和麻醉师）的注视下做好手术。他们还需要表现得能力非凡，无论内心怎么波澜起伏，表面都得镇定自若。在手术室里，一旦出现危急情况，外科医生必须挺身而出，来控制和挽救局面。即使在休班的时候，外科医生也可能会反复思考有难度的手术，或者担心重症监护室里的患者。

对外科医生而言，精神疾病的发展还有其他促成因素。在外科就诊的患者是最脆弱的，无论他们是在手术台上昏迷不醒，还是躺在病床上等待手术，或者刚做完手术时，他们都想听到医生安慰的话语来消除恐惧和无助。患者完全信任外科医生，把自己完全交给医生。外科医生的工作要求他们不断消除患者对死亡的恐惧，这给医生个人造成了沉重的负担。他人对外科医生的期望可能会让他们更难以接受自己的脆弱，而他们在需要安慰和帮助时，却没有人能给予。相反，他们必须塑造坚韧、无坚不摧的形象。

外科医生药物滥用的比例低，其实是能够证实的。因为他们与同事工作关系密切，一举一动都会被同事看到，再加上工作时间长、工作时间不定，非工作时间要随时待命，随叫随到，所以不太容易掩盖酒精或毒品成瘾问题。

根据我的经验，通常情况下，与其他专科医生相比，外科医生更不愿意把自己当作患者。他们难以接受自己生病的现实，或者在真的生病时，也会寻求快速解决办法。几乎每个接受访谈的外科医生都谈到，他们害怕被其他同事发现自己有心理问题。他们说，同事们不"相信"精神疾病，担心自己的疾病如果被发现，会被同行排斥。

麻醉师

麻醉师容易获得静脉注射阿片类药物和麻醉剂，其中包括可吸入气体，因此他们面临因药物过量而上瘾和死亡的高风险。药物滥用的真实患病率很难估算，因为即使调查人承诺调查会在保密的情况下进行，麻醉师也不愿承认存在药物滥用问题，因为如果存在这些问题且遭到泄密可导致刑事责任和职业制裁。已有研究报道，麻醉师的风险是其他医生的 2.7 倍 [34]。我所在的医疗服务机构中，麻醉师出现药物滥用的比例约是其他医生的 2 倍。

一项 1975—2009 年对北美实习麻醉师的综述研究发现，男性总体发病率为每 1000 名住院医师中 2.16 名，女性为每 1000 名住院医师中 0.65 名 [35]。最常见的药物是静脉注射阿片类药物，其次是酒精。这些人群从开始培训到首次使用成瘾物质的时间约为 30 个月，从首次使用到被发现的时间约为 4 个月。在这些医生中，有 28 人在实习期间死亡，死亡原因都是药物滥用。在他们 30 年的职业生涯中，估计复发率超过 40%，只有不到 50% 的人获得了专科医生资格认证。这项研究尚不清楚这些医生是否参加了医生健康计划（Physician Health Programme）或治疗服务。最近，有一项针对参加医生健康计划项目中有成瘾症状的医生进行的研究，显示了更为有利的结果：95% 继续参与医生健康计划监测和监控的人仍持有资格执照，5 年后死亡率不到 1%。相比之下，那些没有继续参与的医生，只有 21% 的人仍然持有资格执照，17% 的人已经死亡 [36]。在这项研究中没有发现患者受到伤害的案例[37]。

不幸的是，麻醉师出现问题的首个迹象可能是意外或故意药物过量服用导致的死亡。据报道，6%～10%的麻醉师的死因是自杀[38]，与药物滥用有关的死亡风险几乎是普通医生的3倍[39]。一项配对队列分析发现，患有物质使用障碍的麻醉师的死亡率为14.1%，而对照组为1.3%[35]。

在英国和爱尔兰工作的麻醉师中，有近40%的人亲身经历过麻醉师同事死于自己手里的事件（意外或故意）[38]。这显示了死亡对同专业其他医生的影响和影响范围。这些麻醉师的死因大多数都与麻醉剂有关。

以澳大利亚麻醉师为样本，有人对精神疾病的总体患病和治疗情况进行了一项调查，约1/4的人曾因精神健康相关问题去看过全科医生或健康专家。在所有受访者中，13%的人报告被诊断出患有精神疾病。总体而言，25%的人以前曾自行开过抗焦虑药、抗抑郁药或镇静药，17%的人承认曾使用酒精来应对压力、焦虑或抑郁；3%的人报告他们曾使用大麻、可卡因、阿片类物质或安非他明等药物来应对压力或抑郁，而不是单纯为了娱乐；16%的受访者报告有持续自杀念头，不到1%的人报告曾试图自杀[40]。

妇产科医生

据报道，与其他专科一样，产科和妇科医生出现倦怠、抑郁和患其他形式精神疾病的比例也相当高[41]。这可能与他们工作的"高风险"性质有关，也可能与另一个因素有关，即一旦出现医疗纠纷，医疗法律手段介入的高倾向性。然而，在我的医疗服务机构中，妇产科医生精神疾病患病率比较低，这可能与特定的保护因素有关。保护措施包括以下内容[42]。

- 妇产科专业是一个综合性专业，需要医疗（初级保健）、心理和外科技能介入。

- 妇产科是一项团队活动，妇产科医生要与其他科室医生协同工作。

- 也许比其他任何专科都更重要的是，妇产科医生确实改变了患者的生活；在女性生命中最重要的时刻，甚至任何年龄段的女性都会寻求妇产科医生的帮助。

- 妇产科是一个让医生感到自己的工作很"成功"的职业——因为接生健康的婴儿，会让人有成就感。

然而，妇产科医生患创伤后应激障碍的风险似乎更高。2020 年发表的一项研究着眼于产科医生和妇科医生的创伤后应激问题[43]，主要调查结果发现，2/3 的人报告接触过与工作有关的创伤性事件。其中，18% 的医生报告有明显的临床创伤后应激障碍症状。黑种人或少数族裔医生患创伤后应激障碍的风险更高。临床上显著的创伤后应激障碍症状与较低的工作满意度、情绪耗竭和丧失个性有关。妇产科的工作环境对创伤修复不利。

儿科医生

大多数儿科医生热爱自己的工作，但在我服务的医疗机构里，越来越多的儿科医生罹患精神疾病（他们现在占我们患者总数的 6% 以上）。新生儿科医生和重症监护专家是这一群体中一个重要组成部分。几乎所有来就诊的儿科医生都患有精神疾病，而不是药物成瘾。所谓的隔离保护（父母的意愿可能不总是与儿童和医生的意愿一致），是指儿科医生传统上与儿童和他们的家庭有密切的工作关系，这对在这一领域工作的人来说是一个积极的强化因素。另一个吸引人的方面是，正在发生的近乎变革性的举措，使得儿童的健康状况得到了快速改善。卢克·菲尔德斯（Luke Fildes）的标志性画作（1891 年，伦敦皇家艺术学院）展现了这样一幅浪漫的画面：一位医生坐在一家工人的茅草屋里，他身旁是一个生病的孩子，父母正小心翼翼地看护着。医生若有所思地盯着那个孩子，暗暗祈祷他能活下来。这幅画是基于菲尔德斯自己的亲身经历创作的，画这幅画时他刚刚遭受了丧子之痛。画布展示的理想中的医生是典型的儿科医生形象。现在，随着技术和医学的进步，这样的情况正在发生巨大改变。有越来越多的病情复杂的儿童存活下来，儿科病房不再挤满了 24 小时内刚从死亡线上救活的患儿。取而代之的是，床位被有多种医疗需求、残疾和（或）生存期有限的儿童占据。分散、零碎的医疗、教育和社会护理系统往往不能很好地为这些儿童及其家庭提供医疗服务。资源不足、对复杂和不确定情况管理不善，以及对医疗服务的期望值和实际获得的医疗资源不匹配，都使得最佳医疗服务难以获取。结果就是，患儿父母痛苦、沮丧、筋疲力尽、疲惫不堪。儿科医生报告说，面对这种医疗资源紧张的情况，仅仅是例行查房就让他们感到压力重重。我还在第 3 章中讨论了医生如何"消除"患者对死亡的恐惧。以前，儿童很少患有慢性病。现在，儿童患慢性病的情况越来越常见，儿科医生也不得不习惯于患者家庭对慢性疾病的恐惧和随之而来的各种焦虑。

其他专科

篇幅所限，更重要是由于缺乏证据，我无法在此讨论所有的医学领域。然而，重要的是，无论哪个医学领域，无论哪个群体，都有调查显示医生精神郁闷。例如，据报道，在重症监护[44]、姑息治疗、临床肿瘤学[45]和事故与急诊[46]领域工作的医生都有较高的抑郁、焦虑和倦怠发生率。医生的具体精神健康问题与不同专科有很大关系，如麻醉师更易滥用药物，全科医生会更容易发生倦怠问题。医生出现精神健康问题最主要因素不是工作领域，而是医生的工作环境导致的。

参考文献

[1] Hobbs F, Bankhead C, Mukhtar T, et al. Clinical workload in UK primary care: a retrospective analysis of 100 million consultations in England, 2007–14. *Lancet* 2016; **387**(10035): 2323–30.

[2] British Medical Association. Quarterly tracker survey: Current views from across the medical profession Quarter 2, June 2017. BMA 2017. Available from: www.bma.org.uk/collective-voice/policy-and-research/education-training-and-workforce/quarterly-survey.

[3] Gibson J, Checkland K, Coleman A, *et al*. Eighth National GP Worklife Survey. 2015. Available from: www.research.manchester.ac.uk /portal /files /39031810 /FULL_TEXT.PDF (accessed 16 April 2019).

[4] McCain R, McKinley N, Dempster M, Campbell W, Kirk S. A study of the relationship between resilience, burnout and coping strategies in doctors. *Postgrad Med J* 2017; **94**(1107): 43–7.

[5] Imo U. Burnout and psychiatric morbidity among doctors in the UK: a systematic literature review of prevalence and associated factors. *BJPsych Bull* 2017; **41**(4): 197–204.

[6] Halliday L, Walker A, Vig S, Hines J, Brecknell J. Grit and burnout in UK doctors: a cross-sectional study across specialties and stages of training. *Postgrad Med J* 2016; **93**(1101): 389–94.

[7] Orton P, Orton C, Pereira Gray D. Depersonalised doctors: a cross-sectional study of 564 doctors, 760 consultations and 1876 patient reports in UK general practice. *BMJ Open* 2012; **2**(1): e000274.

[8] Spiers J, Buszewicz M, Chew-Graham C, et al. Barriers, facilitators, and survival strategies for GPs seeking treatment for distress: a qualitative study. *Br J Gen Pract* 2017; **67**(663): e700–8.

[9] Soler JK, Yaman H, Esteva M, et al. Burnout in European family doctors: the EGPRN study. *Fam Pract* 2008; **25**(4): 245–65.

[10] Peckham C. Medscape Lifestyle Report 2017: race and ethnicity, bias and burnout. Available from: www.medscape.com/features/slideshow/lifestyle/2017/overview. Accessed 15 December 2018.

[11] Baird B, Charles A, Honeyman M, Maguire D, Das P. Understanding pressures in general practice [Internet]. The King's Fund; 2016. Available from: www.kingsfund.org.uk/sites/default/files/field/field_publication_file/Understanding-GP-pressures-Kings-Fund-May-2016.pdf.

[12] The King's Fund. Through the eyes of GP trainees: workforce of the future. 2018. Available from: www.kingsfund.org.uk/blog/2018/08/gp-traineesworkforce-future.

[13] The King's Fund. Comments on new GP workforce figures and NHS vacancy data.

www.kingsfund.org.uk/press/press-releases/gp-workforce-figures-nhsvacancy-data.

[14] Iacobucci G. Two fifths of GPs want to quit in the next five years, poll finds. *BMJ* 2019; **364**: l960. https://doi.org/10.1136/bmj.l960.

[15] British Medical Journal. Mental health and wellbeing in the medical profession. 21 November 2019. Available from: www.bma.org.uk/collective-voice/policy-and-research/education-training-and-workforce/supporting-the-mental-health-of-doctors-in-the-workforce.

[16] Kumar S. Burnout in psychiatrists. *World Psychiatry* 2007; **6**(3): 186–9.

[17] Howard R, Kirkley C, Baylis N. Personal resilience in psychiatrists: systematic review. *BJPsych Bull* 2019; **43**: 2009–15.

[18] Meier D. The inner life of physicians and care of the seriously ill. *JAMA* 2001; **286**(23): 3007.

[19] Main T. The ailment. *Br J Med Psychol* 1957; **30**: 129–45. [Republished in *The Ailment and Other Psychoanalytic Essays*. London: Free Association Books, 1989, p. 129.]

[20] Rathod S, Roy L, Ramsay M, Das M, Birtwistle J, Kingdon D. A survey of stress in psychiatrists working in the Wessex Region. *Psychiatr Bull* 2000; **24**(4): 133–6.

[21] Deahl M, Turner T. General psychiatry in no-man's land. *Br J Psychiatry* 1997; **171**(1): 6–8.

[22] Alexander D. Suicide by patients: questionnaire study of its effect on consultant psychiatrists. *BMJ* 2000; **320**(7249): 1571–4.

[23] Guthrie E, Tattan T, Williams E, Black D, Bacliocotti H. Sources of stress, psychological distress and burnout in psychiatrists. *Psychiatr Bull* 1999; **23**(4): 207–12.

[24] Hassan TM, Sikander S, Mazhar N, Munshi T, Galbraith N, Groll D. Canadian psychiatrists' attitudes to becoming mentally ill. *BJMP* 2013; **6**(3): a619.

[25] Bel M, Lusilla P, Valero S, et al. Psychiatrists admitted to a physicians' health programme. *Occup Med* 2015; **65**(6): 499–501.

[26] Tagore A. Personal experience: coming out-the psychotic psychiatrist-an account of the stigmatising experience of psychiatric illness. *Psychiatr Bull* 2014; **38**(4): 185–8.

[27] Fothergill A, Edwards D, Burnard P. Stress, burnout, coping and stress management in psychiatrists: findings from a systematic review. *Int J Soc Psychiatry* 2004; **50**(1): 54–65. http://dx.doi.org/10.1177/0020764004040953.

[28] Balch C, Freischlag J, Shanafelt T. Stress and burnout among surgeons. *Arch Surgery* 2009; **144**(4): 371.

[29] Benson S, Truskett P, Findlay B. The relationship between burnout and emotional intelligence in Australian surgeons and surgical trainees. *ANZ J Surgery* 2007;

77(s1): A79.

[30] Sharma A, Sharp D, Walker L, Monson J. Stress and burnout in colorectal and vascular surgical consultants working in the UK National Health Service. *Psycho-Oncology* 2008; **17**(6): 570–6.

[31] Dimou F, Eckelbarger D, Riall T. Surgeon burnout: a systematic review. *J Am Coll Surg* 2016; **222**(6): 1230–9.

[32] Shanafelt TD, Balch CM, Bechamps GJ, et al. Burnout and career satisfaction among American surgeons. *Ann Surg* 2009; **250**(3): 463–71.

[33] Harms B, Heise C, Gould J, Starling J. A 25–year single institution analysis of health, practice, and fate of general surgeons. *Ann Surg* 2005; **242**(4): 520–9.

[34] Lefebvre LG, Kaufmann M. The identification and management of substance use disorders in anesthesiologists. *Can J Anesth/J Can Anesth* 2017; **64**: 211–18. DOI 10.1007/s12630–016–0775–y.

[35] Warner D, Berge K, Sun H, Harman A, Hanson A, Schroeder D. Substance use disorder among anesthesiology residents, 1975–2009. *JAMA* 2013; **310**(21): 2289–96. Available from: https://jamanetwork.com/journals/jama/fullarticle/1787405.

[36] McLellan AT, Skipper GS, Campbell M, DuPont RL. Five-year outcomes in a cohort study of physicians treated for substance use disorders in the United States. *BMJ* 2008; **337**: a2038.

[37] Skipper GE, DuPont RL. Anesthesiologists returning to work after substance abuse treatment. *Anesthesiology* 2009; **110**: 1422–3; author reply 1426–8.

[38] Yentis S, Shinde S, Plunkett E, Mortimore A. Suicide amongst anaesthetists-an Association of Anaesthetists survey. *Anaesthesia* 2019; **74**(11): 1365–73.

[39] Alexander BH, Checkoway H, Nagahama SI, Domino KB. Cause-specific mortality risks of anesthesiologists. *Anesthesiology* 2000; **93**: 922–30.

[40] McDonnell N, Kaye R, Hood S, Shrivaslava P, Khursandi D. Mental health and welfare in Australian anaesthetists. *Anaesth Intens Care* 2013; **41**(5): 641–7. Available from: www.ncbi.nlm.nih.gov/pubmed/23977916.

[41] Smith R. Burnout in obstetricians and gynecologists. *Obstet Gynecol Clin N Am* 2017; **44**(2): 297–310.

[42] Gibson H. Why Obs and Gynae? [Internet]. Royal College of Obstetricians & Gynaecologists. 2018 [cited 22 September 2019]. Available from: www.rcog.org.uk/en/careers-training/considering-a-career-in-og/why-choose-og/harry-gibson.

[43] Slade P, Balling K, Sheen K, et al. Work-related posttraumatic stress symptoms in obstetricians and gynaecologists: findings from INDIGO a mixed methods study with a cross-sectional survey and in-depth interviews. *BJOG* 2020. Available from: https://doi.org/10.1111/1471–0528.16076.

[44] Coomber S, Todd C, Park G, Baxter P, Firth-Cozens J, Shore S. Stress in UK

intensive care unit doctors. *Br J Anaesthesia* 2002; **89**(6): 873–81.

[45] Berman R, Campbell M, Makin W, Todd C. Occupational stress in palliative medicine, medical oncology and clinical oncology specialist registrars. *Clin Med* 2007; **7**(3): 235–42.

[46] Burbeck R. Occupational stress in consultants in accident and emergency medicine: a national survey of levels of stress at work. *Emerg Med J* 2002; **19**(3): 234–8.

第 24 章　谈话援助

Clare Gerada　Caroline Walker　Richard Jones　著　　吴锦辉　译

医生对谈话疗法反应良好，因此，他们常常在自己的临床实践中对患者运用倾听和交谈的方法。最常见的谈话疗法是认知行为疗法，它包括纠正异常思维和行为。其他疗法如精神分析法，是研究一个人的成长背景和对父母的依恋程度相关的心理过程，以及由此带来的长期改变。不同类型的治疗是否有效，取决于患者当前呈现出来的问题。

本章将探讨所使用的不同治疗方法，以及不同情况所匹配的有效治疗方法。

医生异常的思维过程

在我们服务的医疗机构中，发现有些医生的思维方式呈现认知扭曲的状态，这种思维方式有很多问题，而且根深蒂固于一个人的思想中，最终导致精神疾病。

忧心忡忡

医生会经常不由自主地产生消极的想法，总认为自己不是一个好医生，这种情况在医生中屡见不鲜。他们质疑自己的工作，对自己做过的事情感到内疚，甚至对于从没做过的事情也感到愧疚不已，常常觉得自己要承担更多的责任，对自己无法把控的事情亦是如此。他们总是自我批评，有一种自己需要把控一切的错觉。好像耳边总有个声音对他们说"这都是我的错，我原本可以做得更好，来避免这一切的发生"。这些错觉会加剧焦虑、自我怀疑及对失败的恐惧。如果不加以控制，它可能会导致焦虑、抑郁或其他精神疾病。

获得医师资格后，法蒂玛（Fatima）开始了第三年的医生职业生涯，工作也愈加繁忙。有一天，上级医生跟她说，她没有向全科医生提及，出院文件上有一项检查结果显示血液异常。由于这个原因，患者的家庭医生延误了治疗。法蒂玛对自己犯下这个错误感到非常沮丧，之后开始反复检查自己出具的出院证明。最初，她把每份出院证明都仔细检查两遍，但没过多久，她就开始把每份出院证明都检查10～20遍。工作量的陡然增加，让她不得不加班到很晚，以完成高负荷的工作。她的男朋友也因为不能经常见面而闷闷不乐，不久便和她提出分手。健身房她也不再去了，和朋友也几乎断了联系。更可怕的是，她发现晚上越来越难以入睡，总是担心还会在工作中犯错误。她觉得自己的确是一个糟糕的医生，一个不被患者信任的医生，可能一开始就不该从事医学行业的工作。

一次小小的投诉引发了法蒂玛的异常思维。她卷入了强迫性焦虑的怪圈，陷入一个消极的恶性循环中，明明知道自己再怎么担忧也无济于事但又无法控制自己。结果就是担忧的时间越长，就越难以停止。

在治疗中，法蒂玛开始理解灾难性思维会让她陷入焦虑和担忧的往复状态中。她开始挑战"最坏情况"的想法，打破了要一遍遍检查后才能安心的糟糕情形。她认识到这些行为只会让她变得越来越焦虑，而不是好转。后来随着时间的推移，她检查出院证明的次数越来越少了，最后只是签名之前简单复核一下。受此鼓励，她重新恢复了健身，并且每周至少约朋友出去玩一次。

医生可能会认为自己是唯一焦虑的人，认为自己不如别人——那些人"总是知道该怎么做"。事实上，所有的医生都曾质疑过自己的能力，都曾为自己对工作不能得心应手而苦恼。如果没有一个安全的、私密的空间让医生倾诉焦虑，就意味着医生永远不能卸掉这些心理重担。

确定性的神话

有一种神话认为所有的疾病都可以在现代医学里找到确定的答案，认为医生刚开始工作就能找到明确的治疗方法，但让我们想想，这可能吗？治疗的不确定性也会让医生焦虑不堪，如何应对不确定性是一项需要学习的关键技能。

根据我们的经验，获得资格认证后的第二年（在英国被称为基础培训第二年）是大多数新获得资格的医生必须为自己的治疗决策和行为承担责任的时候。在此之前，医生的主要工作是听从上级医生指示、填写患者的病历、确保患者为手术和检查做好准备，以及准备出院医嘱和出院后患者服用的药物。到了资格认证的第二年，随着要承担的责任越来越多，他们除了必须学会接受不确定性，还要接受会犯错误的事实，他们开始变得更加焦虑。对于一些医生来说，这种焦虑可能会压得他们喘不过气来，必须通过数次核对才能让自己安心。

和法蒂玛一样，新获得资格的医生可能会向上级医生反复询问自己的治疗方案是否可行，甚至在不当班的时候也会回到医院查看患者——他们总担心自己给其他医生的交班记录出错。医生的这种高度焦虑的状态可能会持续相当长的一段时间，在这段时间中他们会忽视生活的其他方面，如人际关系会受到影响、爱好越来越少，以及对自身的健康问题越来越不关心。在这种情况下，人们往往会高估工作中出现的问题，而低估个人的应对策略。

医学界这样的情况非常多，医生为自己所做的医疗决策而烦恼、纠结。在治疗中，我们会鼓励那些很难接受不确定性的医生重新理解他们的恐惧（如果他们想在医学职业生涯中生存下来，那就必须接受不确定性）。例如以下的场景：

某个周五，医生休（Hugh）在他的全科诊所完成一次急诊。患者叫简（Jane），3 岁，就诊时未发热，但是出现了皮疹，表现一般不适。休给孩子做了检查，告诉孩子父母不用担心，他开具医嘱建议孩子口服对乙酰氨基酚及多喝水。

这是一种常见的诊疗场景，全国各地的全科医生每天都会重复数千次。但以休的经验、知识和技能，他相当担忧，总是想着要是出现问题该怎么办（如脑膜炎这种严重疾病）。如果休不能接受不确定性（并假设他不能为了"以防万一"把所有患者转到医院），他就可能会陷入毫无意义的焦虑和忧思过度中。但是，反过来，他接受过的医学培训应该能让他运用一些认知和行为方面的知识自我调整，比如，他应该问问自己，"这个孩子患脑膜炎的可能性有多大？"或者"如果概率很小，我能接受吗？"最后，他可能还会问自己，"我凭什么让自己相信我这么处理是对的？"所有这些都是认知重构的例子。这一点我在第 5 章中进行了更深入的讨论，探讨对医生更有帮助的具体应对策略。

自我否定综合征

无论一名医生获得过多大的成就，或是已成为业内权威，他们仍然会觉得受之有愧，觉得迟早会被发现"真正的他们"是一个不够优秀的人、一个失败者、一个仅靠运气而不是靠自己的努力才走到今天的人。1974 年，"自我否定综合征"首次被用来定义那些担心自己不如同行地位高的女性。这在我们医疗服务机构就诊的医生中很常见，特别是在女性医生中。最常见的临床症状是广泛性焦虑、缺乏自信、抑郁和沮丧，这些症状与无法达到自我设定的成就标准有关。"自我否定综合征"很难克服，因为有很多外来因素强化并维持这种倾向——尤其是当他们勤奋和努力工作时。努力工作、刻苦学习换来了优异的成绩，也得到了业内权威人士的认可，但这些回报不仅没有消除人们对自己不够优秀的担忧，反而促使他们更加疯狂地工作，以取得更好的成绩、更高的成就和更优异的表现。取得的成就虽然能让人兴奋，但这种感觉稍纵即逝，他们很快又会陷入自我否定的怪圈中。他们脑海里总会产生这样的想法，即认为自己（通常是女性）能成功，但要是真去尝试，又害怕失败。这种想法既自相矛盾又难以言说。这种人表面上看似很成功，但内心总是被这种心魔控制着。成功给他们带来的只有空虚，虽然当时感觉良好，但那种感觉很快就无影无踪了，因为他们心底总有一种说不出的虚无感，一种不真实的感觉。

与医生合作时，我们面临的最大挑战是他们身上那种刻在骨子里的、迫切的、对成功的渴望。在治疗中，我们要求他们减少工作量，接受失败，或者以他们最初认为的"没有完全投入"的方式做事情。例如，我们让医生故意在医嘱上写错别字，听到这个要求时，他们看着我们的样子就像我们来自火星一样。然而，如果他们能够学会放松对自己的高标准、严要求，容忍一种不那么完美的工作方式（当然是在安全操作的指导方针下），往往会发现，一段时间过后他们的日常工作、生活会变得轻松许多，也更容易管理。慢慢地，他们变得开始接受自己，认为自己就是很了不起的人。

异常思维的触发因素

内疚感

医生常常感到内疚[1]，而且内疚感会变得越来越强烈，他们要求自己遵守更高的行为标准，如果达不到这一点，就会苛责自己。医生甚至在疲惫不堪或倦怠时都会有内疚感，怪罪自己对患者越来越没有同理心。医生生病请假时，也会感到内疚，以上这些都是他们的普遍特点[2]。

竞争

总拿自己和别人比较，你会变得虚荣和痛苦；因为山外有山、人外有人。

马克斯·埃尔曼（Max Ehrmann）

——《幸福秘籍》

竞争是医学生涯的主旋律。从最初想在医学院争得一席之地，到应接不暇的考核、排名竞争、工作竞争，医生的日常生活与竞争交织在一起。竞争而非合作似乎是医学界的常态（现代的医学界肯定是这样的）。没有考入医学院时，这批学生都是班里的佼佼者，然而一旦进入医学院，会发现周围高手如云，优秀的人比比皆是，若是要想出人头地，就意味着要付出百倍努力。他们几乎把全部精力都投入到学习中，基本上放弃课外活动。他们中有的人觉得自己付出了这么多的努力，但成绩平平（可要在过去，这么努力足应获得回报），所以，长此以往，自信心慢慢就被消耗殆尽了。医生有时对自己的期望值高得有点不切实际，可一旦达不到目标，就又把期望值降得过低，这又让他们心存羞愧，觉得自己太差劲了。

疲乏

医生的轮班模式是一场疲劳大战，由于睡眠不足，他们在工作时常常感到力不从心、疲惫不堪。睡眠不足可能是导致医生容易犯错和出现创伤后应激障碍症状的关键因素。

变化

医生在培训和以后的工作生涯中会经历一系列的变化。可能轮转的时间短，所以地址也不固定，总是变来变去。频繁更换地址就意味着他们会渐渐地退出交际圈子——包括社会、专业和医疗方面的圈子，这些社交圈子曾给他们带来过莫大的帮助。虽然变化会令人高兴，但它也会造成焦虑，并增加心理负担。他们想找到人生伴侣，并维持稳定、长久的情感关系也变得更加困难。

悲痛和震惊

为了实现成为医生的目标，他们拼命努力多年，却在临床工作第一年突然发现自己这份工作和预期或希望的相差甚远，这种感觉在医生中很常见。在适应新角色的过程中，年轻医生通常会经历一个类似于丧亲之痛的过程。主要有以下几个历程。

- 困惑、幻想破灭和震惊（"这不是我想要的""我是怎么到这个地步的？"）

- 愤怒（"这不公平！我多长时间没见到家人了！"）

- 否认和合理化（"这周很糟糕，下周工作会好点儿。"）

- 自我和解（"如果我再努力一点，事情会变得更容易。"）

- 抑郁（"如果真的这么难，继续下去还有什么意义？"）

- 接受（"这很难，但我已经尽力了。"）

医生职业道路上的每一步都需要放弃一个角色，重新扮演另一个角色——这意味着需要在陡峭的学习曲线底部重新开始。新角色会带来快乐和兴奋，但过去的角色也会带来失落和悲伤。再加上不断上演的剧情：患者死亡、病床数目削减、医疗服务机构减少及与同事的告别。在此期间我们可以看到，悲哀与医生如影随形。然而，除了在姑息治疗环境中，或者在那些有幸成为同伴互助成员的人中，医生的悲哀情绪很少被提及。悲哀这种情绪在医疗保健中常被忽视。如果没有外部支持或空间来宣泄这些情绪负担，它可能会内化，导致医生抑郁或焦虑。如何管理失落和悲伤的情绪，也是我们诊室经常讨论的问题之一。

治疗

下面是对不同谈话模式的简要回顾，这些谈话模式可以帮助到罹患精神疾病的医生。

认知行为疗法

认知行为疗法已经成为谈话疗法最常见的形式之一。它基于这样一个概念，即一个人的思想、情绪、身体感觉和行动是相互关联的，消极的思想和情绪对自己毫无益处，反而会让自己陷入一种恶性循环，情绪越糟糕，身体越不好，这在他们的行为中也会体现出来。例如，如果你对一种情况进行消极的解读，那么你可能就会体验到负面情绪，这些负面情绪可能会导致你以消极方式行事，如不再参与社交活动。认知行为疗法是运用以问题为中心的方法，革新那些毫无益处的想法（认知扭曲），并鼓励更有帮助的行为反应。

常见的认知扭曲包括以下内容。

认知扭曲	情　境	举　例
精神过滤	• 只关注负面因素，把其他情况过滤掉	• 这种情况通常发生在医生接收多来源反馈时，只关注负面评价，而忽略正面评价
过度概括	• 发生一次，下次还会发生	• 在药物剂量上犯了一次错误，以后我还会犯这样的错误
草率下结论	• 自认为能读懂别人的心思（读心术），并以此预测可能出现的最坏情况（像会占卜一样）	• 他们没有回复我的电子邮件，就是不想让我参加会议 • 他们认为我一无是处，不值得和我沟通 • 他们要强迫我换工作
极端思想（非黑即白的想法）	• 一次不如意就认为自己一无是处	• 如果一次考试不合格，我就什么都不是，放弃学医吧，就算做医生也是一名糟糕的医生
把小麻烦放大成好像灾难降临	• 无论发生什么，总觉得灾难要到来 • 坏消息就是灾难，好消息则"不算什么大不了的事"	• 我接到投诉了，当不成住院医生了 • 我获奖了……这也没什么

认知扭曲	情 境	举 例
应该这样与必须这样做	• 给自己身上强加自我否定法则；情绪爆发后会感到内疚 • 被负面情绪困扰，如内疚、焦虑、情绪低落和羞愧	• 我应该第一次就通过考试 • 即使听到别人说"你应该怎么做"这样的话，自己也会感到愤怒、沮丧、憎恨
责任全往自己身上揽	• 事情出错了，总是责怪自己	• 就诊超时了，一定是我的错（而不是因为被多安排了3个患者）
情绪合理化	• 把自己的情绪当作事实	我觉得自己是个失败者，我肯定是，一定是这样的

实际上，认知行为疗法对于医生来说是一种理想的治疗方法，因为它治疗时间较短（通常是6~20个疗程），性价比高，时间灵活，适合医生的轮班工作模式（特别是在远程治疗的情况下），也适合夫妻和团体。医生们对认知行为疗法反应良好，认知行为疗法使他们能够找到新的方法解决工作中出现的难题，对日常工作有很大帮助。这是一种高度结构化的疗法，医生们之所以喜欢这种疗法可能也是因为它反映了医学的结构化。家庭作业是治疗的一部分，治疗师需要注意的是，医生可能会欣然接受家庭作业——因为他们的竞争天性开始发挥作用，想要证明自己作为患者也相当优秀。

正念干预

正念是一种状态，在这种状态下，一个人会更多地意识到自己目前的身体、精神和情绪状况，而不会变得武断。如果经常进行正念练习，你会专注和觉察自己的身体感觉、思想和情感，并学会接受它们，而不受它们的影响。医生的身体出现问题时，更愿意采用正念干预疗法，并且多层面干预，一旦接受治疗后，身体健康状况会明显好转[3,4]。

正念干预包括一系列基于正念的干预措施，包括基于正念的压力减轻和基于正念的认知行为疗法。基于正念的压力减轻法可以帮助人们解决压力、疼痛、焦虑和抑郁问题。基于正念的认知行为疗法，将认知行为疗法技术与正念策略相结合，以帮助个人更好地理解和管理他们的思想和情绪，从而摆脱痛苦。

基于正念的认知行为疗法的最佳证据基础是预防抑郁症患者复发[5-7]。治疗通常以每周 1 次的小组形式进行，为期 8 周，每次治疗持续 2 个小时。

图式疗法

图式疗法结合了认知行为疗法、经验疗法、人际疗法和精神分析疗法的各个方面，形成了一种统一模式。它在帮助人们改变长期消极的、自我挫败的思维和行为模式方面取得了良好的效果。这些图式可能包括"我是个失败者"和"我永远不够好"。图式往往在童年时形成，并在以后的生活中得到强化。医生的工作环境是滋生消极图式的良好土壤，这个环境要求他们必须完美、利他和负有自我牺牲精神，而且要求之高是一般人难以达到的。

个体化心理治疗

心理疗法可以帮助医生理解与他们过去相关的无意识经历，以及这些经历如何影响他们当前的行为。"个体化心理治疗"包括几种具体方法，和它们之间可能存在细微的差异，但几乎都是长期治疗，一般持续 6 个月或更长时间。每个疗程的议程都是有目的、开放式的，由客户（患者）主导讨论，治疗师反思并给予适当指导。治疗重点是早期的生活经历、这些经历如何影响当前的生活、早期经历和当前生活的关系是如何形成的、为什么会出现目前的情况，以及在类似情况下的共同行为模式。

同情和同情聚焦疗法

同情聚焦疗法是英国临床心理学家保罗·吉尔伯特（Paul Gilbert）发展起来的一种心理疗法。它结合了认知行为疗法、佛教心理学和神经科学的技术，旨在改变与焦虑、愤怒、羞耻和自我批评有关的问题思维和感觉模式[8]。鉴于它聚焦于羞耻和自我批评，所以对医生的帮助尤其明显。同情聚焦疗法强调"被别人关心、惦念"的感觉非常重要，即使是被想象中的护理者关心、惦念都有效果，更不用说被一位完美的养育者"关心、惦念"了[1]。当医生们一起进行集体治疗时，被别人"惦念"的感觉是最有力的改变机制之一。

团体治疗

如果可以选择，大多数患者包括医生都会青睐以个人为基础的疗法，而不是以团体为基础的疗法。然而，团体治疗是一种非常有效的治疗干预手段。它使患者不仅可以从治疗师那里学习，还可以在团体成员间彼此学习。团体成员可以分享问题和解决问题的方法。通过模仿其他患者的行为，或者在安全的环境中进行人际互动方面的学习，并给予或接受反馈，在帮助改善不适应的思维或行为方式层面，可以发挥无可估量的作用。对于那些与他们的原生家庭成员有嫌隙的人，治疗小组可以帮助他们探索童年经历，通过学习，避免重复这种破坏性或无益的行为。

根据我们的经验，不管团体的类型如何（如被停职的医生，成瘾的、失去亲人的医生等），关键问题是，团队成员知道他们并不孤单，这一点就会让他们感到安心。这个群体提供了专门针对羞耻感的解药——医生不再是"医学界"的弃儿。相反，他们有归属感、感到被接受、是"正常"的、被别人爱着的。医学界也有阴暗一面，生病的医生会被贴上耻辱的标签，在加入治疗小组前，有些医生就表达了因被同事羞辱或评判而产生的焦虑。这种来自于成员间的对痛苦、焦虑的感同身受，会使担忧、恐惧感大大减轻。团体治疗成功地打破了医生的孤立感，使他们觉得人类最基本的需求——人与人之间的相互支持是再正常不过的事情[9]。

以小组形式处理特定问题

考试压力管理

我终于卸下了压在我胸口的那座大山——成功地通过了考试。我的心理健康状况每况愈下，究其原因，两次考试都没能通过是罪魁祸首。通过考试后，我在工作中取得了很大的进步，同时也大大增强了自信心和自尊心。

——某住院医师

连续多年举办的一个特别研讨会旨在应对考试压力。这个研讨会的对象是那些多次没能通过考试的医生，医生可以介绍情绪是如何影响考试通过的。通过运用认知和行为技术，研讨会为学员提供应对压力和焦虑的技能和策略。研讨会的基本原则是帮助医生理解这一点，即考试本身不会让他们感到焦虑（或任何事情都不会）。相反，害怕考试的情绪是焦虑的根源，但这种情绪掌握在医生自己手里，可以学会调节、控制它。医生不会因为感到焦虑而受到指责，他们可以将这种焦虑转变为更有益的和适应性的情绪反应。这门课的反馈效果很好，通过考试的人数越来越多。

有毒品／酒精或其他成瘾性行为的医生群体

对于治疗成瘾性行为，小组工作可以为医生的康复治疗做出巨大贡献。对于上瘾的医生来说，被一个群体接纳会减少孤立和耻辱感。成员们相互分享了他们的康复经历，康复效果好的成员为刚刚开始接受康复治疗的人树立了成功的典范。大多数针对医生成瘾的治疗小组采用酒精或麻醉品匿名治疗的理念，并且使用"12 步法"。

被暂时吊销执业资格或除名的注册医生群体

那些被停止执业的医生（要么被永久除名，要么被暂时停职）背负着巨大的耻辱感，这也是所有罹患精神疾病医生中最孤立的群体。成瘾医生治疗小组会帮助他们控制自己的悲伤、愤怒、怨恨、羞耻和内疚的情绪。治疗小组为医生提供了表达自我的空间。新加入的医生可以从接受过治疗的医生那里获得帮助，分享如何应对目前不能工作的情况；思考如何以最好的方式管理他们的情绪，并反思他们是如何陷入目前的状况的。

下面这段文字介绍了在我们机构治疗的被停职和被除名的医生的情况：

被停职医生小组每月见面一次，每次90分钟。小组活动为自愿参加的形式，加入小组的医生是想寻求同行的支持。会面的房间拒绝访客，有明确的保密条款要求，成员间要相互尊重。邀请新成员简略介绍为什么加入治疗小组，已接受过几次治疗的医生介绍自上次治疗后的进展情况。小组工作的重点是尝试着理解他们在无法工作时经历的想法和感受，思考如何帮助他们做好情绪管理。面对被停职的现实，他们起初会感到羞耻，而后感到抑郁。医生对"体制"通常抱有负面情绪，由于在停职过程中和监管机构纠扯不清，他们对英国医学总会牢骚满腹，对漫长、旷日持久的惩罚性程序表示不满。这可能会分散医生的注意力，不能正确认识自己在停职中的责任，绝望、深度抑郁、愤怒、沮丧和怨恨这些情绪随之累积。小组会面可以帮助医生们重拾希望，看到黑暗隧道尽头的光明。

治疗小组——专为因其他医生自杀或他人意外死亡而产生"丧亲之痛"的医生而设立

针对那些因其他医生自杀或他人意外死亡而产生"丧亲之痛"的医生，我们设立了一个治疗小组。怀有"丧亲之痛"的人都会有孤独感，而且害怕被别人品头论足。据报道，那些参加过非医疗支持小组的人这两种情绪都有。医生（特别是全科医生和精神科医生）常常因未能阻止患者自杀而被追究责任。在参加公众支持小组时，觉得自己有过错的感觉可能会传染给因病失去亲人的人，觉得亲人的离世是由于他们疏于照护造成的。"丧亲之痛"治疗小组成为有羞耻感的医生的情绪倾泻地，因为他们总感到未能让自己的同伴活下来是自己的责任。

"丧亲之痛"治疗小组允许他们"健康"哀悼，并提供一个打破沉默之墙的空间。在治疗小组里，因不接受亲人逝去的现实而过分悲痛，小组成员最初会表现为经常自言自语，渐渐地他们会和别人交谈，到最后加入小组讨论[10]。

结论

医生对谈话疗法反应良好，通过治疗，他们通常能够重塑情绪，并使自己的情绪正常化。我们发现特别有效的是团队合作，起初医生们会觉得参加团队合作很难（他们的第一个想法可能是"我们怎么会向别人袒露自己的感受呢？"），然而，他们渐渐发现来自团队的支持、团队成员相互学习和彼此的依恋对重塑情绪和情绪管理发挥了关键性作用。

参考文献

[1] Lee DA. (2005). The perfect nurturer: a model to develop a compassionate mind within the context of cognitive therapy. In: *Compassion: Conceptualisations, Research and Use in Psychotherapy*. London: Routledge, 2005.

[2] Henderson M, Brooks SK, del Busso L, et al. Shame! Self-stigmatisation as an obstacle to sick doctors returning to work: a qualitative study. *BMJ Open* 2012; 2(5): e001776.

[3] Mindfulness All-Party Parliamentary Group (MAPPG). Mindful nation UK report. 2015. Available from: www.themindfulnessinitiative.org/mindful-nationreport.

[4] Kabit-Zinn J. *Coming to Our Senses: Healing Ourselves and the World Through Mindfulness*. New York: Piatkus, 2005.

[5] Segal ZV, Walsh KM. Mindfulness based cognitive therapy for residual depressive symptoms and relapse prophylaxis. *Curr Opin Psychiatry* 2016; **29**(1): 7–12.

[6] Williams M, Penman D. *Mindfulness: A Practical Guide to Finding Peace in a Frantic World*. London: Piatkus, 2011.

[7] Kuyken W, Hayes R, Barrett B, et al. (2015). Effectiveness and cost-effectiveness of mindfulness-based cognitive therapy compared with maintenance antidepressant treatment in the prevention of depressive relapse or recurrence (PREVENT): a randomised controlled trial. *Lancet* 2015; **386**: 63–73.

[8] Gilbert Paul (2009). Introducing compassion-focused therapy. *Adv Psychiatr Treat* 2009; **15**(3): 199–208. doi: 10.1192/apt.bp.107.005264.

[9] Gerada C. Healing doctors through groups: creating time to reflect together. *Br J Gen Pract* 2016; **66**(651): e776–8. DOI: 10.3399/bjgp16X687469.

[10] Gerada C, Griffiths F. Groups for the dead [Internet]. https://doi.org/10.1177/0533316419881609.

第四篇

违规行为

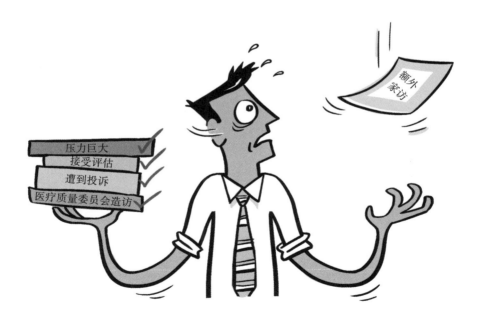

第 25 章　遵守规则：职业与非职业行为

Clare Gerada　著　　吴锦辉　译

　　1983 年我获得了医师资格，那时我觉得医生取得医学学位就必须要恪守职业价值观。我所理解的职业价值观是，医生的行为准则必须能够赢得患者和公众的信任。对职业守则的定义各有不同，但它通常被认为能产生职业召唤，且有一套独特的道德规范。它还包括长期的精英培训、专业知识的学习、如何将知识付诸实践的自主权，以及对知识是否"有效"的最终决定权。专业精神通常意味着自律。医学界的主流文化决定着医生的职业行为。在我的职业生涯里，我有很大的工作自主权，很少受到外部监督，当然我也会避免不称职或疏忽的行为。我向英国医学总会（General Medical Council）交纳会费后，成了一名注册会员。会员手册上规定了医生必须遵守的各种规章制度。其中最基本的规定有医生必须公开、诚实，把患者放在第一位，不能与患者发生性关系。

　　20 世纪 80 年代初期对医生的要求如上所述。

　　目前英国有 30 多套不同的医生职业行为指南，涉及临床、管理、领导力、法医学、科研、沟通等方面。指南也会指导医生日常职业规范行为和个人生活行为。本章将讨论对医生的职业期望、医生的专业精神和失职行为。

专业精神

　　2000 多年前，希波克拉底学派在希腊奠定了医学伦理准则的基础，并将其写入了希波克拉底誓言。医学伦理准则包括医疗保密原则和"前提是不能伤害患者"的要求，后来又被写入《日内瓦宣言》(Geneva Declaration)。该宣言的最初版本是在第二次世界大战刚结束时由世界医学会(World Medical Association)提出的。在此期间经历过一段动荡的时期，在这段时期，一些医生也参与了纳粹的暴行，此后，人们认为有必要制定一套新的道德准则。"宣言"本质上是希波克拉底誓言的现代版本，后来做了修订。直到现在，宣言的第一句话还是"我郑重地保证自己要奉献一切为人类服务"。世界医学联合会(World Medical Federation)对最近的《日内瓦宣言》(2017年10月)进行了修订，其中包括以下内容："我将照料自身健康、维持能力，以提供最高质量的服务[1]。"这一修正案的增加，反映了越来越多的医生出现精神健康问题。虽然支撑医疗专业精神的行为准则仍然存在，但它基本上已被监管机构制订的详细强制性要求所取代。

英国医学总会

自1858年"医疗法"颁布以来，英国医生的行为一直受到英国医学总会的约束。1978年"医疗法"扩大了其职能，特别是与医学教育有关的职能，并将常规纪律程序与处理那些因疾病而表现不佳的医生的纪律程序分开。1995年，英国医学总会出版了《医疗行为规范》(Good Medical Practice)。《医疗行为规范》用通俗易懂的语言向每位医生讲述了具体期望，也就是他们的职业义务是什么。这是世界上第一个医疗行业的国家级业务守则，许多国家也据此规范立即跟进出台。《医疗行为规范》概述了在职业行为方面应遵守的行为准则[2]。如果违反了该规范，医生则可能受到合法的纪律程序处罚，包括被吊销行医执照。该规范不仅涉及医生的专业领域，也包括私人生活方面，要求医生在工作场所内外都要符合行为标准。医生工作以外的行为，例如，参加电视真人秀节目时，或者使用社交媒体时，其行为也必须符合规范要求。甚至有人建议，肥胖医生应该被除名，因为他们给患者树立了不好的榜样[3]。

珍妮特·史密斯（Janet Smith）女爵士对医生监管方式做了深入改革，针对全科医生哈罗德·希普曼（Harold Shipman）的行为，她发起了一项公开调查[4]。希普曼医生是英国当今作案最多的连环杀手。他给患者注射致死量的吗啡和二乙酰吗啡以达到杀人的目的。在审理的 15 起案件中，他被判所有罪名成立，除了一项伪造罪外，其余均为谋杀罪。据估计，他共谋杀了 200～400 名患者，其中大部分是老年女性。正如许多人后来评论的那样，他的谋杀案最显著的特点是，所有罪行都是明目张胆的、在光天化日之下进行的，他从不避讳同事、社区和专业机构。犯罪行为被发现之前，他甚至被民众描绘成医学界中"正直的一员"。他当时是当地医疗工会的全科医生领袖，为人可靠。虽然为人略显傲慢，但其深受同行和患者的喜爱和尊重。当地的殡仪馆工作人员注意到希普曼的患者死亡率异常高，死亡时姿势类似：大多数衣着整齐，通常是坐在或躺在长椅上。直到很久以后，希普曼伪造了一个患者（被他谋杀）的遗嘱，其邪恶罪行才被曝光。随后的警方调查揭露了一场场近似疯狂的大肆杀戮。此次公开调查重点关注希普曼的犯罪动机、犯罪方法、是否疏漏和是否雇凶杀人等，对希普曼的罪行长期以来一直未暴露的原因也展开了深入调查。调查甚至推测，他可能"对杀戮上瘾"（就像他几年前服用哌替啶一样）。希普曼的犯罪行为震惊了整个医学界，特别是我的专业——全科医学专业。他是"我们中的一员"，但他非但没有治愈，反而杀害了他的患者。我们中的许多人都为自己是全科医生而感到羞愧，害怕以后患者因病去世时自己也会被怀疑为杀人犯。他的行为改变了全科医学对临终患者的治疗方式。我们开始害怕给患者用强效阿片类药物，即使是晚期癌症患者也不敢给开阿片类药物用于镇痛。这种情况一直持续到今天。这一事件还改变了英国医学总会的运作方式[4]。这次公开调查对英国医学总会提出了批评，出具了长达 1000 多页的最终报告，提出了 109 项提议，其中涉及制定更健全的医生行为规范准则，重新验证且明晰英国医学总会的法官和陪审团职能，并引入了执业医师仲裁服务。不再对患有精神疾病的医生和患有其他疾病的医生区别对待，除了考虑行为方面以外，医生的自身健康也是重点考虑的因素。

提交至英国医学总会的理由

史密斯的调查发起前，很少有医生被英国医学总会制裁，更不会被除名。一项根据英国医学总会的会议纪要和医学媒体报道展开的调查显示，1858—1991 年英国医学总会存在的前 133 年里，共有 584 名医生由于违纪被从注册名单上除名[5]。除名的原因各种各样，有医疗事故、猥亵行为，还有些令人难以置信的原因。在英格兰，医生被除名的最常见原因是与患者发生性行为，而在爱尔兰，这往往与酗酒有关。20 世纪 70 年代之前，实施非法堕胎手术也是被除名的一个常见原因[5]。在此期间，从注册名单上被除名的医生并不一定会终止职业生涯——有 16 名医生被除名了 2 次，还有 2 名医生被除名了 3 次。

但今天情况有所不同。目前，每年约有 8000 名医生被提交给英国医学总会，约 200 名医生受到严重处罚，最常见的是被停职，有 60～80 名医生的执业执照被吊销。因为人类行为本身是复杂的，所以有这么多违背伦理道德的行为也就不足为奇了。2015 年导致停职或被除名的 119 起案例中，103 起涉及医生职业生活的违规行为（最常见的是与不诚实、临床问题或与患者的不正当性关系有关），而 16 起与个人生活有关（酒驾、性问题）[6]。不诚实和不正当性关系占这些处罚的近 1/3。大部分导致除名或停职的投诉都来自医院管理方，而不是公众。公众投诉的个案更可能与临床问题和与患者发生不正当性关系有关。

医生与犯罪行为

进入医学院的先决条件是学业优异，但还有一个条件是无犯罪记录。因此，有犯罪行为或被指控犯罪的医生数量并不多。在竞争激烈的前提下，想在医学院找到立足之地已经很难，但即使有犯罪行为，仍然有机会在医学院就读。比如，艾哈迈德（Ahmed）16 岁时因入室盗窃被判罪名成立，并被判罚社区服务。但后来他持续改变自己的人生轨迹，通过努力学习、在中学高级水平考试中取得了最好的成绩、参加志愿者工作，以及在全科医生诊所实习积累经验经历。随后他申请了医学专业，但因之前的定罪被曼彻斯特、剑桥、利兹、谢菲尔德和帝国医学院拒之门外。通过申诉（这得益于公众对他成长过程的关注），他最终被录取。艾哈迈德的情况引发了一场争论，即任何潜在的申请者都不会绝对完美，没有一点"瑕疵"。

获得执业资格后，绝大多数医生会遵守职业行为准则、珍视公众的信任，在整个职业生涯中鲜少有违法行为。但是，一旦偶尔违反或达不到标准，他们就会受到严厉制裁。虽然对医生的刑事制裁不太多，但少数情况下，一些医生也会受到刑事指控，最严厉的甚至受到监禁处罚。英国医学总会 2005—2019 年的数据显示，英国有 2000 多名医生有犯罪记录（相比之下，注册医生超过 20 万人）。超过 50% 的犯罪案件是交通违法行为，如危险驾驶（超速、酒驾或毒驾）和机动车违章驾驶（车辆没上保险或没有纳税）。虽然这只是猜测，但很可能其中许多案件的发生都与酗酒和（或）吸毒有关——这意味着如果个人在犯罪事件发生之前寻求过帮助，会大大降低犯罪率，也说明经过治疗后他们的精神健康会有改善并对个人行为产生积极影响。

还有其他违法行为（发生的频率要低得多），涉及伪造、欺诈、持有儿童的不雅图像和性犯罪。幸运的是，自从希普曼事件后，再也没有医生被指控犯有谋杀罪。

还有一些情况出乎医生意料，与工作完全无关的犯罪行为（如被判违反健康和安全条例）也会影响职业生涯。大多数监管机构希望，即使在工作时间外医生的行为也要符合一定的标准。英国监管机构表示，"医生必须确保其行为符合患者的信任及公众对这个行业的信任。"无论在何地犯下罪行或受到警告都会被曝光，医生必须遵守英国医学总会的指导[7]。

刑事犯罪记录并不会让医生的执业执照自动吊销，但严重罪行，如持有儿童的不雅图像和性犯罪会被除名。这样的处罚也合情合理，因为医生的严重违法行为会破坏公众对医疗行业的信心。此外，医生以往的犯罪史也是预测其未来是否会发生严重犯罪（如暴力或性侵犯）的佐证[8, 9]。对于不太严重的犯罪，这些被吊销执业执照的医生以后能否还有工作的机会不太确定。许多（但不是全部）轻微的刑事定罪让人有理由怀疑一个人是否诚实，而诚实是对医生的一项至关重要的要求。其中，考试作弊是预测未来不诚实行为的最有力的指标之一[10]。然而，有些违法行为，如使用非法药物或违章驾驶，并不一定意味着该人不诚实，但表明该人更有可能从事非法活动和做出危害自己或他人的行为。显然这类医生的存在会使患者面临更高风险，未来他们发生更严重的犯罪、出现违背职业道德行为的概率会更高。监管部门要考虑这些严重问题[11]。

医生被判监禁的情况非常罕见。在我所服务的医疗机构里，约有 5 名医生在监狱服刑过一段时间，另有约 10 名医生被判缓刑。大多数是因为与酗酒或毒品相关的犯罪行为。这位医生描述了他被判入狱时的经历（虽然他同意将其案件公开，我还是用了化名并对细节进行了处理）：

迪扬（Diyan）是一名急救医生，一段失败的感情让他伤心痛苦，他开始借酒消愁。酒量也越来越大，每天要喝两瓶威士忌。工作时，他靠嚼薄荷味口香糖和吃洋葱来掩盖酒气。为了防止 12 小时轮班结束时出现戒断症状，他说服他的全科医生（也是他的朋友）给他开苯二氮䓬类药物（他告诉全科医生这是为了治疗焦虑）。他窃取医院的处方药来缓解酒瘾。大家都能闻到他身上的酒气，他整个人看起来蓬头垢面，但是没有人怀疑他，也没有人建议他寻求帮助。

在一系列酒驾犯罪（包括被取消驾驶资格期间还开车）之后，迪扬出现在法庭上，审判后被判处 3 年监禁。主审法官在宣判时说：

这一案件让人痛心，医生的职业原本是治愈、照顾他人，却没能照顾好自己，让自己陷入这种状态，还屡次违法，对自己的撒谎、欺骗行为不以为意[12]。

当他站在被告席上，听到法官宣读对他的判决，不得不接受监禁处罚时，迪扬描述自己当时不知所措的样子。这是他对最初几天的回忆：

我不知道被刑拘意味着什么，以为要被遣送至拘留营。我觉得可能和家乡的难民营差不多（童年时期有段时间他在一所难民营度过）。像在难民营一样，出入随便、有医疗保障、有学校、食堂供应食物、睡在营房里。但事实是，法官一离开法庭，狱警就给我戴上了手铐，把我带到楼下的一间小牢房里。我不得不脱下西服及全部衣服，包括内裤来面对检查。我在房间里赤身裸体，甚至直肠都要被检查是否藏有毒品。从未有过此种经历的我非常惊恐，意识到从此我会失去自由，忍不住失声痛哭。我究竟为何沦落至此？我曾怀着奉献社会的初衷，现在却锒铛入狱，我这是自作自受。后来，我举着拘禁胸卡拍照，继而被英国医学总会停职。在被带到楼下的那一刻我还是一名医生，现在却什么都不是了。我觉得自己完全像个异类，一个无名小卒。我和其他犯人一起被运往监狱——我们都被关在一辆大货车上的一个狭小的笼子里。一到监狱，我就被关在只能容纳一人的小房间里，里面臭气熏天，连个毯子也没有，他们认为我有自杀倾向，让我睡在橡胶床垫上。那天早上，我上法庭前喝了最后一杯酒，随后 5 天里，我滴酒未沾。戒酒后出现的可怕的症状，让我有一种在往墙上爬的感觉，我像个精神病患者。我与警察交谈，警察说他们也无能为力。在那时我心烦意乱，痛不欲生。

这位医生后来挺过了入狱的最初几天，在监狱里服刑了 18 个月。后来由于表现良好，被提前释放。在狱中，他学习了法律，教其他犯人读书写字。现在他正在申请重新恢复注册医生资格，同时努力戒酒，他唯一的遗憾就是没有早点儿治疗酒瘾。

另一名医生也讲述了自己的经历——由于欺诈被高等法院判以缓刑。他的罪行与诚信有关，而究其根源在于精神健康问题：

听到宣判后，我彻底崩溃。被贴上不诚实的标签是我职业生涯中最糟糕的事情，而现在对我来说被判有罪更是灾难性的。让我自己、我的家人、同事和单位失望，我为此感到万分羞愧和内疚。我告知妻子和孩子这件事时简直难以启齿。这段经历让我重新思考我到底要什么，社会需要我做什么。我进入医学界是因为我想帮助、想医治患者，但现在我却忘记了初衷，忘记了当初为什么喜欢这份工作，为什么曾经那么努力地工作。过去的我就像坐在仓鼠轮子上，从没花时间停下来去思考，而现在我有时间了。某种程度上我欣然接受了当前的处境，毕竟它给了我反思的空间。

医生与非专业行为

许多年前，我承担了专家证人的工作，负责处理被投诉的医生。这些案件通常涉及违法行为，包括违规开具处方药（通常是受管制的药物）、给居住在海外的家人或朋友开处方，或者给被指控在工作中不诚实的医生开处方等。尽管我的职责就是公正地分析我看到的事实，但看到这些医生因为工作犯错、失职被吊销行医执照，还是让我深受触动。我最希望的是有人能和他们谈谈，最好就像平时聊天一样，跟他们讲讲有些事情从一开始就必须杜绝。这些事只会带来更大的精神痛苦、给生活带来巨大损失。后来我不再从事法律工作了（我发现参与这一过程太过痛苦），转而专注于试图理解为什么这些医生虽然有违法行为，但在个人和职业生活的其他方面却是好公民。这就是这一章的研究结果。我查看了执业医师仲裁服务（可以在他们的网站上找到）的判定结果，并设计了一个分类，它描述了我所猜测的医生在跨越职业界限时的"心态"。我做的这些分析，绝不是宽恕他们或为他们行为的严重性开脱，而只是试图了解他们的行为，以防其他医生重蹈覆辙。我并不是说那些有违规行为的医生当时精神上有问题，工作压力大、缺乏同伴支持、缺乏监督或指导才更有可能是促使医生违反职业规定的原因。

分类包括以下几个方面。

- 这只是一个"小谎言"（不诚实、欺诈等品德问题）。
- 它能造成什么危害（不诚实、违规）？
- 我只想表现得友好些（越界行为）。
- 我忘了（不诚实）。

这些只是众多可供审查判定的一小部分。

这只是一个"小谎言"（不诚实、欺诈等品德问题）

大多数提交给执业医师仲裁的案件都涉及是否诚实、欺诈和诚信问题，这些情况往往会导致最严厉的制裁。医学界的基本宗旨是诚实、正直。《医疗行为规范》规定，医生必须诚实、坦诚、正直，背离这一点是严重的违法行为。自希波克拉底誓言公布以来，全世界的医生都必须做到诚实。

"这只是一个小谎言"，这类医生群体认为他们的所作所为都是小事一桩，没什么大惊小怪的，只是撒了一个小谎而已，相信自己所作所为"根本不是说谎"，不会造成任何危害。甚至认为，工作这么忙，走点捷径获得必要的工作材料或有机会参加必要的培训是合情合理的。他们也可能觉得没人会发现，"小谎言"无伤大雅。但请记住，所有做过的事都会有迹可循，都会被发现，而且会造成一定的伤害。下面是这个类别的例子。

(1) 获得"课程培训证书"欺诈行为

一名医生伪造并上传了一份高级生命支持课程证书，将其添加到自己的培训档案中，最终被曝光。当医院管理方给他机会"坦白"时，他还试图掩盖自己的欺骗行为，把责任推给家人。他辩解说家人可以登录他的电脑，可能无意中修改了证书，添加到他的培训档案中。鉴于其他相关因素，如来自同事的有利证词、无瑕疵记录，调查小组经过认真考虑，没有对他做出除名处罚，决定只停职 1 个月。

尽管处罚相对较轻，但这位医生仍然被调查了 18 个月，这次处罚也让他感到羞愧难当。他的名字和所做的事在网上被曝光多年，每次申请新工作时，他都必须交代、解释这件事。对于一名曾经的资深医生来说，他为这个并没有参加半天的培训付出了高昂的代价。

还有一个类似的案例，一名医生谎称自己被批准为心肺复苏专家。这名医生因为严重违规行为受到了更严厉的处罚。他声称参加了培训，当时为参加所谓的培训还请假了，实际上培训早已被取消。这就是一个谎言要用另一个谎言去掩盖的例子。他被停职 4 个月，整个职业规划全被打乱。

(2) 推荐信材料造假

在阅读这些裁决时，我感到非常惊讶，有这么多案件涉及推荐信或个人简历造假。这些都不是感到愧疚就可以被原谅的小错误，而是严重错误。比如声称自己获得了学位。这些案件往往会受到严厉制裁。

一名医生计划移居海外，他在申请文件中提交了两份虚假的推荐信。这些推荐信从头到尾都是假的，假信头、假陈述、假人力资源部门推荐人和假签名。因为怕引起怀疑，他还特意将推荐信设计得有点与众不同。他要移民的国家对他递交的材料进行检查，发现了推荐信材料造假。这位医生没有出庭，没有提交任何为自己辩护的陈述，也没有递交任何补救或悔罪的材料。最终他付出了沉重的代价——被从医生注册名单上除名了，仅仅由于他想要加速移民行政审查的进程。

这位医生本可以很容易获得所需的推荐信，各部门没有理由拒绝。相反，欲速则不达，他因伪造材料丢了工作。

(3) 关于"在工作期间索要病假工资方面"的欺骗

医生通常不愿意请病假，宁可带病工作也不请假。然而，如果请病假，那就一定要遵守规定，包括不能到其他岗位工作（兼职）。如果医生因病请假，但又在其他岗位工作（例如，一名手臂骨折的外科医生不能手术，但可以做门诊工作），就应该对兼职单位和领取病假工资的单位都坦诚说明情况。一个常见的错误是医生经常兼职，一份是英国国家医疗服务体系内的本职工作，另一份也可能是在私人诊所接的所谓私活。但如果因身体不适请病假，并仍在领取病假工资，就要停止所有兼职工作，包括教学、培训、学术、医疗法务、私人和媒体等，除非得到发放病假工资的单位的允许。

(4) 关于"考勤表"的不诚实

现在医院都用电子花名册考勤，交接班时使用智能卡刷卡，电脑记录记载着你的一举一动，这样的情况下医生还想递交伪造了工作时间的考勤表，这在我看来真是不可思议。

所以我的建议是，千万不要这样做。冒险多添了几小时的工作时间，多挣了几小时工资，最终结果是你可能一辈子一分钱都挣不到了。

它能造成什么危害（不诚实、违规）

这一部分与"这只是一个小小的谎言"有关，有些医生撒了个"小谎"并不是想自己得到好处，而是为了他们身边亲近的人。

关于处方的不诚实：医生因试图帮助家人和朋友而违反职业规范，甚至公然犯罪的案例有很多。一般的形式是用其他患者名字开处方，或者为没有资格享受英国国家医疗服务体系保险的人开处方。我们都有过这样的压力，居住在国外的年迈的母亲一再叮嘱，让你邮寄家中无法买到的药品，但你必须打消她的这个念头，除非她能享受英国医保福利。如果想要使用英国国家医疗服务体系的资源，你要确保自己有权享受这种待遇（否则就是盗窃）。

一位医生随机抽取医院计算机数据库中的患者，并用患者的名字开了处方，把处方拿给了医院药剂师后，药剂师注意到了处方前后有不一致的地方。他后来承认这是给一位住在国外的朋友开的处方，因此他被从医生注册名单上除名了。

这么严厉的制裁虽不太常见，但表明了这一行为的风险之大。

我只想表现得友好些（越界行为）

医学的特点发生了变化，从形式上看，医患关系变得不那么正式，但是更具协作性。社交媒体也使得医患关系的边界变得越来越模糊，患者和医生之间越来越难以保持明确的职业和个人界限。我在同一个地方生活、工作了 30 年，社交活动中会经常遇到患者，我的孩子和患者的孩子在同一所学校上学，我们去同样的地方购物，去同样的餐厅就餐。作为家长、母亲、学生、公民、朋友和当地医生，像 30 年前我的父亲一样，我需要在多种身份中转换，要把握和保持身份界限。这可能很困难，但对安全医疗实践至关重要。医生与患者的关系有时是亲密和私人化的，这种关系必须建立在相互信任的基础上。如果医生不尊重职业界限，那这种建立起来的信任就会被打破。

界限问题可能会违背平时的医疗实践，可以被认为是一个从"越界"到"违规"的一系列问题。越界不一定有利用目的。我和患者透漏我的个人信息，比如我和患者谈到自己父亲患有严重老年痴呆，这只是我作为医生对患者的共情，是治疗方式的一部分，因为患者也面临同样情况，正为照顾年迈父母而焦头烂额。然而，在其他情况下，越界就意味着"滑坡"式的不可收场，从常规医疗实践到不当做法，直至跨越边界"红线"。

违规行为是违背道德和职业精神的，因为它们利用了医患关系，破坏了患者和社区对我们的信任，可能会对患者造成心理伤害，给他们正在接受的医疗护理带来负面影响。它还违反了一项基本的医学伦理原则，这一原则可以追溯到希波克拉底誓言。

我会伸出援手帮助病患，绝不故意伤害、虐待，无论病患出身贵贱，性别男女，有无行动能力。

——《希波克拉底誓言》，公元 274 年英国医学总会和《医疗行为规范》采用类似的观点和建议。

"不能利用职业地位与患者或与他们亲近的人发生性关系或不正当的情感关系，必须用行为证明患者对你个人的信任、公众对医生职业的信任。"

在所有违反界限的行为中，最严重的是那些涉及性侵犯的行为，包括与工作人员、同事的不当接触或利用与医学生和患者的不平等关系发生性侵行为[13]。医生是权威式人物，如果剥削患者以获取自身满足，那么公众对医生的职业信任就会被颠覆，所造成的后果与父母虐待儿童是一样的。

目前，我们很难知道有多少医生跨过性界限，因为他们不太可能自我披露，患者由于尴尬、恐惧甚至对医生的错误忠诚，也不愿向有关部门披露这种形式的"侵犯"行为。多年来对来自不同国家医生的调查表明，0.2%～10%的医生承认与患者发生过性关系，约1.6%的医生受到过处罚[14, 15]。这些医生更有可能从事全科、精神病学和妇产科工作，因为在这几个专业中，医患身体接触和（或）建立心理亲密情感的可能性更大。

文献中提到的一个有关违反性边界的显著特征是没有"危险信号"，这意味着在筛查中，违规的医生并未显示出明显的特征。除强奸案外，在其他案件中，所涉医生没有显示有明显的人格障碍迹象；它既出现在单独的医疗实践中、也出现在大型的医疗实践中；所涉及的患者既有特别脆弱的、也有除表现出作为患者的脆弱性外，其他方面都正常的[16]。然而，这些案件仍存在一些共性。一项美国的研究显示，几乎所有涉案的医生都是男性，大多数医生年龄在39岁以上（92%），没有获得专业资格认证（70%）；72%的医生没有担任高级顾问职位或从事非学术性的医疗工作。这 5 个变量占所有案例的 70% 以上。但这 5 点是非常常见的变量，绝大多数拥有这 5 个变量的人并没有触犯性边界。

虽然文献中有很多医生对患者实施性犯罪的例子，但在了解其动机或任何可预测的人格特征方面，实际数据很少。在一项规模极小的研究中，使用了有效的人格问卷，将两名因性行为不当而被吊销执照的男性精神病科医生与 38 名没有类似指控的男性精神病科医生进行了比较。调查问卷中调查时间段设计在早期培训期间和无任何犯罪行为发生之前。这两名性犯罪者在犯罪前具有反社会的、自恋的人格特征，还表现出高度防御性的个性[17]。这项研究（尽管规模很小）表明，即使在实施侵犯之前，这些医生也表现出异常人格特征。一项研究将 19 名曾性侵成年女性的男性医生和一组受过良好教育、犯有类似罪行的非医疗行业的男性做比较[18]，两组研究对象有着非常相似的人格特征。另一项研究分析了 88 名被转介到"医生行为项目"的医生的人格特征，发现由于违反性边界（而不是破坏行为或其他不当行为）而被转介的医生的人格特征最能反映病态特征。作为一个群体，性边界的违规者往往更以自我为中心，不那么富有同理心，不太可能为自己的罪行承担责任，他们更有可能将责任推卸给他人或归咎于环境，也不太可能受到社会规范的影响[19]。

可靠的数据来源都将犯罪医生指向男性，但目前还没有实际可靠的方法来预测数十万医生中哪些人会犯下这种性质的罪行。

除了性行为本身之外，很难解释医生实施性侵害的动机。然而，就像所有人类关系一样，人与人之间并没有明确、清晰的界限。在日常的医疗实践中，患者和临床医生之间有发展强烈情感的机会。医患之间发展的情感可能包括敌意、攻击性、绝望甚至是爱慕。患者可以在照顾他们的临床医生身上唤起强烈的情感反应，这些反应被称为反移情。如果正确认识和理解反移情，它可以成为更好地了解患者的工具。否则，如果患者对临床医生有了爱慕之情，后果将是破坏性和毁灭性的。医生本身由于一些生活事件恰好情感很脆弱时，心理、情绪波动大，会做出有损其职业精神的事情来。医生与患者在情感上纠缠不清，部分原因是医生在医患互动过程中会把自己的生活经历投射到医患关系上，特别是心理状态极度脆弱、敏感时。这说明我们必须要加强医疗行业监督管理工作，这一工作也任重道远。

(1) 性侵患者案例

一位全科医生对一位女性患者进行会诊治疗，该年轻患者与医生年龄差距较大，她刚刚痛失亲人。在接受治疗期间，他们在一次社交活动中偶然相遇。在接下来的几个月里，这位医生邀请女患者参加其他社交活动。最后一次会诊时，女患者刚好要搬出那个社区，男医生拥抱了她。女患者离开诊所后男医生立即与她联系。没过多久，二人的亲密行为发展成为性关系。

通常情况下，医患之间的性关系往往是经历一系列"越界"行为的慢慢发展，最后发生了性行为。"越界行为"第一步可能会被认为并无不妥，比如，工作已经结束马上就下班时，延长了患者预约的就诊时间；或是把个人电话号码告诉患者；还有可能是给患者发短信或主动提出到患者家做随访，而不是要求患者去诊所治疗。每一种做法在情感上都会拉近与患者的距离，是利用治疗关系使患者陷入情感陷阱。

这里引用一位患者的一段话，说明了医患地位的不对等。

我的手搭在腿上，他握住我的手。我一动没动，没敢碰他。我对医学知之甚少，没想到后来他会联系我，我反正不会主动去找他。医生对我来说是高高在上的，我只是个普通人。当他第一次联系我时，我内心还是挺激动的。

这名医生随后被从英国医学总会登记册上除名。

(2) 与员工或同事发生不正当性行为

违反性边界的行为也包括医生利用职业之便性侵学生和其他工作人员。有一名医生婚姻遇到了问题，随后向一名医学生提出性要求。法庭认定，其行为带有性动机，代表着职业背景下的不当行为升级及权力失衡。他被停职 9 个月。

我忘了（不诚实）

这一类别包括医生忽视其必须要履行的义务。例如，提供最新的医疗赔偿、更新必要的培训（如根据"精神健康法"第 12 条批准进行评估），或者在获得警告或定罪时通知英国医学总会。

隐瞒酒后驾驶罪行：一名外科医生忘记向英国医学总会上报酒后驾车的违法行为。他意识到这一点时，英国医学总会已向他发出了警告。几年间，他因机动车违章多次受到处罚。他总是"忘记"上报英国医学总会。后来在申请一个在编职位时，英国医学总会对他的犯罪记录进行彻查，这才发现他所有的违法行为都没有上报。他辩解说他确实是忘了。但法庭注意到一连几次他都没上报，认定属于不诚实行为，所以将他从医生注册名单中除名。

不专业行为的风险

一般医疗行业中，被提交到英国医学总会并受到严厉制裁的案例并不是毫无规律的。在所有提交的案例中，80% 涉及男性医生。被停职或被除名的案例中，绝大多数医生年龄超过 49 岁。所有案例中有一半涉及黑种人或少数族裔医生，尽管他们只占注册名单上有医疗执照的医生的30%。被实施制裁受到停职或除名处罚的医生中，只有约 1/3 获得执业资格。

- 按比例计算，男性医生被除名或被停职的人数是女性医生的 4 倍。
- 医院专科医生被除名或被停职的比例约为全科医生和其他在医院或社区工作的非专科医生的一半。
- 医生退休前几年被除名或被停职的可能性是从事其他职业人的 2 倍以上。
- 在国外获得住院医师资格的医生被除名或被停职的可能性是在英国接受培训获得资格医生的 2 倍多[6]。

结论

绝大多数医生在整个职业生涯的表现可以说堪称完美，能保持一份毫无瑕疵的记录。然而当医生的健康出现问题时，我们不希望他们独自默默承受痛苦，而是希望他们能更容易获得有保密措施的治疗服务，避免日后给自己的医学职业生涯带来更大风险。

参考文献

[1] WMA. Declaration of Geneva. Available from: www.wma.net/policies-post/wma-declaration-of-geneva.

[2] General Medical Council. Good medical practice [Internet]. Gmc-uk.org. 2019 [cited 1 November 2019]. Available from: www.gmc-uk.org/ethical-guidance/ethical-guidance-for-doctors/good-medical-practice.

[3] Davies M. Fat doctors should be struck off to help tackle obesity epidemic. [Internet]. Mail Online. 2015 [cited 18 January 2020]. Available from: www. dailymail.co.uk/health/article-3150888/Fat-doctors-struck-setting-badexample-obese-patients-weight-loss-expert-tells-NHS-chief.html.

[4] Editorial on GMC and Shipman Report. GMC: expediency before principle. BMJ 2004. Available from: www.bmj.com/content/suppl/2004/12/13/329.7479.DC1.

[5] Wakeford R. Who gets struck off? *BMJ* 2011; **343**(2): d7842.

[6] DJS Research Ltd. Analysis of cases resulting in doctors being erased or suspended from the medical register Report prepared for: General Medical Council [Internet].

2015. Available from: www.gmc-uk.org/-/media/documents/Analysis_of_cases_resulting_in_doctors_being_suspended_or_erased_from_the_medical_register_FINAL_REPORT_Oct_2015.pdf_63534317.pdf.

[7] General Medical Council. Reporting criminal and regulatory proceedings within and outside the UK [Internet]. Gmc-uk.org. 2013 [cited 18 January 2020]. Available from: www.gmc-uk.org/ethical-guidance/ethical-guidancefor-doctors/reporting-criminal-and-regulatory-proceedings-within-and-outside-the-uk.

[8] Bonta J, Hanson K, Law M. The prediction of criminal and violent recidivism among mentally disordered offenders: a meta-analysis. *Psychol Bull* 1998; **123**: 123–42.

[9] Hanson RK, Bussiere MT. Predicting relapse: a meta-analysis of sexual offender recidivism studies. *J Consult Clin Psychol* 1998; **66**: 348–62.

[10] Whitley BE. Factors associated with cheating among college students. A review. *Res High Educ* 1998; **39**: 235– 74.

[11] McMillan J, Wright B, Davidson G, Bennett J. Criminal records and studying medicine. *BMJ* 2009 b2076.

[12] Personal communication from confidential assessment, as verbal communication from patient about their experiences in court, NHS PHP.

[13] Galletly C. Crossing professional boundaries in medicine: the slippery slope to patient sexual exploitation. *Med J Aust* 2004; **181**(7): 380–3.

[14] Sansone, RA, Sansone LA. Crossing the line. Sexual boundary violations by physicians. *Psychiatry* 2009; **6**(6): 45–8. Available from: www.ncbi.nlm.nih.gov/pmc/articles/PMC2720840.

[15] Galletly C. Crossing professional boundaries in medicine: the slippery slope to patient sexual exploitation. *Med J Aust* 2004; **181**(7): 380–3.

[16] DuBois JM, Walsh HA, Chibnall JT, et al. Sexual violation of patients by physicians: a mixed-methods, exploratory analysis of 101 cases. *Sexual Abuse* 2019; **31**(5): 503–23.

[17] Garfinkel P, Bagby R, Waring E, et al. Boundary violations and personality traits among psychiatrists. *Can J Psychiatry* 1997; **42**(7): 758–63.

[18] Langevin R, Glancy G, Curnoe S. Physicians who commit sexual offences: are they different from other sex offenders? *Can J Psychiatry* 1999; **44**(8): 775–80.

[19] Roback HB, Strassberg D, Iannelli RJ, Reid Finlayson AJ, Blanco M, Neufeld R. Problematic physicians: a comparison of personality profiles by offence type. *Can J Psychiatry* 2007; **52**(5): 315–22.

第 26 章　监管流程

Zaid Al-Najjar　Clare Gerada　著　　瞿平　胡博越　译

"砰"的一声，邮件被扔到地板上，等蒂姆（Tim）跑到门口时，邮递员已经离开了。今天是星期六，他知道刚刚收到的是英国医学总会（General Medical Council）的来信，但不知道为什么会寄给他这样的信件。两周前，院方派人到他家进行所谓的"状况查看"（原指一种警方服务，如果在异乡的亲人联络不上家人，可要求巡警提供此项服务）。他已经两天没上班了，身体痛苦不堪（饱受冰毒不良反应的折磨），也没有告知医院自己无法上班。如果早知道同事会来家中探访，他一定会把使用冰毒的工具清理干净。以前他只是偶尔地娱乐一下，现在冰毒变成了每个周末的必需品。但最后一次吸食的时候，他失去了知觉。由于没有上班，同事们非常担心，便要来家里看望他。此刻，标有"机密"的信件就躺在家门口的台阶上，他的心脏仿佛停止了跳动。也许，对于他来说，付出的一切即将化为泡影。尽管如此，他还是撕开信封，开始读信。英国医学总会正在调查他的问题，是他所在医院提交申请的，他被要求下周出席临时指令法庭（Interim Orders Tribunal），或许要限制他的行医执照。蒂姆读完第一页时就停了下来，他颤抖着，瘫倒在沙发上。这究竟意味着什么？他到底应该怎么办？

蒂姆不知道收到英国医学总会的信预示着什么，只知道发生了可怕的事情，更不知道临时指令法庭是什么，不知道与医学总会调查程序如何对接，也不知道今后还能否在事业上扶摇直上？他所知道和看到的只剩下这 6 个字——"英国医学总会"。

在过去 20 年间，我通过各种方式与医生进行过合作，发现他们中的多数都对英国医学总会执业资格的调查程序感到陌生（即便是经验丰富的高级医生亦是如此），如调查内容、调查时间和调查方式。大多数医生与医学总会的唯一交集是支付年费，或者咨询重新验证的要求。除非不幸遭到投诉，否则他们永远不会认为有必要熟悉监管机构的运作模式，尤其是其纪律程序。鉴于每年提交到英国医学总会的投诉案件数量众多，出于谨慎起见，医生有必要了解监管流程。希望这几章能展示出英国医学总会执业资格调查程序的流程，让读者对其有更充分的了解，以备不时之需。

本章并不能取代专业人士（具有医疗管理背景的律师或长期与英国医学总会打交道，专门给医疗辩护机构提供建议的专家们）的建议。

虽然这几章的内容与在英国执业的医生有关，但讨论的许多问题也适用于其他司法管辖区的医生。

提交到英国医学总会的投诉

英国医学总会每年会收到 8000～9000 份投诉，其中 200～300 份投诉案件会被提交到执业资格法庭进行裁定，因此每年会有 60～80 名医生被吊销行医执照，另有 100 名左右的医生被停职。其余案件的处理结果为免除处罚、警告、签署承诺书或出具建议书。

如果对医生的执业资格产生疑问，任何人都有权利投诉，而不必囿于是否与该医生具有个人或职业关系（如人们在新闻报道中发现医生有行医问题即可投诉）。事实上，医生也可以选择"自首"，医生在执业期间有义务主动向英国医学总会说明情况，或者在别人投诉之前主动坦白。"自首"可以证明医生本人具备了领悟力、诚信和果断等重要品质。据统计，约 2/3 的投诉来自普通大众，其余则来自公共机构（如医院管理方、警方等）。

每年大部分投诉案件的处理往往都止步于对患者的伤情鉴定阶段或临时调查阶段。2018—2019 年，有 73% 的投诉在患者伤情鉴定阶段完结[1]。仅有约 5% 的投诉案件被返回到医院相关负责人那里（医疗照护机构的高年资住院医师，负责监管医生的行为、表现并评估执业资格）。另有 6% 的案件在临时调查阶段完结（见后述）。此外，据统计，有 80% 以上的投诉在案件初期就能够完结，而英国医学总会不会对医生采取任何行动[2]。如 2010—2013 年，这类案件高达 82%。

英国医学总会接到的多数投诉会在患者伤情鉴定初期阶段完结。

临时调查

2014 年，英国医学总会采用了"临时调查"的方式审理投诉案件。"临时调查"是指通过获取有针对性的信息，根据一定标准来决定投诉是否应该转为全面的"执业资格审查"[3]。英国医学总会表示它们会尽量在 63 天内完成临时调查，而全面调查则需要 6 个月。2017 年，有 65% 的投诉案件在临时调查后完结，医学总会没有采取任何行动，从而免除全面调查给医生带来的负担。

如果医生能够切实领悟、自我反思并采取措施积极补救，则会大大增加案件在临时调查阶段完结的可能性。

英国医学总会调查内容

英国医学总会每年都会收到各种五花八门的投诉，有的看似微不足道（如医生家的花园篱笆太高），有的则是极其严重（如欺诈、不正当性行为）。然而正如前文所描述的那样，尽管医学总会收到的投诉数量巨大，但其实只有相对较少的投诉会进入全面调查阶段（2018 年，这一比例为 18%）。那些不断升级投诉的人或许是因为不甘心，可是即使他们继续投诉，医学总会也会坚持完结这些案件，除非认为其太严重而不得不继续处理。但对于那些在患者伤情鉴定初期阶段就完结的案件，医生自己可能都不知晓医学总会曾经收到过针对他们的投诉。

下面是英国医学总会例行调查的内容：

- 医生对患者的治疗反复出现严重错误或失败。
- 欺诈或不诚信。
- 对患者或同事的歧视行为。
- 暴力、性侵、猥亵和危险驾驶（被定罪或警告）。
- 违反患者保密规定。
- 其他监管机构判定的问题。
- 医生英语能力不足。
- 身体或精神疾病已经影响医生的行医能力和健康状况。

英国医学总会通常不会调查 5 年以上的指控，除非涉及危害公共利益，如情节严重的不正当性行为指控或重大欺诈案件等[4]。

临时指令法庭

英国医学总会将投诉案件移交到临时指令法庭或"执业资格"审查法庭。这两个机构均隶属于医务人员裁定服务管理处（Medical Practitioners Tribunal Service），管理处的成员独立于英国医学总会，从而确保整个程序的公平性。

蒂姆和辩护律师（医疗辩护机构指派）一起来到位于曼彻斯特

（Manchester）的英国医学总会办公室。他的案件被安排在指定日期的第3场听证会上进行裁定。为确保准时到达，蒂姆在前一天晚上便赶到，并下榻在附近的一家酒店。事实上，这纯属杞人忧天，因为专家组根本不会提前到场。蒂姆没有告诉家人或朋友自己被调查的事，他感到非常羞愧，特别是如果母亲知道，她引以为傲的儿子身陷困境，一定会伤心欲绝。第二天午餐过后，案件终于开始审理，他被告知不用发言，只需确认自己的医学会注册号，其余将由他的律师针对诉讼为他辩护。经过审理，令裁定小组成员释然的是，蒂姆被发现在家中吸食毒品后不久，就接受了治疗。在整个调查还没结束前，英国医学总会表示要暂停他的执业资格。医务人员裁定管理处反对这个决策，因为他们认为蒂姆已经承认吸食毒品，并且接受了治疗，正全力以赴地戒毒。这意味着他仍然可以回到岗位继续工作，但前提是他必须坚持治疗，并接受医疗监督。这让蒂姆如释重负，可是一想到要回去工作，周围人都知道发生了什么，他又为此感到恐惧不已。他的律师向调查组成员提交了同事们为他写的真诚感人的证词，如果撇开健康问题不谈，显然蒂姆是一位受人尊敬的医生和同事。

在案件调查期间或随后的执业资格法庭审理完成以前，临时指令法庭有权限制或暂停医生的行医资格[5]。如果投诉的案件对患者的安全构成风险或严重损害医疗行业的公共利益，或者涉事医生健康状况不佳，已经影响执业能力或可能导致行为不当，那么临时指令法庭可以在投诉没被证实之前，限制或停止医生的执业资格。临时指令法庭有权要求医生在调查的任何阶段到庭参与案件的处理[6]，但英国医学总会常常在接到投诉的初期阶段就会召开临时听证会。蒂姆的案件就是这样，因为他们担心他在工作的时候仍然吸毒。

临时指令法庭裁定医生停职的这段时间通常不会从执业资格庭审裁

定的停职期里扣除。对于临时指令法庭做出的暂停职业资格或有附加条件下行医的裁定结果，每 6 个月会被重新审查一次，如果医学总会需要更长时间对指控进行全面调查，则停职可能会持续长达 18 个月。倘若届时医学总会的调查尚未结束，还可以通过高等法院的指令予以延长。假如医生本人认为应该放宽或取消临时指令法庭的裁定，他们可以（临时指令法庭裁定的 3 个月后）申请提前审查。

尽管医生不能向临时指令法庭调查组提供证据为自己辩护，但在医学总会做出调查结论之前，他们可以为专家小组提供有效信息。我们会在第 27 章更详细地来介绍这一点，如果医生能像蒂姆一样证明自己正在积极解决潜在的健康问题（如参与治疗、停止药物或酒精的滥用），将有助于案件的完结。同样，向听证小组展示医生已经进行自我反省并且采取了补救行动（如参加或计划参加相关课程、咨询专家）的证据，亦会对案件的审理结果有积极影响。

我们曾与医学总会调查过的数百名医生合作，经验表明，如果医生在临时指令法庭上出庭的同时仍然有能力继续工作，对他的案件将会大有裨益。然而，如果他们因身体不适或被医院管理方停职而不能工作，这类情况就不容乐观了。工作有助于分散医生的注意力、增加收入、防止技能生疏、证明自己依然拥有超强的工作能力，这些对于一个深陷投诉的医生来说弥足珍贵。有时，他们可能会因为个人意愿停止工作，例如，有的医生并没有感觉身体不适，但仍然主动离职，因为他内心始终把自己定义为"有污点的人"，而且似乎看不到任何职业发展前景。

收到英国医学总会的调查信后，蒂姆在回信里详细说明了自己所在医院的信息，因为他们将与院方取得联系，询问蒂姆在工作中是否还存在其他问题。他的律师也给医学总会写了一封极其简短的信，确认他正在接受治疗，表明自己不会进行进一步的辩护，但保留在调查结束后发表辩护的权利。

调查阶段

如果投诉案件经历了患者伤情鉴定阶段或临时指令法庭后并没有完结，那么案件将公开审理，进入正式调查阶段，案件负责人会从众多相关方（医院管理方、证人、专家、电子取证专家、英国医学总会指定的精神科医生等）处收集信息，确定投诉是否需要提交庭审或结案（有惩罚或无惩罚）。如果投诉人从未告知医生，医生则以收到医学总会寄出的"规则4信函"（通知被投诉的信）作为知晓接受调查的证明。信中会简要告知调查的重点和性质，并邀请医生做出回应，尽管他们并无义务这样做。通常回复须在28天内完成。值得注意的是，医生务必要认真对待该函，因为问题不会因为无视而自动消失。事实上，如果不回复，情况可能会变得更糟。若投诉涉及医生健康问题，医学总会将启动最新引入的暂停调查程序，允许医生第一时间进行治疗。在调查初期，医生的反应会对案件结果产生重大影响。因此，如果投诉有理有据，建议医生们务必深刻反省，反思自己的所作所为，认清行为的外溢（患者、职业及医院管理方）影响，并立即采取积极有效的措施进行补救。

在此阶段，英国医学总会也会致信医生所在医院的相关部门，进一步了解医院对该案件的看法。所以，医生比较明智的做法是：抢在信函到达之前主动告知医院，医学总会正在调查针对自己的投诉案件，他们将在适当的时候与医院管理方取得联系。事实上除非医生自己愿意，否则并不需要他们提供指控的任何细节。医生知道有人会找到医院来调查自己，这或许会使他们感到尴尬，但是，在大型医疗机构里，被医学总会调查的医生并不罕见，即便是小型医院，你也绝不会是第一个被投诉的人。

这种所谓"广撒网"寻找证据的过程可能会让医生感觉厚此薄彼，但是从某种程度上来讲，通过这种方式，英国医学总会能够确保医生不对患者构成风险。

> 不要试图独自应对调查程序，务必咨询法律专家。时刻谨记：你是一名医生，而不是一名律师。

而接下来应该如何调查，很大程度上取决于投诉案件的性质，以及医院管理方是否暴露了其他问题。根据我们的经验，收到"规则4信函"后，医生会感到异常震惊和羞愧，只想离群索居，立刻躲起来。有些人想要辞职，还有些人选择不跟家人诉说，但是这样也会同样失去来自家人的支持（和"明智的建议"）。回顾我们服务过的一些医生，只有在经历了几个月的调查和全面执业资格庭审之后，甚至受到了吊销行医执照的处罚后，他们才会将此事开口告诉家人。不言而喻，这种调查对任何医生来说都是一个沉重的枷锁。

> 从朋友、家人、同事或专业的医师服务机构中获得情感支持。

临时庭审结束后的几周，蒂姆被要求进行过两次健康评估，评估员都是心理咨询师。蒂姆在一周之内经历了两次一样的评估，重复讲了两次一样的故事。评估员也因此掌握了详细的精神健康史，并为他安排了血液和头发测试，测试证实了他有吸毒史。随后，蒂姆收到了英国医学总会的报告副本，建议他此时适合在限制条件下行医，这个结果和临时庭审的裁决不谋而合。

如果医生被质疑存在某种影响行医的健康问题，英国医学总会将安排两名学会认可的专家（一名为精神科医生，另一名为诸如职业健康医生等的其他专家）对其进行健康评估。在报告中，评估专家会针对该医生是否适合在正常或限制情况下行医表明自己的观点，同时附加健康管理建议。值得注意的是，如果安排的评估专家让你感到非常的不适，或者与你存在某种个人或职业关系，那么你必须尽快让英国医学总会知晓此事。医生与评估专家的沟通最终会形成报告，该报告不会给医生提供任何治疗、咨询或建议，而专家们对医生给予的关心也仅局限于呼吁他们去寻求医疗帮助。但是，医生的法律团队却可以在程序的不同阶段安排私人精神科医生对他（她）进行指导。

英国医学总会特别要求评估专家应提供关于医生是否适合执业的书面意见，即要求他们评估有健康隐患的医生，具体如下。

- 正常执业。
- 不适合执业。
- 附加条件下执业。
- 医疗监督下执业。
- 附加条件和医疗监督下执业。
- 如果医生患有复发性或偶发性疾病，尽管在评估时病情缓解，但未来可能导致他（她）不适合执业，或者在附加条件情况下执业/在医疗监督下执业/同时具备两者时才可以执业。

在特定情况下，如果英国医学总会对医生的临床实践（能力）存在疑虑，医生还将被要求进行能力评估[7]。

从收到"规则4信函"到调查结束似乎是一段很漫长的经历（这一过程可能会持续12～18个月，甚至更长时间）。如果医生在此时被停职，他（她）她会感到极度的无助、绝望和孤立。因此，向那些有类似经历的人寻求帮助将是明智之举。

在决定是否要将案件递交法庭时，案件审查员会综合考虑所有证据，包括医生对通知信函的反应，以及在投诉事件发生后所做的补救措施。他们将采用所谓的"现实前景"法则；这意味着当医生的健康状况糟糕到严重损害执业能力时，其投诉案件将提交到执业资格法庭接受进一步审理。当审查员的调查接近尾声时，英国医学总会将发送给医生一封"规则 7 信函"。信函里会涵盖他们收集到的所有指控和证据，以及案件审查员可能做出的调查结果。通常医生需要在 28 天内以书面形式向医学总会进行回复（在某些特殊情况下可以延期）。

调查结果

　　健康评估几周后，蒂姆收到了英国医学总会的来信，希望他同意案件的处理方案。他打电话给他的私人律师，律师分析说：医学总会的处理结果和临时指令法庭的裁决基本一致（允许他限定条件下行医）。如果他同意这个结果（当然他有权拒绝）那么案件将就此终结，不必进入执业资格庭审阶段。同时，如果接受了这个处理方案，也意味着之前限制行医的条件被取消，他可以继续工作。在刚开始看到自己的处理方案时，蒂姆觉得太烦琐，但是他的主治医生对他说："这些措施可能保障且有益于你的康复，如果坚持下去，一两年后你可以再次申请审查，处理措施就会取消。"经过深思熟虑，蒂姆接受了处理方案，唯一让他担心的是，这件事是否会影响到他申请主任医师的职位。但他坚信，船到桥头自然直。

　　在调查阶段结束时，有多种处理结果可以供案件审查员选择，包括不采取进一步调查、发出警告或建议信等。这些结果对医生来说都是一种解脱，也预示着他们能够重启停摆的生活。假如医生不愿意接受警告的结果，他们可以向英国医学总会调查委员会提起申诉。委员会将在听取证据后，做出事实调查，决定警告是否适当或案件是否应当以"不采取进一步调查"结案。在特殊情况下，调查委员会有权将案件提交到执业资格法庭进行审理，但前提是在听证会期间发现了新的证据。

如果英国医学总会认为医生的健康状况造成的风险可以安全地减轻，那么在医生对指控做出回应（调查结果）之前，他们会同医生进行商议，对医生的行医进行限制。医生需承诺在特定地点工作或在限制条件下执业。本质上说，假如违背"承诺"，可能会导致医生收到进一步处罚。案件审查员仅能在案件提交法庭之前，以及在法庭认定损害之后的这段时间，尝试去与医生达成"承诺"。对于那些有成瘾问题的医生来说，接受"承诺"并不罕见，通常包括要求保持禁欲、参加治疗，以及最有可能的是在监督下工作。

健康与行医资格

蒂姆的案件没有进一步提交至执业资格法庭，因为不涉及其他问题，如诚信问题或临床表现问题；同时他还表现出领悟能力，并开始积极解决问题，以避免今后再次吸毒。

蒂姆接受处理方案 18 个月以来，一直保持着健康的状态，没有再吸食毒品。他定期参加相关小组活动，积极配合治疗。英国医学总会健康评估员对他进行了审查，认可他取得的进步，并宣布取消对他的处理方案。不久之后，他顺利申请到主任医师职位。在担任主任医师期间，他的身体状况良好，重要的是已经成功戒毒。他继续参加小组活动，并感激朋友们给予的建议和支持。他现在可以勇敢地告诉朋友们，以及他的律师和医疗团队，回首往事，如果没有他们充当坚强的后盾，他真不知道自己应该如何度过这场磨难。

从蒂姆的案件可以看出，成瘾问题很少导致医生失去工作，更不用说取消执业资格，其他精神类疾病也是如此。因此，对绝大多数医生来说，无论是身体还是精神上的疾病，都不会影响他们治疗患者的能力或高效地完成工作。但如果说精神疾病对工作没有丝毫影响，是绝对不真实的，尤其当医生没有展现出对案件的领悟能力时。认知障碍可能影响医生做出正确且及时的临床决策，如神经退行性疾病、酒精或药物中毒和严重抑郁等。精神类疾病也会通过削弱公众对医疗行业的信心间接引发问题，例如，一名医生甚至为了满足自己吸毒的欲望去商店行窃。因此，英国医学总会表示，如果出现以下情况，医生的执业资格将遭到质疑。

医生的健康出现严重问题（包括吸毒或酗酒），且医生没有接受妥善治疗来改善自己的状况以减少对患者造成的风险[8]。

英国医学总会补充说明如下。

如果出现健康问题的医生能够及时了解自己的病情，并根据治疗医生和（或）职业卫生部门给予的建议，寻求适当的治疗。或者相关部门适当限制他们的执业，使医生不存在对患者或公众信心的危害，那么英国医学总会则无须干预[9]。

在大多数情况下，医生只要遵循专业建议，不让患者处于危险之中，即使患有严重的疾病，他们也不需要向监管机构说明情况。只有当健康问题已经影响到医生的日常表现或执业行为的情况下，才需要监管部门的参与，而此时对医生的行医则需要一定的限制条件。事实上，令医生们惊讶的是，英国医学总会每年只会对极少数医生的健康问题进行正式评估[10]。例如，在 2016 年，此类案件共计 187 件，其中有 51 件都是由医生自己提交的[2, 10]。总体来说，这种案件大多是由于医生的健康状况不佳，进而导致他们行为不当（如酒后驾驶）或临床表现不理想，最终影响医生的执业能力。

依照经验，一些疾病会对医生的表现和行为有潜在影响，具体如下所示。

疾病	对执业能力的潜在影响	对行为举止的潜在影响
精神病	• 缺乏领悟能力 • 注意力不集中	• 对患者有不当行为 • 越界行为或难以控制的行为
酒精或药物滥用	• 酗酒 • 出勤问题	• 购买非法药物供个人使用 • 交易非法药物 • 为吸毒盗窃财物 • 从医院盗窃药物 • 处方欺诈 • 为自己开处方 • 扰乱公共秩序 • 家庭暴力 • 欺诈行为 • 持有毒品 • 吸毒驾驶
边缘型人格障碍	• 不可预测的行为	• 破坏性行为 • 越界行为
抑郁症	• 认知障碍 • 思维不清晰 • 疲劳 • 出勤问题 • 临床错误 • 缺乏同理心或兴趣	• 不守时 • 忽略文件保存 • 上班睡觉 • 为自己开处方

　　英国医学总会在接到涉及医生健康问题的投诉后，其案件能否在初期阶段完结取决于若干因素。如果存在一个或多个"积极"因素，将增加在患者伤情鉴定阶段完结案件的可能性，医学总会在此过程中将发挥建议性作用[11]。这些积极因素包括以下几个方面。

- 精神疾病的类型和严重程度基本不会影响医生的行医能力，对患者也不会造成重大风险。
- 迄今为止，没有过精神疾病对行医或行为有重大影响的记录。
- 证明医生具备判断力和分析能力；或是医生正在接受医疗帮助或治疗，或所在机构（领导）了解问题并给予支持。
- 医生处于稳定、长期的工作或培训中，或在适当监督的环境中工作。
- 必要时，医生同意根据给出的任何建议限制临床工作。
- 如有必要，医生需要暂停工作。
- 没有其他相关不适合行医的问题或相关负面的历史问题出现。

　　下面这些情况，无论是否涉及潜在的健康问题，案件都将进入全面调查和执业资格庭审阶段。

- 存在严重的行医或行为问题。
- 医生已被定罪或警告。
- 医生未遵循治疗医生的建议或未表现出他们对所调查案件的思考。

　　出于对公众安全和信心的考虑，医学总会必须认真调查上述案件。在调查的过程中，他们会对医生的健康状况保密，有关医生的健康情况也只会在私密的会议上进行讨论。同时在相关文件中，与医生健康有关的问题和涉及健康问题的任何承诺或条件（如进行药物测试的要求）都将被特殊编辑处理。我们发现，大多数与医生健康相关的投诉都是由"物质滥用"引起，其中与酒精滥用有关的案件较多，在2014—2018年医学总会调查的401名医生中，涉及酒精滥用的案件占比57%（其中大部分在酒后驾车犯罪后被曝光）。涉及药物滥用的案件则包括阿片类药物

（11%）、大麻（6%）、镇静药和催眠药（6%）、可卡因和兴奋剂（8%）、复合药物（11%）和其他药物（1%）[12]。而在这5年期间接受调查的医生中，91%没有进入最后的执业资格庭审阶段，包含以下四种调查结果。

- 提出解决方案（57%）。
- 终结案件（25%）。
- 给予警告（16%）。
- 给予建议（2%）。

总体来说，只有9%的投诉最终被移交到执业资格法庭结案（2014—2018年涉及34名医生）。如果案件进入这一阶段，出现严重处罚结果的概率会大大增加，比如在2014—2018年，约90%的医生受到了执业限制，包括限制条件行医（21%）、停职（60%）和吊销行医资格（10%）。需要强调的是，所列举的比例是指进入最后庭审案件的处理结果。这些数字对医生们来说应该是一种安慰，因为在过去5年中，涉及药物滥用问题的医生受到严重制裁的概率微乎其微，除非他们的健康问题还伴有其他严重的行为不当问题（如盗窃或欺诈）。

在我们的服务过程中，在2008—2018年，共有430名医生的案件移交到执业资格法庭。自2008年以来，数字每年都在减少，第一年有33%首次被投诉的医生在某种程度上进入到监管审查过程，到2018年这一数字下降到略高于5%，这10年间的平均值为11%。而我们希望这10年中比例的下降，能够归功于医生在其健康状况对工作产生影响之前就已经开始治疗的影响。

那些患有精神疾病的医生实际上不必畏惧监管机构的调查，尽管许多人确实如此。对绝大多数医生来说，他们更应该展现领悟能力、寻求适当的帮助并遵循临床医生的医疗建议；尤其是在对患者治疗没有影响的情况下，英国医学总会根本无须参与案件的处理。即使参与其中，只要投诉仅涉及医生的健康问题，结果通常会皆大欢喜。对于患有精神疾病的众多医生来说，其实只需接受自己临床医生安排的治疗即可。

执业资格法庭

蒂姆的案子最终没有交由执业资格法庭审理。但在案件调查开始时，医生做好准备至关重要。对很多医生来说，能够做到这一点并不容易，更多人只是在想如何回避，因为任何与案件相关的事情都会不断地提醒他们这是一个噩梦，有些医生甚至打算永远隐藏下去。事实上原始投诉只有非常小的比例（2018 年为不到 3%）被移交至执业资格法庭。通常这些案件包括最严重的指控，一旦被证实，很可能导致医生注册资格被撤销。这种类型的案件可归结为以下 5 个主要方面。

- 性侵或猥亵。
- 暴力。
- 与患者或患者亲近的人发生不正当的性关系或情感关系。
- 不诚实。
- 在明知没有执照的情况下执业。

被投诉的医生理应出席裁决法庭，但实际上，大部分医生不会出席，也同样不会找律师代表出席，其实这两种情况所产生的后果毫无二致，将给案件带来负面影响。或许医生认为出席裁决法庭是不祥之兆，不出现在庭审中能够免遭受不可避免的结果所带来的打击。当案件的情况如实呈现时，个人特征及行医资格取得地点对结果没有太大影响；相反，医生及代表律师是否出席、指控的性质、案件呈送的原始资料均与判罚结果有密切关系[13]。

执业资格法庭上提交的证据性质不足以构成刑事案件；因此，英国医学总会不需要按照"排除合理怀疑"原则证明针对医生的指控，而是权衡双方的证据（民事案件中要求的阈值）。也就是说医学总会需要证明，针对医生的指控发生的高度可能性。

在执业资格法庭上，专家组将听取双方（英国医学总会和医生方面）的证据，然后开始三个阶段的庭审。

- 事实调查：专家组将听取证据，决定指控是否得到证实。如果属实，将进入第二阶段。
- 危害行医：专家组将考虑医生的行医资格是否产生危害。本质上，这涉及是否对医生的行医资格采取处罚。如果专家组认定案件对医生的执业资格有严重影响，将进入第三阶段。
- 施加制裁：专家组将参照英国医学总会的指示性制裁指南，该指南提供了有关适当制裁的指导性规定。

若发现案件的严重程度影响到医生的执业资格，专家组将决定对该医生的行医资格施加制裁。至关重要的是他们必须把保护患者的信念、公众对医疗行业的信心及维护医疗实践的标准作为首要因素。在此过程中，医生展现的判断力，以及他们为解决问题所采取的正确行动，会让审判小组考虑减轻惩罚。另外，同事、患者或其他人也可以为医生提供有利的证据。庭审的最终结果大致分为以下几种。

- 暂停医生的执业资格。
- 吊销行医执照。
- 注明执业资格的限定条件。
- 双方达成签署承诺书的意向。
- 提出警告。
- 不再采取进一步行动。

医务人员裁定服务管理处专门为专家组成员提供了制裁指南[14]。这是一本具有权威性的书，不仅具体诠释了可以适用的制裁措施，详细表明专家组最终裁决的依据，还可以帮助引导案件取证，以获得更有利于医生的结果。

2014—2018 年医务人员裁定管理处的案件结果

	2014 年	2015 年	2016 年	2017 年	2018 年
除名	71	72	70	62	65*
停职	86	95	93	76	101
限制行医	22	24	17	13	25
写承诺书	3	1	0	0	0
无处罚 – 警告	10	6	11	13	10
有处罚 – 未实施	4	2	2	4	2
无处罚	37	38	34	27	41**
自愿除名	4	1	2	0	3
总数	237	239	229	195	247

*.不包括 2018 年医务人员裁定管理处在裁决法庭之外处理的 14 个取消执业医师注册的案例
**.包括已过期案件的重新审理及复审

限制和暂停行医

如果庭审的结果显示医生状况会给患者带来风险，那么可能导致医生被停职，或者要求医生在施加限定条件下才能够继续工作。通常情况下，医生需要接受进一步的专业指导监督培训，如果还伴有健康问题，则需要持续接受治疗。

这些条件旨在维护医生行医，不仅为患者的生命保驾护航，还为医生提供全面的康复方案。因此医生有责任在开展医疗工作前，告知现在和未来的医院管理方，自己正处于限制条件行医的状态。治疗医生和主管领导也会提供相应报告，为医生庭审出示有利证据，证明医生会按照英国医学总会的要求执业，如违反限定条件将接受进一步的处罚。

除名

吊销执照所占比例虽然很小（在英国医学总会记录在案的8000～9000名医生中，每年仅有60～80名医生最终被取消执业资格），但吊销执照对医生个人来说无疑是毁灭性的打击。按照国际监管信息共享协议规定，若被吊销执照，医生将无法在全球的众多管辖区内工作。我们服务中遇到的一些医生会提前预料到这一结果，而那些在庭审结束才得知此结果的医生，将会感到无比震惊。

医生可在5年后申请恢复注册，这个程序不会自动生成，医生必须主动向法庭重新陈述案件，证明他们已经完全恢复判断力，彻底解决导致执照吊销的问题，准确掌握最新的医学知识和技能，同时有能力安全、不受限制地执业。在英国医学总会的网站上有对医生恢复注册的流程的全面解读[15]。可想而知，这是一段漫长而艰难的旅程，但庆幸的是，它是能够实现的。下面是关于一位医生的故事，讲述了他被除名后，努力让自己回到医生注册名单上的心路历程。

求生的本能比死亡更强烈，现在我的首要任务就是关注健康，努力让自己变得更好。最终，我鼓起勇气承认自己染上了酗酒的现实，因为我意识到酗酒已经在我的生命中导致一系列灾难性的事件发生，包括由于脑卒中而住进重症监护室很长一段时间，这给我造成了终身残疾。因此我下定决心要继续生活下去，而且要好好地生活，真不知道为什么会这样，我的生活是如何被疾病如此公开地、戏剧性地打乱？但这也迫使我认识到，生活已经发生了翻天覆地的变化。归途艰难且曲折，这一点对我而言更是如此，因为残疾（患过脑卒中），我很难长时间集中注意力。幸运的是，通过我个人的不懈坚持，在法律团队、心理医生的帮助下，12年后，我终于重新获得了行医执照。恢复行医资格的过程，迫使我回顾了自己的患病经历，让我深感羞愧。然而病后为了康复和职业回归曾付出的巨大努力，也让我感到由衷自豪。

医生要想恢复名誉，仅仅依靠"服完刑"是远远不够的。他们还需要做到：深刻反思被除名的原因（接受调查结果）；保持知识理念不断更新；无报酬且有条件限制地进行临床实习，观察诊疗、手术，并参与服务。最后，向医学总会确认：你已经恢复健康；倘若重新给予医生注册资格，完全有能力安全行医。据统计每年约有 20 名医生申请恢复执业注册资格，约有 4 名医生会取得成功。

结论

投诉被上报会让医生感觉自身陷入不利境地并认为负面结果的降临不可避免。然而本章已经证明，事实并非如此。只有不到 2% 的医生在诉讼后会受到严厉制裁（注销执照或限制行医）[16]。影响审判结果的重要因素是投诉的性质，以及医生在整个案件调查过程中的参与程度。

医生们经常担心，如果犯了英国医学总会调查范围内的医疗错误，就标志着职业生涯即将结束，并面临巨大灾难。重申一遍，这是不对的。医学总会不仅会调查医疗错误的真实情况，而且很清楚工作体系需要完善。只要医生以开放、诚实和反思的方式处理医疗错误，在随后的行医过程中不断学习和改进，案件就不太可能进入最终的庭审阶段。当然，除非医生屡教不改，因为这意味着存在本质上的问题。根据我们的经验，那些被医学总会"久拖不决"的案例，往往表明医生的诚实和诚信已经受到严重质疑。

假如案件只涉及精神健康和成瘾问题，通常最后的庭审结果都很理想。但整个过程本身会让医生身心交瘁，因此近期，医学总会对行医资格的庭审程序做出很大改进，目的是确保患有疾病的医生可以获得更多的同情和理解。我们的服务与英国医学总会的合作从未间断，也亲眼见证体系逐渐完善，可以为患有精神疾病的医生提供一个更加友善、公平的调查过程。

参考文献

[1] General Medical Council. Fitness to practise statistics 2018. Available from: www.gmc-uk.org/–/media/documents/fitness-to-practise-statistics-report-2018_pdf-80514861.pdf.

[2] General Medical Council. The state of medical education and practice in the UK [Internet]. General Medical Council, 2018. Available from: www. gmc-uk.org/about/what-we-do-and-why/data-and-research/the-state-of-medical-education-and-practice-in-the-uk.

[3] General Medical Council. Guidance on conducting and deciding the outcome of single clinical incident provisional enquiries [Internet]. Available from: www. gmc-uk.org/–/media/documents/dc11439–deciding-the-outcome-of-sci-pes_pdf-75558315.pdf.

[4] General Medical Council. Guidance for decision makers in applying the five-year rule [Internet]. 2020. Available from: www.gmc-uk.org/–/media/documents/dc12553––guidance-for-decision-makers-on-the-five-year-rule–– external-_pdf-82134517.pdf.

[5] Doctors Defence Service-UK. GMC/MPTS Interim Orders (IOT) Hearings Representation [Internet]. Doctorsdefenceservice.com. [cited 18 January 2020]. Available from: https://doctorsdefenceservice.com/gmc-interimorders-iot-hearings-representation.

[6] Medical Practitioners Tribunal Service. Taking interim orders into account: supplementary guidance to the Sanctions guidance [Internet]. Available from: www. mpts-uk.org/–/media/mpts-documents/DC10553___Taking_interim_orders_into_account.pdf_72188146.pdf.

[7] Doctors Defence Service-UK. GMC Performance Assessment Law [Internet]. Doctorsdefenceservice.com. [cited 18 January 2020]. Available from: https://doctorsdefenceservice.com/gmc-performance-assessment/.

[8] General Medical Council. The meaning of fitness to practise [Internet]. 2014. Available from: www.gmc-uk.org/–/media/documents/DC4591_The_meaning_of_fitness_to_practise_25416562.pdf.

[9] General Medial Council. Guidance on thresholds [Internet]. 2018. Available from:

www.gmc-uk.org/-/media/documents/dc4528-guidance-gmc-thresholds_pdf-48163325.pdf.

[10] General Medical Council. How we work with doctors with health concerns [Internet]. Medical professionalism and regulation in the UK. 2017 [cited 8 November 2019]. Available from: gmcuk.wordpress.com/2017/09/12/how-we-work-with-doctors-with-health-concerns.

[11] General Medical Council. Guidance for decision makers on assessing risk in cases involving health concerns [Internet]. 2018. Available from: www. gmc-uk.org/-/media/documents/dc4315-health-concerns---assessing-risk--- guidance-for-decision-makers-48690195.pdf.

[12] Freedom of Information to GMC, 2019.

[13] Caballero J, Brown S. Engagement, not personal characteristics, was associated with the seriousness of regulatory adjudication decisions about physicians: a cross-sectional study. *BMC Med* 2019; **17**(1): 211.

[14] Medical Practitioners Tribunal Service. Sanctions guidance for members of medical practitioners tribunals and for the General Medical Council's decision makers [Internet]. 2019. Available from: www.mpts-uk.org/-/media/mptsdocuments/dc4198-sanctions-guidance--november-2019_pdf-80152538.pdf.

[15] General Medical Council. Restore your registration [Internet]. Available from: www. gmc-uk.org/registration-and-licensing/managing-your-registration/changing-your-status-on-the-register/restoration-to-the-register.

[16] Tomkins C. Should doctors fear the regulator? [Internet]. Mdujournal.themdu. com. 2019 [cited 18 January 2020]. Available from: https://mdujournal. themdu.com/issue-archive/autumn-2019/should-doctors-fear-the-regulator.

第 27 章　重大案件的积极干预 ❶

Clare Gerada　Zaid Al-Najjar　著　　瞿 平 译

　　若医生遇到严重的投诉、纪律审查或调查，可借鉴本章内容，有助于获得公平合理的辩护。

概述

　　许多来我们这里寻求帮助的医生，都曾接到严重的投诉或其问题已被提交到英国医学总会，这让他们感觉自己的人生仿佛跌到了谷底。有些人因此变得抑郁，有些人因此而焦虑，还有一些人只想消失不见。更令人悲痛的是，还有一些人竟然选择了自杀，而不是向我们求助。能成为医生自然都是高智商、高情商的人，但在这件事情上，他们会觉得无论如何都无法改变被吊销执照的命运。事实上，正如我们之前提到的，医生可以做很多事情，他们的命运也从未确定。在英国医学总会记录的被投诉医生中，最终只有不到 2% 会受到严重的处罚。虽然对医生来说，被纪律调查或被严重投诉是一件非常痛苦的事情，尤其随着调查或投诉的进展，他们会每一天都充满焦虑。但这是正常的反应，没有人会淡定如常。从投诉信被扔到门口的那一刻，或标有"机密"的电子邮件到达收件箱的那一刻，到结案为止，都将是一段令人痛苦的经历。然而，医生很难面对这段不寻常的体验，他们不愿眼睁睁看着自己的职业生涯走向尽头。这一章是写给那些经历过绝望的医生们，也写给默默在背后给予他们支持和力量的家人和亲属们。比起安抚，家人们真正要做的或许

---

❶　本章内容不能替代法律专业人士的建议。

是以实际行动表达支持、帮助和爱，如协助书写回复信。

流程

大多数医生都会竭尽全力地治疗患者，投诉信对他们来说更像是人身攻击。本章的两位作者都曾遭遇投诉，无论这些投诉多么微不足道或毫无根据，无论时间怎样流逝，那些记忆都永远不会被遗忘，它们就像职业精神上的伤疤一样，将深深地烙在心里。医生收到英国医学总会的调查通知，如同人们收到一份严重的、无法治愈的疾病诊断。一名医生说，比起因漏诊患者患有肺结核而接到投诉信，收到自己的乳腺癌诊断或许更容易让她接受。

医生们接到调查信的最初反应通常类似陷于丧亲之痛，和面对死亡时的反应一样，会感到极度痛苦和震惊。紧随其后是否认（这不会发生在我身上吧），接着是愤怒、羞愧和恐惧。这会让医生们产生孤立感和挫败感，认为自己是唯一收到投诉的人。事实上，他们并不孤单，每年都有成千上万的医生收到投诉信，但结果为受到严重惩罚的概率微乎其微。

投诉有增加医生患抑郁、焦虑的风险，有时甚至导致他们自杀[1]。询问任何一个被官方投诉过的医生，他们的认知反应往往都是灾难性的，即"我要被除名了"。

投诉被提交至监管机构会让医生陷入被包围和高度混乱的漩涡中，对习惯控制的来说尤其如此。精神病医生马克斯·亨德森（Max Henderson）及其同事进行了一项研究，研究对象是被英国医学总会调查的患有精神疾病的医生[2]。论文的标题是《自认为状态糟糕并非生病：患病医生与英国医学总会的互动经历》，文章深度描述了接受采访的医生在经历这一过程时的真实感受。

如果投诉案件很严重，医生要做好长期作战的心理准备，因为这可能会导致"多重风险",不同的机构(包括医院管理方、监管机构、验尸官或刑事司法系统)都要完成自己的既定程序,每个机构可能都需要几个月的时间才能给出结论。

医生需要做大量因投诉而带来的各种额外工作,如与律师团队会面、撰写回复和阅读信件等。医生还要腾出专门的时间,争取家人、朋友和同事的支持。记住,在此期间感到焦虑是正常现象,这必定是一段高度紧张、不可预测、令人困惑的时期。

大律师斯蒂芬·麦卡弗里(Stephen McCaffrey)认为英国医学总会的调查对医生来说是个人创伤[3] 具体如下。

- 调查时间较长:从投诉到达英国医学总会,直到最后行医资格庭审结束,中值时间约为 107 周[4]。
- 调查被高度公开,裁决书在网上公布。
- 调查很教条,感觉有敌意,像是在接受审问。
- 调查结果如果是让医生改变行医方式,不一定会让事情变得更好。
- 若调查对医生宽大处理,案件可能上诉到高等法院。

英国医学总会意识到他们的流程可能导致了一些问题,近年来已经对其进行了修订,以减少医生不必要或过度的焦虑。包括改善信件的语气、不同批次的信不在同一天发送、培训工作人员以共情和体贴的方式与医生进行沟通及缩短流程。英国医学总会认识到医生压力重重,需要支持,也开始改变调查的过程,这使原本让人焦虑的过程变得不那么紧张。

从收到调查信到参加行医资格的庭审,在投诉的所有阶段医生一定要寻求专业帮助,这样问题的复杂性就会减半。即使做医生的经验丰富,早已能在工作中驾轻就熟地处理各种棘手的问题,但你不是律师。可能你只是第一次收到投诉,但是医疗辩护机构天天处理这样的案件,他们更知道如何帮助你。医生要尽早去寻求专业帮助,他们会在整个调查过程中指导你，确保得到最好的结果。与他们一起讨论案件，能够了解这件事对你的执业前景是否会产生严重影响。同时，医生在这种情况下还应该认真考虑是否需要心理辅导，因为抑郁会增加自杀的风险[5]。

下面介绍英国医学总会调查完结后可能做出的具体处罚结果，以及医生在这些阶段可能出现的感受或反应。

暂停工作

调查过程中医生可能面临停职。医生的身份认同感促使他们不愿离开工作岗位，因此，这段时期对医生来说异常艰难，情绪会好似过山车一样大起大落（医生对反复出现的情绪心生愧疚）。在下面 3 种情况下医生会被停职。

- 暂时脱离工作岗位，通常被称为"中立判决"。当医院管理方对投诉或严重事件进行调查时，可以限制医生的工作职责，例如，不允许手术，但可以在现场进行一定的管理工作。
- 临时指令法庭裁决暂停工作，等待英国医学总会的调查完成。
- 英国医学总会执业资格法庭裁决停职。

这些都是正式的工作暂停。

被医院停职也可以是非正式的，即所谓的"园艺假期"，要求医生在家或其他地方工作。"园艺假期"可能让医生更加焦虑，觉得自己正处于困境，丧失权利，缺乏正确的行动方向或时间观念[6]。所谓"中立判决"徒有其名，在证明无罪之前就被判有罪，绝对是一种惩罚。

医院要求医生暂时脱离主要工作，可能是个不公平的决定，因为是在证明他们有罪之前就被停职，而且未给医生任何回应指控的机会。虽然有研究显示暂时停职是维护患者安全的相对必要且合适的干预措施，然而对于临床医生来说，该决定往往会导致他们自尊心受挫、情绪焦虑不安。产科医生温迪·萨维奇（Wendy Savage）因接到对她临床工作的投诉而被停职。她描述道：

失去工作让我痛不欲生，那些强烈的、令人困惑的、变幻莫测的情绪席卷而来。我不敢相信这一切都是真的，紧随其后的是悲伤、内疚、自我怀疑和愤怒[7]。

许多医生是家庭收入的主要支柱，假如不能工作，在经济上也会使他们徒增不安全感，使得本就糟糕的情况雪上加霜。在医学总会的一份报告中，一名拥有海外注册资格的医生受到医学总会调查，被停职。他写了一篇文章——《支持我：在英国医学总会调查中幸存》，表达了自己的观点。他写道：

我非常焦虑，也很缺钱，每天都在为温饱发愁。晚上，我和妻子会赶在商店关门以前，去离家最近的一家商店买最便宜的面包。还会去乐购（超市）查看所有打折的物品，最后发现我们只能喝水。

这段时间他无地自容，他无法与任何人交谈，无法向朋友或家人倾诉自己的遭遇。因为不知道要说些什么，他不再同朋友联络。由于没钱给车加油，他也不再去教堂。他感到羞愧难当，不敢告诉任何人[8]。这个例子说明了停职带来的一系列问题：孤立、恐惧、羞愧、财务危机、经济不安全感、耻辱感和丧失信心。

停职医生的支持

正如前文所述，如果被停职导致无法工作，医生需要尽可能多地获得心理支持。除了个人，还有一些团体可以为被停职或被吊销执照的医生提供帮助[9]。他们会提供心理辅导和一些实用建议，指导医生如何准备听证会或在停职期间寻找工作。

寻找临时工作

医生在停职期间可以寻找不需要医师执照的临时工作。令人惊讶的是，他们往往认为除了做医生，其他工作都难以胜任。但事实并非如此，我们都掌握着可用于不同工作的技能，包括团队领导能力、压力下的决策能力、高超的沟通能力、良好的写作和 IT 技能等。志愿者工作和一家名为"医疗足迹"的求职网站都可供医生选择[10]。

当然，临时性工作不可能挣到和正式医生一样的收入。如若医生还有大额债务在身（如偿还抵押贷款、学费贷款等），那么在停职初期，在生活上精打细算是十分必要的。医生群体尽管收入可观，但往往会无节制消费，因此大多积蓄有限。医疗慈善机构通过门户网站[11]，在初步筛查后可以为停职的医生提供财务支持。在经济上捉襟见肘的医生还可以申请福利救济，不过这种做法由于获批难度极大，通常让人望而却步。

媒体关注

一些引人注目的案例可能引起媒体的兴趣，重要的是，医生们应该避免在这段布满荆棘的路上单独作战。那些帮助医生的组织和专业团体可以为医生提供有用的建议，解决媒体关注的问题，还可以代表医生发表声明。再次强调，在必要时寻求帮助至关重要。总而言之，如果有记者靠近你，不要说"无可奉告"，这通常看起来很糟糕。最好认真思考他们的问题，以及需要回答的每一个细节，而且最好寻求专业人士的建议后再作答。按照以往的经验，媒体只会对审判或法庭的第一天（也可能是最后一天）感兴趣。而最坏的情况是，如果媒体认为在真相中能挖掘出娱乐谈资，他们甚至试图"上门"找你。若在街上遇到他们，尽量不要跑开或遮挡你的头。取而代之，你应该穿上一套笔挺正式的西装，昂首挺胸，迈着正常的步伐，直视远处一个想象中的物体。

除名

除名注册资格是一种罕见的处罚结果，其实只看"除名"这个词就已经让人联想到终结和铲除。这个可怕的词语描述出医生当前面临的极度痛苦的状况。此前他们作为医生，拥有这个角色赋予的所有地位和头衔；除名后，他们颜面扫地，被踢出职场，在朋友和社交圈里倍感羞耻。然而此时，重要的是不要对生活失去希望，正如这位医生所证明的那样。

我的酒精依赖症状日益严重，英国医学总会别无选择，只能把我的注册资格予以除名。"除名"这一术语极易引发医生的激动情绪。简而言之，就是从可以合法行医的专业人员名单中彻底除名。我想这个词本身听起来很糟糕，让人产生羞耻或内疚。我感觉到巨大的耻辱，这绝对是"社会死亡"，让我在医疗行业里变成了"局外人"。在最坏的时候，我曾把它与仇恨联系在一起，我以前的一些同事也经历过这种仇恨，而如果像我一样患有严重的物质使用障碍等危及生命的疾病，这种仇恨就更加残酷。尽管"除名"一词意味着终结，但要记住的是，一些医生可以恢复注册，就像我在 8 年之后所做的那样。这些医生需要支持，不仅是处理深受创伤的情感状况，也是恢复他们永远不会放弃的职业。

如何增加获取良好结果的机会

假设投诉确实基于事实真相，那么本章可以为医生提供帮助，增加获取更有利结果的机会。

停止"挖洞"

"洞穴法则"是一则谚语，大意是"如果你发现自己处于一个洞中，就停止挖洞"；如果继续挖下去，会把洞挖得更深，爬出来更难。换句话说，当你身陷困境，最好及时止损，否则情况会更加恶化。这适用于任何发现自己成为投诉或调查对象的医生。不要再挖洞，放下铲子，从洞里出来，停止去做任何可能让情况变得更糟的事情。收到投诉后的本能反应可能是像"膝跳反射"一样立即措辞予以反击，而此时的医生一定既怒火中烧又心情沮丧。千万不要这样，你应该做的是，把回复信放在邮箱的"草稿箱"里，第二天甚至三天后再来查看，那时最初的愤怒和懊恼已经平静下来，你将更加理性和清醒地对待这件事情，同时向他人寻求帮助。

合理开局

案件调查过程中积极应诉是明智的，但并不意味着要放弃知情权或公平处理的权利。公平对待指给予合理的回应时间。当医生在长时间、高强度的轮班结束时接到投诉通知，通常他们会在短时间内被召集与调查员会面，并被要求当场做出回应。这种面谈其实可以等一等。此时医生常常会感到疲惫，情绪不稳，应该给予他们充足的时间去寻求建议，甚至在专业人士的陪同下面谈。医生在投诉第一阶段的反应将直接影响后续发展。在长时间的轮班刚结束，或者在自己还没有理清情况的时候仓促回应，将对后续走向产生严重影响。调查员可能会急切地让你讲述事情的经过，但是医生在头脑不清时，不宜仓促做出陈述。并且在陈述时不要过分揽责，这不利于自我保护。我们曾经遇到过类似的情况，在患者死亡后，医生会将一切责任归咎于自己（这是一种自然情绪），而事实并非如此。这是真实发生在哈迪扎·巴瓦·加尔巴（Hadiza Bawa-Garba）身上的事情，由于她的患者小杰克（Jack）的死亡，导致巴瓦·加尔巴被起诉严重过失杀人罪，最终被判缓刑。显然她在这件事上负有不可推卸的责任，但所有人都认为是一系列重大的体系错误才导致孩子死亡[12]。杰克死后的一周，巴瓦·加尔巴仍在忙碌地工作，后来她被告知在医院食堂与调查员会面。调查员让她列出她本可以完成的正确操作，并分享她个人的反思经历。她回忆道：

我反省自己诊疗过程的每个细节，希望能尽早意识到患者患有败血病，既然我们谈到了这一点，我会非常直白地说出自己的所有想法，包括我认为可以做得更好的地方，调查员也认为我应该做出更优化的治疗方案[12]。

在面谈过程中，调查员做了笔记，随后将笔记附录到她的会面表格中，要求巴瓦·加尔巴在上面签名，证明此次面谈的真实性。案件事关一名儿童的意外死亡，当事人巴瓦·加尔巴原本不用负全责，但她所说的话却使自身置于涉案嫌疑人的风险中，根据自然公正原则，此时的巴瓦·加尔巴应受到保护。这种问题也可能发生在那些不太悲惨的案例中。例如，由于从麻醉室偷了一只安瓿瓶，医生可能面临被抓的风险，当被传唤做出解释时，因为深感内疚和羞愧，他会"过度承认"，招认自己服用了比实际更多的药物。

问题越严重，就越需要做好准备、保证休息、得到支持和了解情况，而不是让自己变得疲惫、恐惧和孤独。尽可能多地搜集有关面谈内容的信息，然后在面谈之前打电话给你的辩护组织、律师或工会，讨论下一步行动计划。记住这样做没有人可以批评你。这种面谈不是儿戏，根据投诉的严重性，可能影响投诉的进展，甚至案件的最终结果。

诚挚道歉

道歉本身并不等同于承认疏忽或违反法定义务，当意识到出现问题，医生应尽快找到患者或其家属进行道歉并承认发生的事情。诚实永远是最好的策略。在第 26 章的例子中，由于医生竭力掩盖当初的越界行为，他的命运也仿佛被捆上谎言的枷锁。由此可见，无论何时，比起掩盖事实，开诚布公地道歉都是明智之举。

领悟能力、反思、补救

根据我们的经验，医生参与任何调查过程或回应投诉都会涉及 3 个步骤。

- 展示领悟能力。
- 反思自己的行为所导致的危害或影响。
- 采取补救措施，避免投诉再次发生。

这三者相辅相成，都需要时间和支持才能正确完成。即使投诉似乎没有事实根据，仔细思考这三个关键问题也很重要。

即使医生不承认关于他们的全部或部分指控，他们仍然应该通过展示领悟能力、反思指控和采取任何可能的补救措施来证明自己。

那些能够领悟到自己的行为对患者和整个行业造成影响的医生，那些表示遗憾并道歉的医生，那些接受了适当的反思性学习、明确承诺要做得更好的医生，那些（理想情况下）有证据证明自己有所改进的医生，都不太可能在注册资格庭审时受到制裁。在执业资格法庭上，医生积极的行为及表现对案件的正面影响充分证明了这一点。在 60 件医生道歉或采取补救的案例中，仅有 5% 的医生被英国医学总会除名。相比之下，

若调查小组认为医生没有表现出领悟能力，则 59% 会被除名。而补救措施是展示医生领悟能力的有效方式[13, 14]。

领悟能力需要反思，反过来反思通常也会激发更深层的领悟能力。他们都是回应投诉的一部分，深刻反思是一个痛苦的过程，意味着要探索内心深处的自己，包括方方面面，如价值观、性格、缺点及人际关系。

(1) 领悟能力

领悟能力是指对某人或某事获得准确而深刻理解的能力。而甄别对领悟能力的误解尤其重要；它并非需要医生接受指责或承认做过某事，但必须清晰被投诉的原因。领悟能力也并不意味着他们应该放弃为自己辩护。

展示领悟能力应从以下几个问题入手。

- 事件发生经过是怎样的？
- 当时的环境是怎样的？你当时的想法或感觉是什么？
- 还有谁参与？
- 导致这一事件的因素是什么？
- 是否涉及其他任何因素？
- 持续时间有多长？
- 我在事件当中的作用是什么？
- 结果如何？

医生缺乏领悟能力，一般表现为：拒绝道歉或接受错误；没有表现出他们对所调查案件的思考；在任何时候都无法说出真相。

(2) 反思

在反思一个事件时，有不同的模式可供借鉴。英国医学总会发布了一份关于反思行为指南的文件，该指南适用于所有医生[15]。重要的是，它能够提示医生不仅要从各个角度考虑事件的影响，还要考虑自己的行为是否违背英国医学总会对医生行为准则的要求，是否偏离医生的正常行为。也许实际上医生并没有造成伤害，但还是值得依次考虑以下问题。

- 对患者的影响。

- 对职业的影响。

- 对公众的伤害。

- 对所在机构造成的伤害。

- 对他人的伤害。

当我看到"反思"这个主题下面所包含的内容时，不难想象整个反思过程可能需要消耗一定的时间。若表现良好，这至少是一个强有力的支持，起码也有助于调查。当医生必须提供证据时，一篇好的反思性记录会有所帮助，如果条件允许，任何反思性写作都应该有例证支持。

(3) 补救措施

补救是反思的后续工作。这是医生旨在纠正不良做法、不当行为或健康问题的措施。

即使在案件提交到英国医学总会或收到投诉的早期阶段，补救措施也会对整体结果产生重大影响，无论这是涉及健康问题的案例还是涉及严重不当行为的案例。我们认为补救措施包括回答以下问题。

- 什么原因导致了现在的问题，甚至被投诉到英国医学总会？

- 我将如何防止同样的事情再次发生？

如何回答这两个问题很大程度上取决于当事人为什么被投诉到英国医学总会。例如，如果案件涉及成瘾问题，补救措施就是参与治疗或参加同行支援团体，如匿名戒酒协会或医生的特定对等团体、英国牙科医生团体，还需要详细阐明后续治疗的管理计划。

对于那些出现性别界限问题或诚信问题的医生，可以参加"界限课程"、接受医学伦理培训或接受咨询师、顾问或私人指导师的辅导，从而了解不当行为问题产生的根源。

医生需要表现出对问题进行过深入的思考，而不只是简单记录下来。

相较于前一种情况，后一种情况会更容易发生。医生需要常常反思和记录：如果今后再次陷入困境，要怎么做。对于患有精神疾病的医生，需要确保他们已经在全科医生那里接受治疗，包括参与心理治疗、参加自助或治疗小组，并保证家人或朋友的陪伴。仅仅是参加这些课程是远远不够的，医生应对所学的内容进行全面思考。

医生还需要对英国医学总会网站上发布的执业资格庭审案例进行研究，从中可以发现调查小组成员对领悟能力、反思行为和补救措施非常重视。证明这 3 点确实可以让医生将被除名的风险转变成较轻的惩罚。展示领悟能力、进行反思和实施补救的全过程可能非常艰辛，因为这意味着将不可避免地重新审视自己的目标感、价值观和愿望。真正的反思是需要时间和心理能量做储备的。我们建议医生尽可能与导师、主管或主任医师一起完成这项工作。

非常感谢我的患者和志愿者团队，他们中的许多人都经历了整个调查程序。当案件提交到英国医学总会（或任何纪律处分）后，就如何做好应对的准备，他们给出如下建议：

- 认识／意识：当发生对患者、公众或职业构成风险的事件，英国医学总会一定会采取行动。简单地否认投诉意味着缺乏领悟能力，若调查结果证明不适合行医，将对你非常不利。

- 懊悔：不仅为自己感到难过，更要为给患者、伴侣、公众信心和职业声誉造成的损害感到真切的懊悔。

- 反思：回顾发生了什么，做了什么，为什么会这样，你接下来会做什么不同的事情。

- 补救措施：可以采取哪些措施来修复损坏、提高绩效、防止复发和改变行为？

- 保证：可以提供或将要收集哪些证据来证实实践／绩效／行为已经好转，并且这种改善将会保持下去？

承认不诚实

如果医生自知不诚实（如偷处方、商店行窃、病假时工作、修改简历或伪造推荐信），那么最好承认这一点。诚信问题是医生受到英国医学总会严厉制裁的最常见原因，因为所有专业监管机构都鄙视不诚实这个罪行。如果一名医生持续不诚实或试图掩盖其行为，很可能遭到除名处罚。承认不诚实显然需要小心谨慎，建议医生在承认任何指控之前一定要先听取法律专家的意见。

非常感谢我们的一位"医生患者"与我们分享他从案件提交到停职的这段经历。如果你也受到英国医学总会的调查，身处复杂的谈判迷宫，那么心存希望是很重要的。记住，不要指望英国医学总会，他们只会遵章办事。

反思之旅（由我的"医生患者"和志愿者小组的一名成员共同撰写）

他因为提供了一份不真实的医疗报告，被停职了 12 个月，正等待庭审的裁决。下面的文章真实地描述了"反思"对这位医生意味着什么，以及"反思"给他带来的希望。

当一位患者向英国医学总会举报我在一份私人医疗报告中存在诚信问题时，我觉得我的整个世界都崩塌了。我知道这听起来好似无病呻吟，但你的生活真的会在瞬间就被彻底改变。因为这位患者是一名暗访记者，仅仅几天的时间我就登上一家全国性的报纸。随后，我被要求参加一个英国医学总会的听证会，并被立即停职。我清晰地记得那段令人沮丧的日子，痛苦地思索着如何把这个消息告诉家人。那天傍晚，我独自坐在黑暗中，哭了几小时，羞愧、内疚，以及让周围人失望的感觉一齐涌来。我让家人、患者、同事和医疗行业失望了。

我从前的生活马不停蹄，如今却突然变得无所事事，只剩下无限的空白和巨大的空虚感。我不知道该怎么办。我感到害怕、孤独，平生第一次失去了方向。我开始每天去清真寺，这是我多年没有做的事情了。在那里我顿悟了，开始了反思和补救之旅。

我想分享自己反思的成果。

作为医生，我的初衷是帮助患者康复；治愈他们，带走他们的痛苦，延长他们健康的生命；但是因为出具了虚假医疗报告，我背叛了这些原则。于是我的反思之路就此开始，首先我跟行业前辈建立了导师制，参加相关课程，以旁听者身份参与诊所活动，撰写了大量的个人反思报告。我通过研究法庭的判罚结果，意识到重返执业的医生均表现出了领悟能力，表达了悔恨和遗憾，同时还要向陪审团提供证据，证明自己已经做出积极改变，而这些也是我打算尽可能诚实、细致地去做的事情。这一过程是艰难的，也是屈辱的。在上课时，我选择和医学生坐在一起旁观诊疗，或者和以前的同事坐在一起听课。我还主动退出社交圈，本质上是为了避免回答那个极其常见的问题："你是做什么的？"我不想碰触这个话题。这辈子只要想起这段经历都会让我倍感恐惧，同时也彻底将我改变。这段经历让我看清谁才是真正的朋友。而让我感到幸运的是大多数同事都支持我，并为我写了推荐信；但也有一些人会尽力避开我，我也承受着他们带来的伤害。在自怜中，我开始慢慢意识到这是自己犯错应该承受的后果。我出席了法庭裁决，并被停职12个月（请记住，停职时间不包括在法庭的任何处罚中）。我很欣慰我没有被取消执业资格。然而，接下来的12个月相当具有挑战性，因为我必须保持坚强和专注，以防止陷入抑郁。漫长的过程很容易让人丧失希望，有几次，我感到异常孤独，以为自己活不下去，只想去死。可我没有停止前进的步伐，我的适应力的极限也因此受到了考验。最终我深刻地认识到是我的信念和来自家人及同事的支持帮我渡过了难关。随着时间的推移，我的补救文档也随着我的不断努力而变厚，当临近审查听证会时，我惊讶地发现自己成长了许多，也收获了许多。我反思了自己作为医生、丈夫、父母、儿子、兄弟、朋友和同事的多重角色。我让太多人失望，我永远无法摆脱这种责任。在复审听证会上，我被允许可以立即重返医学领域。我是如此感恩，但又如此疲惫。我的决心得到了回报，感谢有人善意提醒我在此期间不要放弃或失去希望，否则一切都将结束。其实讲述这个故事只是想传播这样一个信息，处于同样困境的医生其实并不孤单。多么神奇，我的旅程始终是为了一个目的——帮助他人变得更好。是的，我想帮助患者；但是医生也是患者，他们也需要帮助。

参考文献

[1] Bourne T, Wynants L, Peters M, et al. The impact of complaints procedures on the welfare, health and clinical practise of 7926 doctors in the UK: a crosssectional survey. *BMJ Open* 2015; **5**(1): e006687.

[2] Brooks S, Del Busso L, Chalder T, et al. You feel you've been bad, not ill: sick doctors' experiences of interactions with the General Medical Council. *BMJ Open* 2014; **4**(7): e005537.

[3] GMC Fitness to Practise Investigations: 15 things you can do today to protect your medical licence and registration-Fitness to Practise Guide [Internet]. [cited 18 January 2020]. Available from: www.fitnesstopractise.uk/gmc.

[4] Professional Standards Authority. Annual review of performance 2016/17: General Medical Council [Internet]. Available from: www.professional standards.org.uk/docs/default-source/publications/performance-reviews/performance-review-gmc-2016-17.pdf.

[5] BMA. Doctor support service [Internet]. Bma.org.uk. 2019 [cited 18 January 2020]. Available from: www.bma.org.uk/advice/work-life-support/your-wellbeing/doctor-support-service.

[6] Empey D. Suspension of doctors. *BMJ* 2004; **328**(7433): 181-2.

[7] Savage W. A Savage Inquiry. London: Virago, 1986.

[8] BMA. Stand by me: surviving a GMC investigation [Internet]. Bma.org.uk. 2018 [cited 18 January 2020]. Available from: www.bma.org.uk/news/2015/february/stand-by-me-surviving-a-gmc-investigation.

[9] Doctors'support Group. Suspended doctors [Internet]. Doctors'support Group. 2006 [cited 18 January 2020]. Available from: https://doctorssupportgroup.com/suspended-doctors.

[10] Medic Footprints. Alternative careers for doctors [Internet]. Medic Footprints [cited 19 January 2020]. Available from: https://medicfootprints.org.

[11] Help me I' m a Doctor. Financial help for doctors and their dependents [Internet]. [cited 18 January 2020]. Available from: www.doctorshelp.org.uk.

[12] www.bbc.co.uk/news/resources/idt-sh/the_struck_off_doctor.

[13] DJS Research Ltd. Analysis of cases resulting in doctors being erased or suspended from the medical register Report prepared for: General Medical Council [Internet]. 2015. Available from: www.gmc-uk.org/–/media/documents/analysis-of-cases-resulting-in-doctors-being-suspended-orerased-from-the-medical-register-63534317. pdf.

[14] General Medical Council. The state of medical education and practice in the UK [Internet]. 2018. Available from: www.gmc-uk.org/about/what-we-do-and-why/data-and-research/the-state-of-medical-education-and-practice-in-the-uk.

[15] General Medical Council. The reflective practitioner-guidance for doctors and medical students [Internet]. Gmc-uk.org. 2019 [cited 9 November 2019]. Available from: www.gmc-uk.org/education/standards-guidance-and-curricula/guidance/reflective-practice/the-reflective-practitioner—guidance-for-doctors-and-medical-students.

后 记

读到此处，你可能已经注意到贯穿这本书的一个共同主题，那就是确保你能够得到帮助。

虽然整个案件的结果及其影响可能会改变你的生活，但是真正决定案件走向的是那些专业的医师服务机构。无论是因一名记者联系你，要对你的案件进行新闻报道，你需要开始寻求专业建议时，或者是因为事情太多你只能去访问执业医生健康网站（www.practitionerhealth.nhs.uk）时，总之不要独自面对一切，这至关重要。你的周围会出现许多热心人随时准备为你提供帮助，尽管这是一段布满荆棘的旅途，他们过去也许像你一样处在同样的境遇，如今他们已经走过来，这说明你也可以成功到达彼岸，以饱满的精神状态重返工作岗位。而你要做的只是确保在整个过程中尽可能多的得到情感、医疗和经济上的支持。现在不是羞耻躲藏的时候，而是向亲人和朋友勇敢寻求支持的时候。毕竟，如果当他们处于类似的环境中，你也会如此帮助他们。最后，我再次感谢那些从医生到患者，完成涅槃重生的医生们，感谢你们对自己的患者所做的承诺，以及对我们服务的信任。再次感谢那些帮助我完成这本书的人，感谢在早期阅读这本书的希布里·拉赫曼（Shibley Rahman），感谢所有贡献文章内容的人，感谢劳特利奇（Routledge/CRC）出版社的乔·科斯特（Jo Koster），感谢那些帮助我从事慈善事业的医生团队［尤其是安妮（Anne）、玛丽（Marie）、罗马（Roma）、伯蒂（Bertie）、阿曼迪普（Amandip）和苏珊娜（Suzanne）］，以及我在赫尔利集团（Hurley Group）的合作伙伴和瑞拉（Rylla），感谢他们与我一起共渡难关。